整形外科
ペインクリニック

編 集　日本大学教授
　　　　駿河台日本大学病院院長

小川 節郎
Setsuro Ogawa

克誠堂出版

執筆者一覧

■ 編　集 ■

小川　節郎
日本大学麻酔科教授
駿河台日本大学病院院長

■ 執筆者 ■
（執筆順）

田邉　豊 順天堂大学医学部附属練馬病院 麻酔科・ペインクリニック	井福　正貴 順天堂大学医学部附属順天堂医院 麻酔科学・ペインクリニック講座	井関　雅子 順天堂大学医学部附属順天堂医院 麻酔科学・ペインクリニック講座
武田　泰子 順天堂大学医学部附属順天堂医院 麻酔科学・ペインクリニック講座	森田　善仁 順天堂大学医学部附属順天堂医院 麻酔科学・ペインクリニック講座	光畑　裕正 順天堂大学医学部附属 順天堂東京江東高齢者医療センター 麻酔・ペインクリニック科
川井　康嗣 山口大学医学部附属病院 麻酔科蘇生科・ペインクリニック	平川　奈緒美 佐賀大学医学部 麻酔・蘇生学	深澤　圭太 京都府立医科大学 麻酔科・疼痛緩和医療部
深澤　まどか 京都府立医科大学 麻酔科	細川　豊史 京都府立医科大学 麻酔科・疼痛緩和医療部	大西　佳子 京都府立医科大学 麻酔科・疼痛緩和医療部
上野　博司 京都府立医科大学 麻酔科・疼痛緩和医療部	赤間　保之 旭川ペインクリニック病院	福井　弥己郎（聖） 滋賀医科大学附属病院 ペインクリニック科
山上　裕章 ヤマトペインクリニック	篠崎　未緒 獨協医科大学 麻酔科学教室	北島　敏光 獨協医科大学 麻酔科学教室
山口　重樹 獨協医科大学 麻酔科学教室	橋爪　圭司 奈良県立医科大学 麻酔科学教室	益田　律子 日本医科大学千葉北総病院 緩和ケア科

序　文

　本邦における慢性疼痛保有率は約14％であり，その大部分が腰痛をはじめとする整形外科的疾患である。ペインクリニック診療においても整形外科的疾患による痛みを治療することが最も多く，その診断と治療に関する知識と技術を持つことが非常に重要となっている。

　そこで今回，ペインクリニック診療上遭遇することが多い疾患を中心に，「整形外科ペインクリニック」として診断と治療に関する実践的な書の編集を企画した。本の題名は「整形外科ペインクリニック」であるが，その意図するところは「整形外科疾患による痛みに対するペインクリニック的診断と治療」である。

　ペインクリニック診療では，「痛み」を取り除くことに力を注ぐあまり，その疾患の診断や神経ブロック以外の治療法に注意が向かないことがあることも事実である。その理由は，疾患に関する基礎的，整形外科的な知識不足があることはいがめない。本書では，治療法のみならず，症状，検査，そして診断にも重きを置いている。実際の臨床の現場で，その疾患の項目を一読することにより，より深い理解のもとに治療が行われることを期待したい。

　疾患として取り上げたのは，大項目別には頭・頸部疾患，肩関節・上肢の疾患，腰・臀部疾患，腰・仙椎由来以外の下肢疾患，および神経障害性疼痛とした。それぞれの項目に診療する頻度が高い疾患を数種類取り上げ，それぞれにおいて，1.疾患の概要，痛みの原因，2.症状，検査，診断，3.ペインクリニックにおける治療，4.予後，経過，次の手段の項目を設けて解説いただいている。ペインクリニックでの治療法を解説している本は多いが，ペインクリニックでの治療ですべてが解決するわけではないので，治療後に何をするべきか，ペインクリニックでの治療が奏効しなかったらどうずるのか，などについての記載は非常に重要と考え，上記4.の項目を追加したものである。

　本書は，これらの疾患の診断と治療に精通しているペインクリニシャン21名のかたがたにご執筆をいただいた。できるだけ図や写真も多用いただくようにお願いしたところ，たいへん分かりやすい記述とともに，貴重な画像診断の例，図，表，そして写真をご提供いただき，非常に参考となる項目ばかりとなった。編集者としてご執筆いただいた先生方の熱意と情熱に心からの敬意を表したい。また，本書が日常のペインクリニック診療に役立つことを心から念じている。

　最後に，本書の刊行にあたって多大なご協力とご理解をいただいた克誠堂出版株式会社社長・今井　良氏，ならびに実務の面でたいへんなご努力をいただいた同社編集部，関　貴子氏に心からの感謝の意を表します。

平成22年4月20日

日本大学麻酔科教授
駿河台日本大学病院院長
小川節郎

もくじ

I 頭・頸部疾患

1. 外傷性頸部症候群, 頸椎捻挫　田邉 豊 …………………………………………… 3
2. 頸性頭痛　田邉 豊 …………………………………………………………………… 11
3. 頸椎椎間板ヘルニア　井福正貴, 井関雅子 ………………………………………… 17
4. 頸椎症性神経根症　武田泰子, 井関雅子 …………………………………………… 22
5. 頸椎症性脊髄症　井関雅子 …………………………………………………………… 28
6. 頸部脊柱管狭窄症　森田善仁, 井関雅子 …………………………………………… 32
7. 脊椎(頸椎)手術後症候群　田邉 豊 ………………………………………………… 37

II 肩関節・上肢の疾患

1. 四十肩・五十肩　光畑裕正 …………………………………………………………… 45
2. 肩関節不安定性　川井康嗣 …………………………………………………………… 53
3. 腱板断裂　平川奈緒美 ………………………………………………………………… 59
4. インピンジメント症候群　深澤圭太, 深澤まどか, 細川豊史 …………………… 66
5. 肩こり　大西佳子, 細川豊史 ………………………………………………………… 73
6. 胸郭出口症候群　上野博司, 細川豊史 ……………………………………………… 83
7. 上腕骨内・外上顆炎(テニス肘・ゴルフ肘・野球肘)　赤間保之 ……… 91
8. 手根管症候群, 肘部管症候群　赤間保之 …………………………………………… 101
9. ばね指　赤間保之 ……………………………………………………………………… 111

III 腰・臀部疾患

1. 腰椎椎間関節症（ぎっくり腰も含む），仙腸関節症　福井弥己郎（聖） … 117
2. 腰椎椎間板ヘルニア　福井弥己郎（聖） …………………………………… 128
3. 圧迫骨折による痛み　福井弥己郎（聖） …………………………………… 140
4. 腰部脊柱管狭窄症　山上裕章 ………………………………………………… 149
5. 非特異的腰痛症　山上裕章 …………………………………………………… 163

IV 腰・仙椎由来以外の下肢疾患

1. 変形性股関節症　篠崎未緒，北島敏光 ……………………………………… 173
2. 変形性膝関節症　山口重樹，北島敏光 ……………………………………… 178
3. 足関節の痛み　山口重樹，北島敏光 ………………………………………… 186
4. 下肢のenthesopathy（腱・靱帯付着部症）　橋爪圭司 …………………… 195
5. 下肢の絞扼性神経障害　橋爪圭司 …………………………………………… 200

V 神経障害性疼痛

1. 幻肢痛・断端痛，複合性局所疼痛症候群，
   腕神経叢引き抜き損傷　益田律子 …………………………………………… 219
2. 脊髄損傷，視床痛　川井康嗣 ………………………………………………… 234

索　引 ……………………………………………………………………………………… 247

I

頭・頸部疾患

1. 外傷性頸部症候群，頸椎捻挫
2. 頸性頭痛
3. 頸椎椎間板ヘルニア
4. 頸椎症性神経根症
5. 頸椎症性脊髄症
6. 頸部脊柱管狭窄症
7. 脊椎（頸椎）手術後症候群

整形外科
ペインクリニック

1 外傷性頸部症候群，頸椎捻挫

1. 疾患の概要，痛みの原因

外傷性頸部症候群・頸椎捻挫とは，なんらかの外傷により頸椎周囲の支持組織（靱帯，椎間板，関節包や筋・筋膜）のみならず神経系（脳，脊髄，神経根，自律神経系）や内耳機能などが障害され，精神神経学的異常も伴いうる多彩な症状を呈す症候群である．病態は，不明確であることが少なくない．以前から使用されていた「むち打ち損傷」という病名は，必ずしも"むち"のように頸椎がしならなくても症状が出現することや社会および患者に種々の誤解を招く可能性があることから，現在，臨床的にはほとんど使用されていない．

1995年にカナダのケベック州の調査団は，交通事故や種々の外傷により頸部に損傷が生じ出現した多彩な症状をwhiplash associated disorder（WAD）として検討し，重症度（ケベック分類）と標準的な診療ガイドラインを報告[1]した．この分類の一部の病態が，外傷性頸部症候群に属し，臨床上，広く参考にされている．

また近年，頭頸部の外傷後に脳脊髄液減少症（低脊髄圧症候群）を併発する可能性もあることから外傷性頸部症候群の患者が脳脊髄液減少症（低脊髄圧症候群）であるという誤解が生じ，社会的，医学的に混乱を招いている．

外傷性頸部症候群の疫学については不明な点が多いが，近年増加傾向にあり人口10万人あたり300人を超えると推定されており，女性，青年層，頸部痛の既往のあるのも，追突事故で発生頻度が高いと報告[2]されている．

2. 症状，検査，診断

1）症状

頸部痛，頭痛が主な症状であるが，その他に非常に多彩な症状が出現[3]（表1）し，時間の経過で変遷していくこともある．

a. 痛み，こり，異常感覚

痛みの部位は各患者で異なるが，頸部を中心として後頭部，背部，肩や上肢に広がる痛みを訴える患者が多い．頸部運動制限や運動時痛も生じる．またこりやしびれを訴えることも多く，特定の神経根の支配領域に一致しないことが多い．またこれらの症状は，外傷直後になくても数時間後や数日後に出現してくることも多い．頸部痛は，頸部外傷後6時間以内に65％，24時間以内に93％，72時間以内には100％の患者に出現すると報告[4]されている．

頭痛は高頻度で出現し，発生直後には60％に生じるとされ，一方，その85％は3週以内に消退するとされている[5]．頸性頭痛が多いが，頭痛の性状に特有なものはない．40％以上の患者で脳波の異常を認めたとする報告[6]もあり，脳が障害を受けている可能性も指摘されている．

b. めまい

内耳障害によるめまい（回転性）と頸性めまい

表1 外傷性頸部症候群で出現する症状

頸部，後頭部，背部や上肢の痛み，こり，しびれ
頭痛
頭，顔面のしびれ
眼痛
めまい，耳鳴り，聴力障害
四肢症状：上下肢の知覚障害，筋力低下
認知障害：記憶消失，注意力障害，イライラ感，全身倦怠感，睡眠障害，性格変化など
視覚障害：眼球運動障害，視力障害，眼瞼下垂，瞳孔異常，眼精疲労など
その他：悪心や嘔吐，嚥下障害，顎関節症など

（田中信弘，佐々木浩文．外傷性頸部症候群の臨床徴候学．MB Orthop 2009；22：7-13より改変引用）

(浮遊性)のどちらのめまいも生じる可能性がある。頸性めまいは椎骨動脈循環不全，後頸部交感神経障害や頸部反射の障害などが考えられている。

c. 頭部，顔面のしびれ

顔面を囲むようなしびれ，異常感覚が生じることがある。上位頸髄(第2～3頸髄)まで下行している三叉神経脊髄路核が障害されたことにより出現する。

d. 眼症状

眼痛，眼球運動障害，視力障害，眼瞼下垂，瞳孔異常，眼精疲労などの眼症状は35％に出現するとされている[7]。

e. 耳鳴り，聴力低下

多くの患者で耳鳴りや聴力低下が生じる。

f. 四肢症状

上下肢の知覚障害や筋力低下が認められることがある。有用な検査法はなく画像所見や筋電図所見などで明らかな異常は認められず，病態把握が難しくなることが多い。

g. その他

悪心や嘔吐，不眠，全身倦怠感，集中力や記銘力の低下，顎関節痛など。

h. バレー・リュー症候群

後頸部交感神経(椎骨動脈周囲の交感神経叢)が刺激されることで頭痛，めまい，耳鳴り，聴力障害，顔面や上肢の知覚障害，咽頭異常感など多彩な症状を呈する症候群である。外傷性のみならずストレスなどの心因性によっても生じる。記銘力障害，不安，うつなどを伴うことがあり，ホルネル徴候や上肢の浮腫なども生じうる。これらの症状が，外傷性頸部症候群の場合では，必ずしも後頸部交感神経の刺激によって生じているとは限らず，これらの不定症状を広義にバレー・リュー症状と用いていることが多い。

i. 外傷による精神障害[8]

急性ストレス障害，外傷後ストレス障害(post-traumatic stress disorder：PTSD)，不安，恐怖や不公平感と補償の不足に対する怒りなどが生じるとされている。急性ストレス障害は約20％に認められるとされ，PTSDとともに慢性に経過することが多い。

2) 検査

特徴的な検査・画像所見はない。反射や知覚検査はすべきである。骨折，器質的疾患の有無や病態把握に対して単純X線，頸椎MRI画像は一般的に施行されている。その他，多彩な各症状に対し症状に応じた当該科における検査も必要となる。

頭・頸部の正常姿勢を保持する力が弱く，頸椎の可動域制限があり，単純X線所見では生理的彎曲の消失が指摘されているが，外傷性頸部症候群に特徴的な所見ではない[9]。また頸椎症性変化が認められる場合は予後不良とされているが，ほとんどが加齢的な変化である。したがって患者への説明には，不安や混乱を招くことのないような配慮が必要である。

慢性な経過をたどる患者では，心理テストを用いて心因的要因の評価を行う。病態に抑うつ，心気症や転換障害などが加味されていることも多い。

3) 診断

外傷後に頸部痛や頭痛などの多彩な症状が生じた場合に診断される。問診では受傷機転，外傷後の症状のみならず外傷前の健康状態・既往歴についての詳細な把握が必要である。受傷機転や外傷前の健康状態・既往歴については，訴えている症状との関係，外傷後の症状では発症時期，部位や経過などに注意を払う。就労状況やその内容など社会環境，労働災害や交通事故の場合にはその補償の有無・状況も把握すべきである[10]。

臨床では，土屋分類[11]とケベック分類[1]の病型分類が多用されている。初診時にケベック分類を行うことが，その後の障害の程度や休職期

表2 ケベック分類

重症度分類
Grade 0：頸部に訴えなし．理学的所見なし．
Grade I：頸部の痛み，こりや圧痛がある．理学的所見なし．
Grade II：頸部の愁訴あり．筋・骨格徴候（可動域制限，圧痛点）がある．
Grade III：頸部の愁訴あり．神経学的徴候（深部腱反射の減弱や消失，脱力，感覚障害）がある．
Grade IV：頸部の愁訴あり．骨折や脱臼がある．

　＊　：症状や障害は，難聴，めまい，耳鳴り，頭痛，記憶喪失，嚥下障害，側頭上顎関節痛などを含み，どのような程度に発現してもよい．
　　　：Grade 0〜IIが，外傷性頸部症候群
（Spitzer WO, Skovton ML, Salmi LR, et al. Scientific monograph of the Quebec task force on whiplash-associated disorders：redefining "whiplash" and its management. Spine 1995；20：2-73S より引用）

間の予測に役立つとする意見もある[2]。

〈 土屋分類 〉

①頸椎捻挫型
　後頭・頸部・背部の痛み，圧痛やこり，頸椎運動制限や運動時痛が主な症状である。

②神経根症型
　上肢の痛みやしびれ，筋力低下などが，頸椎捻挫型に加えて生じる。

③バレー・リュー症状型

④神経根・バレー・リュー症状混合型

⑤脊髄症型
　脊髄症状が認められるものであるが，頸髄損傷であり，外傷性頸部症候群からは除外されている。

〈 ケベック分類（表2）〉

　症状，理学神経学的所見と脊椎の骨折や脱臼の有無の重症度からGrade 0〜IVの5段階に分類している．Grade 0〜IIが，外傷性頸部症候群となる．Grade III，IVは外傷性頸髄損傷に分類される．このGradeから治療方針，治療法や期間を標準化し，初診から12週を最終評価時期としている．症状は，頸部周辺のみではなく多彩であり，時間経過によって変移することも多いことや各患者の社会環境の違いなどからすべての患者をこの標準化に一致させることは難しいことが指摘[3]されている．

3. ペインクリニックにおける治療

　外傷性頸部症候群の治療の基本は，保存的治療となる．十分なエビデンスに基づいた治療法はなく，種々の治療法を症状に応じて併用しているのが現状であろう．ケベック分類を軸にした治療ガイドライン[1]では，ほとんどが永続的な障害を残さず，自然軽快することを患者に教育すること，早期からの頸部運動を推奨し慢性化させないことが初期の治療で重要であるとしている．ケベック治療ガイドラインを図1に示す．

1) 理学療法

a. 安静，カラー装着

　ケベック治療ガイドラインでは，急性期の治療で頸部を安静に保つことは大切であるが，必ずしも必要でないとしている．Grade Iでは必要はなく，Grade II，IIIでも多くが必要なく，適応があったとしても4日未満で早期に運動療法を開始することを推奨している．カラー装着に関してもGrade Iでは必要なく，Grade II，IIIでは72時間以上は装着しないとしている．

b. リハビリテーション

　温熱，マッサージや低周波など物理療法は，Grade II，IIIでは3週以内では効果があるとし，牽引療法については他の治療との併用ならばよいが，漫然と施行すべきではないとしている．運動療法については，早期からの開始を推奨しており自動運動はただちに開始し，頸部痛がある場合では間欠的な施行を勧めている．

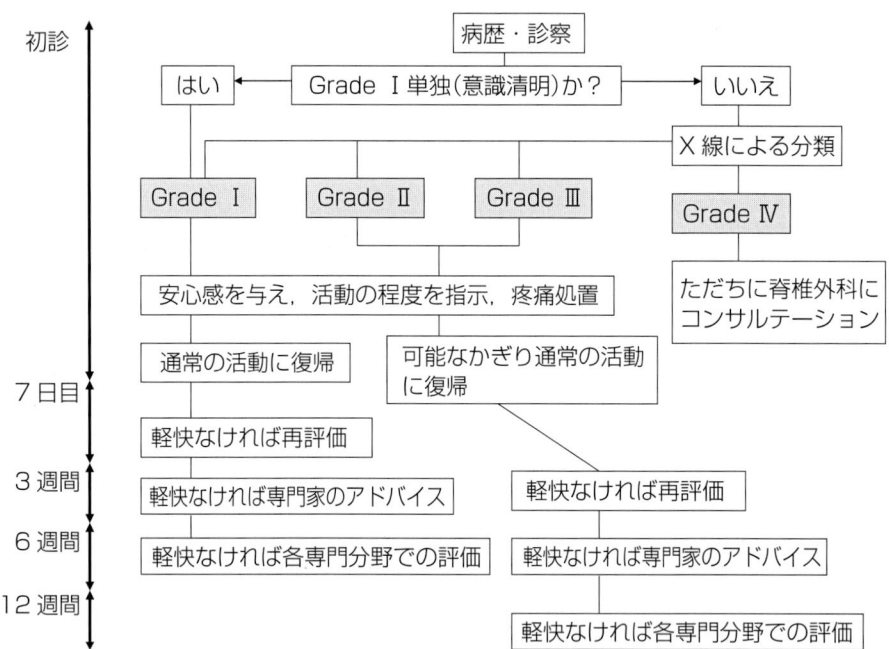

図1 ケベック治療ガイドライン

(Spitzer WO, Skovton ML, Salmi LR, et al. Scientific monograph of the Quebec task force on whiplash-associated disorders: redefining "whiplash" and its management. Spine 1995; 20: 2-73S より引用)

表3 外傷性頸部症候群で用いられる神経ブロック

頸部硬膜外ブロック	肩甲上神経ブロック
星状神経節ブロック	浅・深神経叢ブロック
腕神経叢ブロック	胸部交感神経節ブロック
神経根ブロック	トータルスパイナルブロック
後頭神経ブロック	
椎間関節ブロック	椎間板内注入
環軸関節ブロック	など
トリガーポイント注射	

星状神経節ブロックが多く用いられる．症状に合わせて選択する．

2) 薬物療法

非ステロイド性抗炎症薬(nonsteroidal anti-inflammatory drugs：NSAIDs)や筋弛緩薬を投与することが多く，めまいに対する薬物，抗不安薬や抗うつ薬が用いられているが，エビデンスは乏しい．症状の重症度と病期に合わせて用いているのが現状である．ケベック治療ガイドラインでは，Grade Iでは投薬の必要はなく，Grade II, IIIではNSAIDsやアセトアミノフェンなど鎮痛薬の1週間以内の内服を勧めている．

3) 神経ブロック療法[12]

多く用いられている治療手段であるが，そのエビデンスは低い．そのためにケベック治療ガイドラインでは，主に慢性期での施行を提示している．一方，日常臨床では疼痛の程度によって，急性期からも施行しており有用であることが多い．外傷性頸部症候群で用いられる神経ブロックを表3に示した．

手技的に熟練を要するブロックもあり，症状をよく吟味し，適応を選択し，注意深い施行が

必要である．

a. 頸部硬膜外ブロック

硬膜外腔に局所麻酔薬を注入し，脊髄神経や交感神経を遮断し痛みをやわらげ，血流を改善させるブロックである．頸部，肩，肩甲背部や上肢の強い痛みが適応となる．単回注入法と硬膜外カテーテルを挿入・留置する持続注入法がある．第7頸椎・第1胸椎間から刺入する．側臥位で脊柱が真っすぐになるように枕の高さを決め，膝を折り曲げ臍を見るように丸くなる体位をとる．左右の肘を付け，左右の肩甲骨間が開くように，また背中の面が垂直となるよう体が倒れこまないようにする．硬膜外針を棘間靱帯まで進め，生理食塩液を用いた抵抗消失法でゆっくりとさらに進めていく．黄色靱帯を通過し硬膜外腔に達すると抵抗がなくなる．1回注入法では，4ml前後の局所麻酔薬を注入する．ブロック施行後，血圧や脈拍のモニター下で40分程度の安静臥床を要する．起き上がるときにもバイタルサインには十分に注意する．

合併症に血圧低下，除脈，呼吸抑制，全脊髄くも膜下麻酔，神経損傷，感染や血腫などがある．

b. 星状神経節ブロック（図2）

星状神経節ブロック（stellate ganglion block：SGB）とは星状神経節近傍に局所麻酔薬を注入し星状神経節や頸部交感神経を遮断し，顔面，頸部，上肢や上胸部の痛みをやわらげ，血流を改善させるコンパートメントブロックである．施行側の胸鎖乳突筋内側で内頸動脈と気管の間を分け入り，第6頸椎または第7頸椎横突起起始部を目標に25G針を用いたシリンジで刺入する．骨に接したら血液の逆流のないことを確認後，ゆっくりと局所麻酔薬5〜10mlを注入する．ブロック施行後，しっかりと刺入部の圧迫止血を行い，20〜30分の安静臥床を要する．ブロック効果は，施行側のホルネル徴候（眼瞼下垂，縮瞳，眼球陥没），結膜充血や上肢の温感などの有無で確認する．合併症に嗄声，腕神経叢ブロック，局所麻酔薬中毒，硬膜外腔・くも膜下

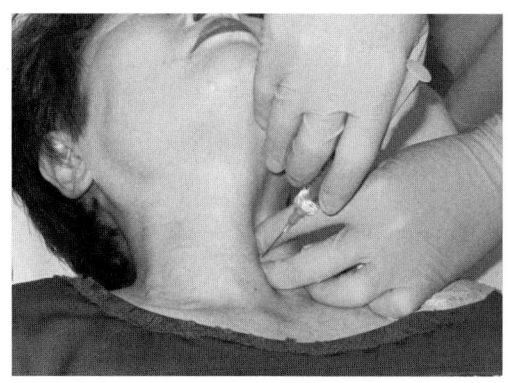

図2 星状神経節ブロック

星状神経節近傍に局所麻酔薬を注入し星状神経節や頸部交感神経を遮断し顔面，頸部，上肢や上胸部の痛みをやわらげ，血流を改善させるコンパートメントブロック．交感神経の緊張状態を緩和するためにも効果的であり，多用されている．

腔注入，感染や血腫などがある．

SGBは，外傷性頸部症候群のほとんどすべての症状に適応となる．急性期の14日間程度は連日行う．症状が両側の場合には，交互に行う．症状が軽減してきた場合や慢性期になるに従い，間隔をあけていく．2〜3ヶ月間を目安に行い，発症3ヶ月以降の慢性期において痛み，耳鳴り，めまいや全身倦怠感などの愁訴に応じて1回/1〜2週程度で施行する．SGBが，自律神経症状を有するほとんどの患者で有用であったとする報告[13]がある．

外傷性頸部症候群による顔面の異常感覚にSGBが有用であった症例を提示する．

〈症例〉

43歳，女性．

自転車走行中に2tトラックに接触され受傷．特に外傷はなかったが，頸部痛とめまいが生じ，外傷性頸部症候群と診断された．受傷1ヶ月後ごろより右顔面の異常感覚が出現し，その後1ヶ月以内に両顔面に広がり，受傷4ヶ月後に当科を紹介受診となった．

両顔面，口腔内の"モワー"とした異常感覚，触覚低下を訴えていた．損害賠償問題は解決していなかった．頸椎単純X線，頸椎MRIで変形性頸椎症，生理的彎曲の消失以外に異常は認めなかった．SGBを左右交互で開始しそれぞ

れ1回の施行で異常感覚は半減した。

c. 腕神経叢ブロック(図3)

神経根症状がある場合に良い適応となるが、肩全体の痛みにも効果が期待できる。

腕神経叢は、第5頸神経（第4頸神経の一部）から第1胸神経（第2胸神経の一部）によって構成され、前斜角筋と中斜角筋の間で鎖骨と第1肋骨の間を通り上肢に分布している。第6、7頸椎横突起レベルで前斜角筋と中斜角筋の間を刺入点とする斜角筋間法あるいは胸鎖乳突筋の外側、外頸静脈の内側で鎖骨内側1/3の1～2cm頭側を刺入点とする鎖骨上法のいずれかが用いられる。安全面から透視下または超音波ガイド下で施行する。局所麻酔薬は10ml程度用いる。合併症に斜角筋間法では局所麻酔薬の硬膜外、くも膜下腔や椎骨動脈への誤注入、鎖骨上法では気胸がある。局所麻酔薬中毒、横隔膜神経麻痺、神経損傷なども起こりえる。

d. 神経根ブロック

上肢の神経根症状に対し施行する。また第2頸神経は、後頭神経領域だけではなく環軸関節など深部の体性感覚も支配しており、第2頸髄脊髄神経節ブロック（図4）が有効なこともある。感染、出血やくも膜下注入が起こりえる。くも膜下にわずかでも局所麻酔薬が流入した場合では、呼吸停止の可能性がある。

e. 後頭神経ブロック

後頭部の痛みや圧迫感、眼の深部痛や筋緊張型頭痛の症状に良い適応となる。

f. 椎間関節ブロック

椎間関節に圧痛がある場合に適応となる。椎間関節由来の痛みは、後頭部、頸部、肩や肩甲背部に放散する。$C_{1/2}$椎間関節以外で局所麻酔薬2～3ml程度を用いて盲目的な施行で効果が得られる場合もあるが、X線透視下で圧痛のある責任椎間関節を同定し施行するほうがより効果的である。慢性期で局所麻酔薬による効果が一時的な場合には、第4頸神経より尾側の頸神

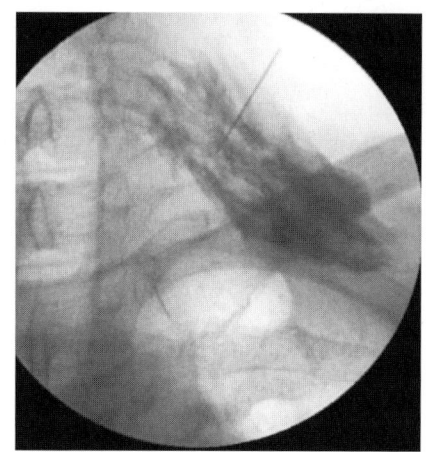

図3 腕神経叢ブロック
神経根症状がある場合に良い適応となるが、肩全体の痛みにも効果が期待できる．

経の後枝内側枝の高周波熱凝固法を考慮する。71％で有用であったとする報告[14]もある。

g. トリガーポイント注射

患者が訴える痛みやこりの強い部位、圧迫によって痛みが増強・放散する部位に局所麻酔薬を注入する手技である。その部位は、筋肉またはその周囲組織の索状物として触れることもあり、経穴（つぼ）と一致することが多い。二次的な筋過緊張など筋筋膜性疼痛に施行される。局所麻酔薬を2～5ml用いる。1回の施行部位は、4か所程度以内としたほうが好ましい。

4. 予後，経過，次の手段

外傷性頸部症候群は、一般的には予後は良好であり、ほとんどが数週から数ヶ月で軽快する。一方、20～40％の患者は頸部痛や頭痛などが数年にわたり存在し、3～4％の患者は職場復帰ができないと報告[15]されている。症状は、長期になってくると精神的・社会的要因などが絡み合い複雑となっていく。症状を長期化させる要因にPearce[16]は、外傷による器質的障害、外傷前から存在する症状の持続、外傷で生じる精神疾患、誇張・詐病の4つを挙げている。事故の場合には、補償問題の影響も大きいとされている。慢性化しつつある場合には、それらの因

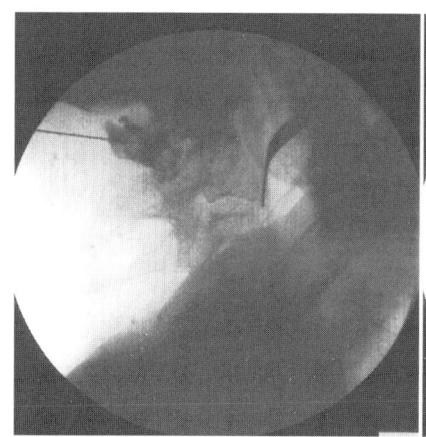
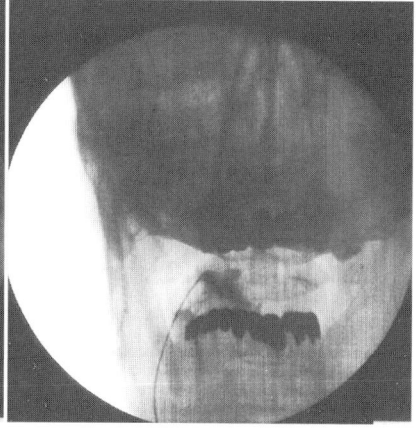

図4 第2頸髄脊髄神経節ブロック（X線透視下後方法）

腹臥位で胸部と前額部に枕を入れ正中位とし，やや顎を突き出し開口させた姿勢をとる．環軸関節面が見えるように頭の位置，透視の角度を調整する．22G 8～10cmブロック針を用いる．

環軸関節後面中央部を目標にブロック針を進め，骨に当たったらやや頭側に方向を変え放散痛が得られたら造影剤を1～2ml注入し確認する．

血液の逆流のないことを確認し，局所麻酔薬を1～2ml注入する．

子と症状との関係を整理し治療計画を立てていく必要がある。機能回復，日常生活・職場への復帰を目指し，患者教育，心理的サポートや精神的要因に対する作業療法的アプローチも必要とされている[8]。

外科的治療は，ほとんど行われていない。ケベック治療ガイドライン[1]では，外傷性頸髄損傷に分類されるGrade IIIで保存的治療に抵抗し神経症状が進行する患者に適応があるとしている。その場合には，前方あるいは後方からの除圧固定術が施行されている。

【文 献】

1) Spitzer WO, Skovton ML, Salmi LR, et al. Scientific monograph of the Quebec task force on whiplash-associated disorders : redefining "whiplash" and its management. Spine 1995 ; 20 : 2-73S.
2) 米 和徳，井尻幸成，山元拓哉ほか．外傷性頸部症候群における発生の疫学と最新の統計．整・災外 2009 ; 52 : 129-38.
3) 田中信弘，佐々木浩文．外傷性頸部症候群の臨床徴候学．MB Orthop 2009 ; 22 : 7-13.
4) Deans GT, Magalliard JN, Kerr M, et al. Neck pain-a major cause of disability following car accidents. Injury 1987 ; 18 : 10-2.
5) Pearce JM. Headaches in the whiplash syndrome. Spinal Cord 2001 ; 39 : 228-33.
6) Torres F, Shapiro SK. Electroencephalograms in whiplash injury. A comparison of electroencephalographic abnormalities with those present in closed head injuries. Arch Neurol 1961 ; 5 : 28-35.
7) Bogduck N. Post whiplash syndrome. Australian Family Physician 1994 ; 23 : 2303-7.
8) 小久保安朗，久保田雅史，馬場久敏．外傷性頸部症候群の精神身体医学的作業療法．MB Orthop 2009 ; 22 : 37-42.
9) 松本守雄，戸山芳昭，千葉一裕．外傷性頸部症候群の画像診断．MB Orthop 2009 ; 22 : 15-20.
10) 平林 洌．外傷性頸部症候群の診断・治療ガイドラインの提案．MB Orthop 1999 ; 12 : 85-93.
11) 土屋弘吉，土屋恒篤，田口 怜．いわゆる鞭打ち損傷の症状．臨整外 1968 ; 3 : 278-87.
12) 外傷性頸部症候群．ペインクリニック治療指針（改訂第2版）．日本ペインクリニック学会治療指針作成委員会編．日本ペインクリニック学会誌 2006 ; 61-2.
13) Tenicela R, Cook DR. Treatment of whiplash injyuries by nerve block. South Med J 1972 ; 6 : 572-4.
14) McDonald GJ, Lord SM, Bogduk N. Long-term

follow-up of patients treated with cervical radiofrequency neurotomy for chronic neck pain. Neurosurgery 1999 ; 45 : 61-7.
15) Benosist M, Rouaud JP. Whiplash : myth or reality? Joint Bone Spine 2002 ; 69 : 358-62.
16) Pearce JMS. The myth of chronic whiplash syndrome. Spinal Cord 1999 ; 37 : 741-8.

〔田邉　豊〕

2 頸性頭痛

1. 疾患の概要，痛みの原因

　頸性（頸原性）頭痛は，頸椎疾患（頸椎・頸部周囲の組織）由来の頭痛である。だが国際頭痛学会の頭痛分類第2版では，頸椎の退行変性がみられる割合は頭痛を有していない人の場合と同程度にすぎないと示されていることから，頸椎症や骨軟骨炎を頭痛の原因として認めておらず，また緊張性頭痛や後頭神経痛は別に分類している[1]。一方，頸性頭痛と考えられる患者が訴える症状は，外傷性頸部症候群から生じる頭痛，緊張性頭痛や後頭神経痛のそれぞれが一致することも多い。すなわち頸性頭痛の概念は，十分に整理されていないと考えられる。

　頸性頭痛の主な原因疾患を表1に示した。

　頸性頭痛の病態として頸椎の生理的彎曲の消失や不安定性から姿勢を保持しようとするために生じる筋の緊張亢進，頸椎変形による椎骨動脈の圧迫や椎骨動脈周囲の交感神経叢への刺激（バレー・リュー症候群），上位頸椎やその神経根障害や頸椎各椎間関節からの後頭，頸部や後頸部への放散痛などが考えられる[2]が，明確な病態は不明であることも多い。上位頸椎は，椎間孔がない。さらにC_1頸神経の後枝は，後頭下の筋群を支配し，C_2頸神経の後枝は大後頭神経となり，運動枝として深部頸筋群に分布し，その後，僧帽筋などの腱を通過し後頭部の皮膚知覚を支配している。したがって$C_{1,2}$頸神経は，椎間孔を通過しないこと，筋・筋膜や腱を通過していることなどの解剖学的特徴から障害を受けやすくなっている。

　発生頻度は，頭痛の15〜18％で女性に多いと報告[3]されている。外傷性頸部症候群の3％に外傷後1年で頸性頭痛が生じるとする報告[3]もある。

2. 症状，検査，診断

1）症状

　頭痛は主に後頸部から後頭部に生じ，前頭部や眼窩の奥など顔面の痛みに広がることが多い。頸部や肩の痛み，こりが伴うことも多い。頭痛の性状は，締め付けられるような鈍痛が多いが，後頭神経痛のような激痛を訴えることもある。頸椎の運動で症状が発現・増悪することも多い。頸部，後頸部，後頭神経や経穴（つぼ）である天柱，肩井，膏肓などに圧痛を認めることも多い。念入りに圧痛点を調べ，その部位がどの部位か評価することが診断・治療に役立つ。めまい，悪心，嘔吐や耳鳴りなどの自律神経症状を伴うこともある。慢性の経過をたどることも多く，疲労，ストレスや抑うつなどの心理的要因にも影響を受ける[4]。

　三叉神経領域（主に第1枝）への放散痛，眼窩奥の痛みを伴う場合には，大後頭・三叉神経症候群（greatoccipital trigeminal syndrome：GOTS）と呼ばれている。この症候群は，上位頸髄（第2〜4頸髄）まで下行している三叉神経脊髄路核が，上位神経根（$C_{2〜4}$）の刺激を感じることにより出現する。後頭蓋窩の硬膜の一部は，眼神経の枝とC_2頸神経の支配を受けており，C_2頸神経から三叉神経第1枝領域に関連痛を起こす可

表1　頸性頭痛の主な原因疾患

頸椎症
　上位頸椎損傷
　頸部椎間板ヘルニア
　頸部後縦靭帯硬化症
　頸椎・椎間板炎症
　関節リウマチ：頸椎病変
　腫瘍
　心因性
　胸郭出口症候群
　　　　　　　　　　　　など

表2 頸性頭痛の診断基準（国際頭痛分類第2版）

A. 頸部から生じる痛みが頭部または顔面部あるいはその両方の1か所以上の領域に放散し，かつCおよびDを満たす．
B. 頭痛の妥当な原因としての妥当性が知られているか，もしくは一般に認められている頸椎もしくは頸部軟部組織内の疾患あるいは病変部の証拠が，臨床上，臨床検査上，または画像検査上のいずれか1つにみられる．（注1）
C. 頸部疾患または病変による痛みの証拠があり，少なくとも以下の1項目を満たす．
　1. 頸部内に痛みの原因となる臨床徴候が認められる．（注2）
　2. プラセボまたはその他の適宜な操作を用いて，頸部構造またはその神経支配を診断的に遮断すると頭痛が消失する．（注3）
D. 原因疾患または病変の治療成功後，3ヶ月以内に痛みが消失する．

注：1. 頸椎の腫瘍，骨折，感染症，および関節リウマチは，正式には頭痛の原因として認められてはいないが，個々の症例ごとに原因と判断される場合は，妥当な原因として受け入れられている．頸椎症および骨軟骨炎は，診断基準Bを満たす原因として受け入れられていない．頸部筋膜圧痛点が原因である場合，その頭痛は，2.「緊張性頭痛」のもとにコード化する．
　2. 診断基準C1に該当する臨床徴候は，信頼性および妥当性を必ず証明されたものでなければならない．今後，そのような信頼性と妥当性を備えた実践的な検査を確立する必要がある．頸部痛，限局頸部圧痛，頸部外傷歴，痛みの機械的増悪，片側性，併存する肩部痛，頸可動域制限，項部発症，悪心，嘔吐，光過敏などの臨床的特徴は，頸椎性頭痛に特有のものではない．これらは，頸椎性頭痛の特徴である場合もあるが，疾患と頭痛の原因との関連性を決定づけるものではない．
　3. 頭痛消失とは，頭痛の完全寛解を意味し，視覚的評価尺度（visual analogue scale：VAS）のスコア0に相当する．しかしながら，90％以上の痛み寛解，または100点VAS法で5未満のレベルは，診断基準C2を満たすとして容認できる．

（頸性頭痛．国際頭痛分類第2版日本版．日本頭痛学会誌 2004；31：132-3より引用）

能性もある[5]．

2）検査

器質的疾患の有無や病態把握に対して単純X線，頸椎MRI画像は一般的に施行されている。一方，頸椎の退行変性は，必ずしも頭痛の原因とはなりえない。

3）診断

国際頭痛学会の頭痛分類第2版の診断基準を示す[1]（表2）。局所麻酔薬を用いた後頭神経ブロックやC₂神経根ブロックなどの神経ブロックで症状が軽減するか否かも診断の一助となっている。

3. ペインクリニックにおける治療

保存的治療が主体となる。同一姿勢，単純作業や緻密な仕事などは，risk factorとなりえる[6]ので，極力避けるよう指導する。

1）理学療法

a. リハビリテーション

頸椎牽引療法，温熱療法，マッサージや低周波などの物理療法が多用されている。エビデンスは乏しい。急性期には頸椎カラーは有用であるが，長期使用は避ける。頸椎牽引療法は，患者によっては悪化することもあり注意する。頸椎損傷が強い場合には，装具が用いられることもある。

2）薬物療法

筋緊張性頭痛に準じた薬物が用いられる。非ステロイド性抗炎症薬（nonsteroidal anti-inflammatory drugs：NSAIDs）や筋弛緩薬を投与することが多く，抗不安薬や抗うつ薬も用いられている。ボツリヌス毒素の筋注が効果的[7]なこともある。めまいが生じる場合には，抗めまい薬が用いられる。

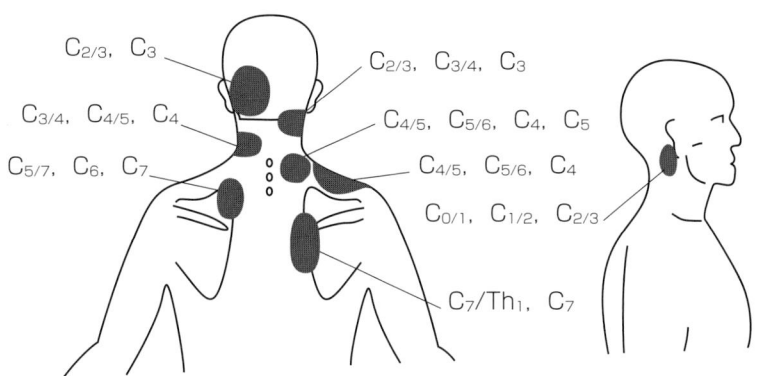

図1 各椎間関節と第3～7頸神経根後枝の放散痛の部位
念入りに圧痛点を調べ，その部位がどの部位か評価することが大切である．
(Fukui S, Ohseto K, Shiotani M, et al. Referred pai distribution of the cervical zygapophyseal joints and cervical dorsal rami. Pain 1996；68：79-83より引用)

3) 神経ブロック

椎間関節ブロック[8]，後頭神経ブロック[9]，星状神経節ブロック(stellate ganglion block：SGB)，頸部硬膜外ブロック[10]，神経根ブロックやトリガーポイント注射などが有用となっている．深神経叢ブロックが効果的とする報告[11]もある．

盲目的な椎間関節ブロックとSGBに良い効果を認めた症例を提示する．

〈症例〉

84歳，男性．

主訴：左後頭部痛，左側頭・頭頂部痛．

病歴：4ヶ月前ごろから誘引なく出現し，耳の奥も痛くなり，左頭部に徐々に痛みの範囲が広がってくるため大学病院を含めた数か所の病院で精査を受けるが異常なく，緊張性頭痛としてNSAIDsが処方されたが，効果を認めず紹介受診となった．

所見：持続的な左後頭部と左側頭・頭頂部の締め付けられるような痛みがあり，左後頭部はズキズキとする強い痛みであった．耳の奥にズキーンとした痛みが，時折出現していた．痛みで夜間睡眠障害があり睡眠薬を服用しており，昼間は痛みで思考能力もなくなると訴えていた．

左$C_{2/3}$椎間関節周辺に強い圧痛，左頸部横突起に右と比較し圧痛を認めていた．頸椎単純X線では，軽度の変形以外大きな異常は認めなかった．

治療経過：左$C_{2/3}$椎間関節周辺にネオビタカイン®2mlとデカドロン®4mgを用いて盲目的な椎間関節ブロックを施行したところ頭痛の軽減が得られ，頸性頭痛と診断した．耳奥の痛みが残存していたこともあり，SGBを併用した．その後，1回/週の外来通院でデカドロン®は用いず局所麻酔薬のみでの盲目的な椎間関節ブロックとSGBを計6回施行し，疼痛スコア(pain score)は5/10となった．受診約2ヶ月で通院は隔週となり，さらに症状の軽減が得られている．

a. 椎間関節ブロック

椎間関節は，頸部痛の54～67％に影響しているとされている[8]．関連している可能性のある主な椎間関節は$C_{1/2～3/4}$であるが，下位頸椎椎間関節由来の痛みが筋緊張を生じさせ頭痛となることもある．後頸部にある圧痛点を念入りに調べることが大切である．各椎間関節と第3～7頸神経根後枝の放散痛の部位を**図1**に示す[12]．

❶盲目的椎間関節ブロック(図2)

$C_{1/2}$椎間関節以外で施行可能ではあるが，頸が太く短い患者などでは非常に難しくなる．無理な施行はせず，注射針は25G 3cm程度で長い注射針は用いるべきではない．患者には坐位となってもらい，頭部を前屈しやや健側に傾け，僧帽筋の外縁やや内側を触れながら圧痛点を探

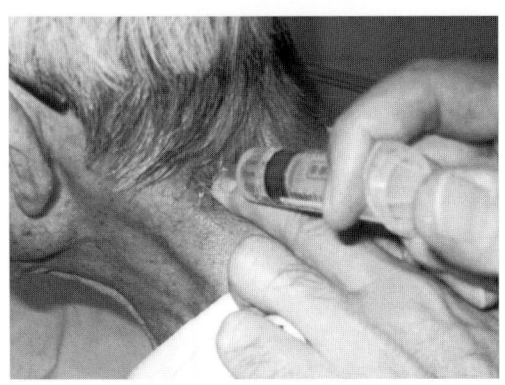

図2 盲目的椎間関節ブロック

$C_{1/2}$椎間関節以外で施行可能ではあるが、頸が太く短い患者などでは非常に難しくなる。無理な施行はせず、注射針は25G 3cm程度で長い注射針は用いるべきではない。

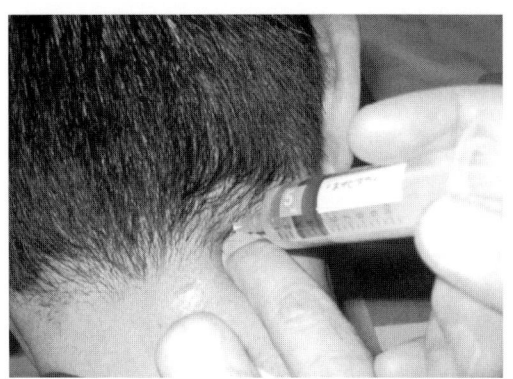

図3 天柱へのブロック

後頭骨の下縁で僧帽筋の後頭骨への付着部外縁の奥を大・小後頭神経が比較的近くに併走している。"天柱"という経穴(つぼ)である。
坐位で前に枕を置き、枕を抱えるように前額部を枕につけてもらうと分かりやすい。その部位に3～5ml程度の局所麻酔薬を注入する。

す。真っすぐに針を進め硬いものに触れたら局所麻酔薬を注入する。局所麻酔薬は3ml以内にとどめる。感染、出血、局所麻酔薬の血中濃度上昇、くも膜下や硬膜外への薬液注入や神経根損傷などが起こりえる。

❷X線透視下椎間関節ブロック

X線透視下で圧痛のある責任椎間関節を同定し施行するほうがより安全・効果的である。

■$C_{1/2}$椎間関節ブロック(後方法)

腹臥位で胸部と前額部に枕を入れ正中位とし、やや顎を突き出し開口させた姿勢をとる。環軸関節面が見えるように頭の位置、透視の角度を調整する。22G 8～10cmブロック針を用いる。環椎下方の外側部にブロック針を当て、その後環軸関節にブロック針を0.2cm程度滑り込ませる。造影剤を0.5～1ml注入し確認する。局所麻酔薬を0.5～1ml注入する。

■$C_{2/3}$, $C_{3/4}$椎間関節ブロック(前方斜位法)[13]

患側を上にした斜位とし、圧痛点が認められる椎間関節を確認する。X線透視軸は椎間関節の傾斜に合わせて調節する。背側から23Gカテラン針を用いて目標とする椎間関節の尾側の上関節突起に針先を当て、頭側に進め刺入する。針は深く進めない。造影剤を0.5～1ml注入し確認後、局所麻酔薬を0.5～1ml注入する。

b. 後枝内側枝高周波熱凝固法

局所麻酔薬で効果が認められるが一時的である場合に適応となる。解剖学的な特徴から第3頸神経後枝内側枝において可能であるが、第3頸神経においては後頸部の筋力低下や知覚障害が生じる可能性がある。第2頸椎棘突起の側面に高周波熱凝固法を施行することで良い効果が得られた報告がある。

c. 後頭神経ブロック

後頭部の痛みや圧迫感、眼の深部痛に良い適応となる。

後頭部は、第2頸神経からなる大後頭神経と第2、3頸神経からなる小後頭神経が分布する。大後頭神経ブロックは外後頭隆起から外側2.5cm、小後頭神経ブロックはそのさらに2.5cm外側が刺入点となる。大後頭神経は後頭動脈と併走するため動脈穿刺に注意する。局所麻酔薬は各2～3mlを用いる。

後頭骨の下縁で僧帽筋の後頭骨への付着部外縁の奥を大・小後頭神経が比較的近くに併走している。"天柱"という経穴(つぼ)であり、その部位に3～5ml程度の局所麻酔薬を注入する方法もある(図3)。

d. 星状神経節ブロック

頸性頭痛のすべての症状に適応となる。特にバレー・リュー症候群様の症状を訴える場合には，特に良い適応と考えられる。

e. 神経根ブロック

頸性頭痛において第2，3頸神経根が，頭痛との関連性が強い。ブロック針を内側に進めすぎないように，またゆっくりと丁寧な手技を心掛ける。第2頸神経根ブロックでは，特にくも膜下注入による呼吸停止が起こる可能性があり，それ以外でも感染，出血，くも膜下・硬膜外注入や脊髄梗塞の合併症が起こりえる。

❶ 第2頸神経根ブロック（後方法）

22G 8～10cmブロック針を用いる。腹臥位で胸部と前額部に枕を入れ正中位とし，やや頸を突き出し開口させた姿勢をとる。環軸関節面が見えるように頭の位置，透視の角度を調整する。環軸関節後面中央部を目標にブロック針を進め，骨に当たったらやや頭側に方向を変え放散痛が得られたら造影剤を1～2ml注入し確認する。血液の逆流のないことを確認し，局所麻酔薬を1～2ml注入する。

❷ 第3頸神経根ブロック

通常の頸部神経根ブロックと同様な手法で行われる。斜位法では，仰臥位の状態で患側の肩下に薄い枕を置き，頭を45°程度健側に向ける。X線透視軸を$C_{2/3}$椎間孔が見えるように傾ける。22G 6cmブロック針を用い，ブロック針を第2頸椎横突起前末端にやや角度を付けゆっくり進める。ブロック針の方向を変え，第3頸椎横突起の前・後結節の間を目標にゆっくりと内下方に進める。放散痛が得られたら造影剤2mlをゆっくり注入し神経根を確認後，局所麻酔薬2mlを注入する。

f. トリガーポイント注射[14]

患者が訴える痛みやこりの強い部位，圧迫によって痛みが増強・放散する部位に局所麻酔薬を注入する手技である。その部位は，筋肉またはその周囲組織の索状物として触れることがある。圧痛点は頸部，後頸部，後頭神経や経穴（つ

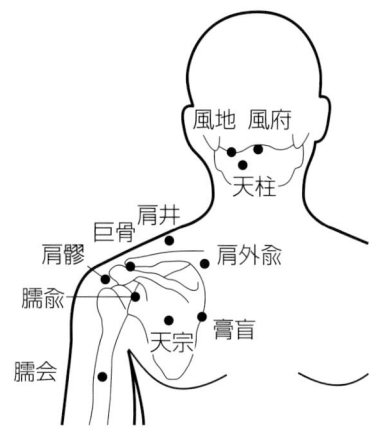

図4 頸部，後頸部や肩甲背部に認める経穴（つぼ）

頸性頭痛において念入りに圧痛点を調べ，その部位がどの部位か評価することが大切である．

（森本昌宏．トリガーポイント注射．宮崎東洋編．神経ブロック 関連疾患の整理と手技．東京：真興交易医書出版部；2000．p.360-5より引用）

ぼ）である天柱，肩井，膏肓などに認めることが多い（図4）。念入りに圧痛点を調べ，その部位がどの部位か評価することが大切である。局所麻酔薬を2～5ml用いる。1回の施行部位は，4か所程度以内としたほうが好ましい。

4. 予後，経過，次の手段

慢性的な経過をたどることが多い。保存的治療が主体であるが，後頸部・後頭部痛に脊髄・神経根症状を伴い進行性である場合，保存的治療に抵抗性である場合で病態が明確である場合，例えば関節リウマチの患者などにおいては外科的治療を検討しなければならない必要がある。

【文献】

1) 頸性頭痛 国際頭痛分類第2版日本版．日本頭痛学会誌 2004；31：132-3．
2) 立山俊一．頸性頭痛．小川節郎編．整形外科疾患に対するペインクリニック．東京：真興交易医書出版部；2003．p.18-29．
3) Antonaci F, Ghirmai S, Bono G, et al. Cervicogenic headache : evaluation of original diagnostic criteria. Cephalalgia 2001；21：573-83．
4) 田中信弘，佐々木浩文．外傷性頸部症候群の臨床

徴候学. MB Orthop 2009 ; 22 : 7-13.
5) Diez-Tejedor E. Diagnosis and treatment of primary headaches-neck and headache. Cephalalgia 1999 ; 19 : 262-3.
6) Haldeman S, Carroll L, Cassidy D, et al. The Bone and Joint Decade 2000-2010 Task Force on Neck Pain and Its Associated Disorders. Spine 2008 ; 33 : S5-7.
7) Taylor M, Silva S, Cottrell C. Botulinum toxin type-A (BOTOX) in the treatment of occipital neuralgia : a pilot study. Headache 2008 ; 48 : 1476-81.
8) Boswell M, Shah RV, Everett CR, et al. Interventional techniques in the management of chronic spinal pain : Evidence-Based practice guidelines. Pain Physician 2005 ; 8 : 1-47.
9) Naja ZM, El-Rajab M, Al-Tannir MA, et al. Occipital nerve blockade for cervicogenic headache : a double-blind randomized controlled clinical trial. Pain Pract 2006 ; 6 : 89-95.
10) He MW, Ni JX, Guo YN, et al. Continuous epidural block of the cervical vertebrae for cervicogenic headache. Chin Med J 2009 ; 122 : 427-30.
11) Goldberg ME, Schwartzman RJ, Domsky R, et al. Deep cervical plexus block for the treatment of cervicogenic headache. Pain Physician 2008 ; 11 : 849-54.
12) Fukui S, Ohseto K, Shiotani M, et al. Referred pai distribution of the cervical zygapophyseal joints and cervical dorsal rami. Pain 1996 ; 68 : 79-83.
13) 大野健次. 頚椎椎間関節ブロック―前方斜位法. 大瀬戸清茂編. 透視下神経ブロック. 東京：医学書院；2009. p.37-9.
14) 森本昌宏. トリガーポイント注射. 宮崎東洋編. 神経ブロック 関連疾患の整理と手技. 東京：真興交易医書出版部；2000. p.360-5.

〔田邉　豊〕

3 頸椎椎間板ヘルニア

1. 疾患の概要，痛みの原因

頸椎椎間板ヘルニアは，椎間板組織である髄核が線維輪を破って後方あるいは後側方に脱出し，脊髄・神経根を圧迫して脊髄症，神経根症の症状を生じる病態である．腰椎椎間板ヘルニアのように椎間板内圧の高まりで起こるのではなく，加齢による退行性変化が先行して発生し，スポーツ，労働や外傷といった外的要素により髄核が脱出する．脊柱管内への脱出方向から正中ヘルニア，傍正中ヘルニア，外側ヘルニアに分けられ，正中・傍正中のものでは脊髄症が起こりやすく，外側型では神経根症が起こりやすい．

男性に多く40～60歳代に多い．神経根症を引き起こすヘルニアは$C_{6/7}$椎間に最も多く，次いで$C_{5/6}$，C_7/T_1の順である．脊髄症を引き起こすものは$C_{5/6}$椎間に最も多く，次いで$C_{4/5}$，$C_{3/4}$の順である．痛みの原因は髄核による神経の圧迫だけではなく，傷害された神経の炎症・腫脹によって生じた発痛物質が原因として考えられている．

2. 症状，検査，診断

1) 症状

神経根症では頸部から肩にかけての激痛にて始まり，徐々に障害神経根に一致した上肢または手指のしびれや放散痛が生じる．脊髄症では手指のしびれ，巧緻運動障害で発症することが多く，重症化すると歩行障害や膀胱機能障害が出現する．

2) 検査，診断

a. 神経学的所見

頸椎可動域の制限や神経根症に対して椎間孔圧迫テストとしてJacksonテスト，Spurlingテストなどがあり，陽性の場合は上肢への放散痛が誘発される．知覚障害では温痛覚低下が主に認められ，筋力低下については徒手筋力テスト（manual muscle test：MMT）などで評価する．また白質障害が生じた際に認められるHoffmann徴候，下肢腱反射亢進，下肢あるいは大幹以下の知覚障害，排尿障害などは脊髄症の所見として評価しておくが必要である．頸髄症の治療者評価として，日本整形外科学会頸髄症治療成績判定基準[1]（JOAスコア）（図1）がよく用いられており，患者立脚型質問票としてJOACMEQ（JOA Cervical Myelopathy valuation Questionnaire）[2]は因子分析などの計量心理学を駆使して近年開発された頸髄症の特異的尺度であり，今後の治療評価として使用されていくものと考えられる．

b. 画像診断所見

単純X線像では椎間板腔の狭小化は認められることもあるが，頻度は少なくヘルニアの所見は確認できないため診断は主にMRIにて行う．MRIでは矢状断像で脊髄とほぼ等信号で椎間板腔から連続して後方に突出する軟部組織腫瘤として捉えられる．横断像では椎間板ヘルニアの脱出部位と脊髄，神経根の圧迫状態が観察できる．ヘルニアの脱出型において外側型で神経根症を認める場合は，各椎間孔を通過する神経根が障害され（$C_{6/7}$椎間であればC_7の神経根症状），正中型では圧迫される脊髄の髄節が神経根症に比べて1髄節低い位置での脊髄症がみられる．しかし，健常者の頸椎MRIでも画像上で椎間板ヘルニアによる脊髄の圧迫所見を認めることがあり[3]，身体的所見の評価を踏まえて診断を行う必要がある．

1）頚髄症判定基準（改定17(−2)点法）

病　　名 ＿＿＿＿＿＿＿＿＿＿　　手術日 ＿＿＿＿＿＿＿＿＿＿
患者氏名 ＿＿＿＿＿＿＿＿＿＿　　術　式 ＿＿＿＿＿＿＿＿＿＿
カルテNo ＿＿＿＿＿＿＿＿＿＿　　術　者 ＿＿＿＿＿＿＿＿＿＿
利き手（右，左）

					年月日	年月日
運動機能	上肢	手指	0 [不　　能] 1 [高度障害] 2 [中等度障害] 3 [軽度障害] 4 [正　　常]	自力では不能（箸，スプーン・フォーク，ボタンかけすべて不能） 箸，書字，不能，スプーン・フォークで辛うじて可能 箸で大きな物はつまめる，書字，辛うじて可能，大きなボタンかけ可能 箸，書字ぎこちない，ワイシャツの袖のボタンかけ可能 正常		
		肩・肘機能	−2 [高度障害] −1 [中等度障害] (−0.5 [軽度障害] −0 [正　　常]	三角筋または上腕二頭筋≦2 　　〃　　　　　　　　＝3 　　〃　　　　　　　　＝4) 　　〃　　　　　　　　＝5		
	下肢		0 [不　　能] (0.5 1 [高度障害] (1.5 2 [中等度障害] (2.5 3 [軽度障害] 4 [正　　常]	独立，独歩不能 立位は可能) 平地でも支持が必要 平地では支持なしで歩けるが，不安定) 平地では支持不要，階段の昇降に手すり必要 　　〃　　　　，階段の降りのみ手すり必要) ぎこちないが，速歩可能 正常		
知覚機能	上肢		0 [高度障害] (0.5 1 [中等度障害] (1.5 [軽度障害] 2 [正　　常]	知覚脱失（触覚，痛覚） 5/10以下の鈍麻（触覚，痛覚），耐えがたいほどの痛み，しびれ） 6/10以上の鈍麻（触覚，痛覚），しびれ，過敏 軽いしびれのみ（知覚正常)) 正常		
	体幹		0 [高度障害] (0.5 1 [中等度障害] (1.5 [軽度障害] 2 [正　　常]	知覚脱失（触覚，痛覚） 5/10以下の鈍麻（触覚，痛覚），耐えがたいほどの痛み，しびれ） 6/10以上の鈍麻（触覚，痛覚），絞扼感，しびれ，過敏 軽いしびれのみ（知覚正常)) 正常		
	下肢		0 [高度障害] (0.5 1 [中等度障害] (1.5 [軽度障害] 2 [正　　常]	知覚脱失（触覚，痛覚） 5/10以下の鈍麻（触覚，痛覚），耐えがたいほどの痛み，しびれ） 6/10以上の鈍麻（触覚，痛覚），しびれ，過敏 軽いしびれのみ（知覚正常)) 正常		
膀胱機能			0 [高度障害] 1 [中等度障害] 2 [軽度障害] 3 [正　　常]	尿閉，失禁 残尿感，怒責，尿切れ不良，排尿時間延長，尿もれ 開始遅延，頻尿 正常		
合　計　17				計 （改善率）		

図1　日本整形外科学会頚髄症治療成績判定基準（JOAスコア）

（平林　洌．日本整形外科学会頚髄症治療成績判定基準．日本整形外科学会雑誌 1994；68：490-503より引用）

3. ペインクリニックにおける治療

ペインクリニックでは外科的治療以外のいわゆる保存的治療が行われており，特に神経ブロック療法はペインクリニックにおいて最大の保存療法となる．

1) 薬物療法

急性期では非ステロイド性抗炎症薬（non-steroidal anti-inflammatory drugs：NSAIDs）やアセトアミノフェンを用いる．神経根症による神経痛が強い場合には神経障害性疼痛の治療として抗てんかん薬や抗うつ薬などが効果がある．

2) 理学療法

頸椎カラー装着と同時に頸椎牽引療法，物理療法，運動療法などが挙げられる．

3) 神経ブロック療法

a. 星状神経節ブロック

急性期の神経根症に対して外来治療で行われる．当科ではまず2〜3回/週のペースで行い，5〜10回行い，効果が不十分であれば他のブロックを開始する．

b. トリガーポイント注射

頸椎椎間板ヘルニアでは責任神経根によって頸肩上肢に圧痛点を認める[4]．これによる筋筋膜性疼痛の治療として有効である．

c. 硬膜外ブロック

運動・知覚・交感神経を同時にブロックでき，痛みの悪循環を断つことができるため，疼痛緩和に優れている．神経根症状が強い場合には局所麻酔薬にステロイドを添加すると鎮痛効果が良好となる．入院にて硬膜外にカテーテルを挿入し持続ブロックを行うことは急性期では良い適応となる．ただし盲目的なブロックは呼吸停止を起こすことがあり外来での施行は推奨すべきではない．

d. 深頸神経叢ブロック

頸神経叢は$C_{1〜4}$の前枝の交通によって構成される（頸神経叢ワナ）．上位頸椎椎間板ヘルニアの神経根症に対して施行する．

e. 腕神経叢ブロック

上肢への激しい放散痛を認める神経根症に対して，特に有効である．
（手技の詳細は「頸部脊柱管狭窄症」の項を参照）

f. 頸部神経根ブロック

それぞれの末梢枝ブロックで除痛できなかった症例に施行することが多いが，1椎間のみのヘルニアで一つの神経根症状といった限局した疼痛がある場合には他の神経ブロックよりも効果が高い[5]ため，優先して施行されることもある．本ブロックはできれば入院加療が望ましい治療である．
（手技の詳細は「頸椎症性神経根症」の項を参照）

4) 頸椎椎間板造影，椎間板内加圧注入法

椎間板造影施行時に椎間板内に局所麻酔薬とステロイドを注入し，ヘルニアを介して神経根の炎症を軽減させるとともに，加圧時にヘルニア嚢のleakを形成し，腫瘤を硬膜外腔へ穿破させ，ヘルニアの自然吸収を促進させる方法である[6]．前述の神経ブロックで除痛できない痛みであり，特に神経根症状を呈した脱出型のヘルニアに対して本ブロックは考慮される．

❶ 手技

体位は仰臥位とし，星状神経節ブロック施行時のように頸部を軽度後屈させ，顎の力を抜いた状態にしてもらう．X線Cアーム透視装置の入射は目的の椎体終板が前後一致するように調整する．刺入部周囲をしっかりと消毒したのち，示指・中指で胸鎖乳突筋と気管を分け入るように指を進め，2本の指で目的の椎間板の上下の椎体を触れる．透視で確認を行いながら指の間に椎間板が見えるように移動させる．刺入点は下位椎体の上縁の正中辺縁とし，同部位に局所

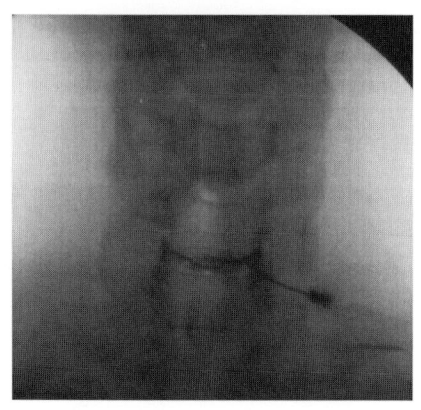

図2 頸椎椎間板造影(正面像)

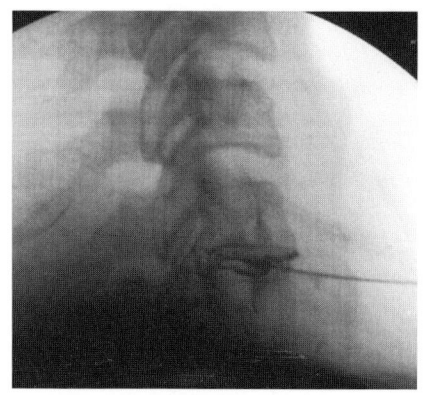

図3 頸椎椎間板造影(側面像)

麻酔を行う．22G 7cmブロック針を使用し，針先を頭側かつややヘルニア側に向けて針を進める．椎間板内に針先が入ったらCアーム透視で前後と側面2方向で確認を行いながら，前後像でややヘルニア側(図2)に，側面像で中央よりやや後方の位置(図3)に針を進める．次に造影剤を1～2mlゆっくりと注入するが，その際に患者側の頸部～上肢にかけての放散痛が確認されることもある．椎間板内に造影剤が広がったのを確認したのち，局所麻酔薬2～4mlとデキサメタゾン4mgを圧を加えながら注入する．注入時の抵抗が急に小さくなった場合には，造影剤がヘルニア腫瘤の破砕により，造影剤が硬膜外腔への漏出を確認できることがある．一方，再現痛が非常に強く，また注入抵抗が非常に大きい場合には無理な加圧・注入は避け，注入量を少量にとどめておく．

❷ 合併症

最も注意しなければならないのは，椎間板炎などの感染である．内服の抗生物質を予防的に3日間行い，感染が疑われる場合は点滴での抗生物質を行う．またブロック針刺入の際に神経根を穿刺すると上肢に強い放散痛が出現するので一度ブロック針を引き戻して方法を修正する．椎骨動脈の穿刺も重大な合併症となりうるため，ブロック針は透視で確認しながらゆっくりと丁寧に進めることが肝要である．椎間板加圧・注入後に一過性に，強い頸部～上肢への疼痛増悪がみられる．その他まれではあるが，食道穿刺にも留意すべきである．

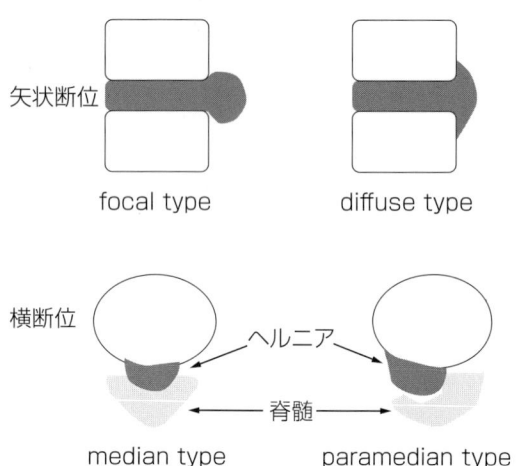

図4 MRIにおけるヘルニア形態分類

(松本守雄，丸岩博文，石川雅之ほか．頸椎椎間板ヘルニアによる頸髄症軽症例に対する保存療法．臨整外 2001；36：430より引用)

4. 予後，経過，次の手段

頸椎椎間板ヘルニアの大部分は保存療法で予後良好な経過をたどるといわれており，主に神経根症においては保存的治療が第一選択となる．

頸椎の急性根性疼痛の保存的治療の経過で，上肢放散痛の消失に要するまでの期間は平均6.3週間[7]との報告もあり，その期間の疼痛管理として神経ブロックは有用な治療となりうる．脊髄症を有する場合では以前は外科的治療が第一選択とされてきたが，近年はJOAスコアで10点以上の軽・中等度症例においては保存的治療で軽快することが多く報告されており，そ

の場合の外科的治療を行った場合と経過で有意な差は認められなかった[8]。また，腰椎同様，頸椎においてもヘルニアの自然収縮が報告[9]され，縮小頻度はヘルニアの形態により異なることが指摘されている[10]。松本らはMRIにおけるヘルニア形態分類として矢状断像で，椎間に一致した限局性の椎間板突出をfocal type，ヘルニア塊の底辺が上下の終板を越えて広がるものをdiffuse typeとし，横断面でヘルニア突出の方向でmedian typeとparamedian typeに分類した（図4）[10]。その上でdiffuseおよびmedian typeがヘルニアの自然縮小傾向が高いことが確認[11]され，形態の確認は保存療法の可否についての有効な情報となりうる。頸椎ヘルニアが原因の場合は，他の疾患〔頸椎症や後縦靱帯骨化症（ossification posterior longitudinal ligament：OPLL）〕に比べて保存療法の成績が良い[12]といわれているが，保存療法に反応せず神経症状が悪化を認める場合やヘルニア非縮小例では経過中に脊髄の不可逆性変化が進行している可能性があるため，保存的治療による脊髄症状の改善が認められるのは平均3ヶ月ほどであることからも，経過中には神経症状とMRIの所見の注意深い観察を行い，必要であれば外科的治療を選択すべきであると考える。

【文　献】

1) 平林　洌. 日本整形外科学会頸髄症治療成績判定基準. 日本整形外科学会雑誌 1994；68：490-503.
2) Fukui M, Chiba K, Kawakami M, et al. JOACMEQ. J Orthop Sci 2008；13：25-31.
3) 豊田耕一郎，田口敏彦，金子和生ほか. 健常者における頸椎MRIの検討. 臨整外 2004；39：461-6.
4) 湯田康正. 手背枝の神経分布と圧痛点. ペインクリニック 2005；12：559-64.
5) 大瀬戸清茂. 頸椎椎間板ヘルニア性神経根症の診断と神経ブロック治療の臨床的検討. ペインクリニック 1989；10：465-71.
6) 湯田康正. 頸椎椎間板造影・椎間板内加圧注入療法. ペインクリニック 1999；20：1047-52.
7) 伲田敏且. 頸椎の急性根性疼痛の保存的治療経過. 東日本整災会誌 1998；10：484-7.
8) 松本守雄. 頸椎椎間板ヘルニアによる頸髄症に対する保存療法の有効性と限界. 臨整外 2002；37：129-33.
9) Mochida K, Komori H, Okawa A, et al. Regression of cervical disc herniation observed on magnetic resonance images. Spine 1998；23：990-5.
10) Matsumoto M, Chiba K, Ishikawa M, et al. Relationships between outcomes of conservative treatment and magnetic resonance imaging findings in patients with mild cervical myelopathy caused by soft disc herniations. Spine 2001；26：1592-8.
11) 千葉一裕. 頸椎椎間板ヘルニアによる頸髄症に対する治療方針. 日本脊椎脊髄病学会雑誌 2008；19：407.
12) 伲田敏且. 脊髄症を有する頸椎椎間板ヘルニアの保存的治療. 整形外科 1994；45：1555-8.

〔井福正貴，井関雅子〕

4 頸椎症性神経根症

1. 疾患の概要，痛みの原因

　頸椎症性神経根症とは，頸椎症性疾患の中でも，特に機械的圧迫により頸部神経根症状が出現した状態を指す。頸椎の構成要素である椎間関節，椎間板などの退行変性などにより椎間の狭小化や骨棘形成が起こり，神経根が圧迫され，これにさらに局所における炎症性変化，血流不全が加わることで，上肢痛，しびれ，頸部痛が生じる疾患である。40～60代に好発し，ほぼ8割を占めている[1,2]。C_7神経根障害が最も頻度が高く，次いでC_6，C_8，C_5の順となる[2,3]。神経根障害は複数椎間に及ぶことがある。40代以降60代にかけて好発し，片側性であることが多い。

　疼痛の原因は頸椎症性変化に伴い形成された骨棘などによる神経根の機械的圧迫による炎症性変化によるといわれているが，その詳細な機序は不明である。神経の慢性的圧迫に伴う軸索断裂，脱髄による後根神経節からのインパルス異常発火，神経根の機会的・化学的過敏性の増大などの説が挙げられている[3]。

2. 症状，検査，診断

1) 症状

　障害神経根に応じ，皮膚分節に一致した疼痛，感覚障害，筋力低下が生じる（図1）。発症様式として，急性型と慢性型があり，前者は比較的若年に好発し，椎間板ヘルニアを併発していることが多い。急性型は炎症による神経根症状が強く，放散痛や持続痛といった痛みが主症状である。頸部の可動域制限が強く，後屈，患側への側屈，頸部回旋制限を認める。疼痛に対し患側上肢を挙上し，健側の手で支えるような防御姿勢をとっている場合もある[4,5]。急性型から移行し，軽快，増悪を繰り返す慢性型では，疼痛はしだいに持続性鈍痛となり，しびれや筋力低下，さらには筋萎縮が出現してくる。初発症状は90％以上が頸部痛であることが多く，慢性化した症例でも初期の頸部痛の有無を確認する必要がある。

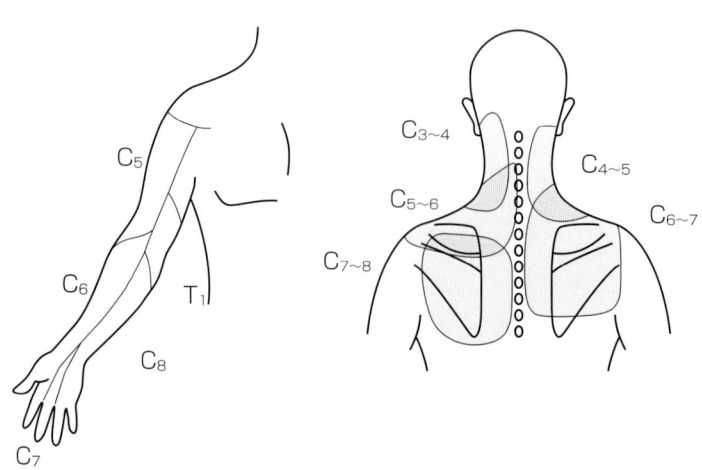

図1　頸部神経根皮膚分節および障害に伴う頸部痛の部位
神経根障害による頸部痛の部位はオーバーラップしており，疼痛誘発テストで陽性となることが多い．

表1 下位頸椎神経根障害により出現する理学所見

	筋	運動	反射	知覚
C_5	三角筋 上腕二頭筋	肩関節外転	上腕二頭筋	上腕外側
C_6	上腕二頭筋 手根伸筋	手関節背屈	腕橈骨筋	前腕外側 母指,示指
C_7	上腕三頭筋 手根屈筋 指伸筋	手関節掌屈 指伸展	上腕三頭筋	中指
C_8	指屈筋	指屈曲	なし	前腕内側 環指,小指
T_1	骨間筋	指の外転,内転	なし	上腕内側

2) 検査,診断

a. 理学所見(表1)

■ 知覚障害

障害神経根に支配される皮膚分節(図1)に一致した触覚,温痛覚異常を認めるが,神経支配にオーバーラップがあるため,末梢神経障害の知覚障害に比べ完全な感覚消失を来すことは少なく,障害域の境界も不明瞭である[6,7]。知覚検査としては,触覚検査などの表在知覚検査および,関節位置覚や振動覚などの深部知覚検査があるが,後者は脊髄障害の際に出現することが多く,神経根以下の障害を調べるには触覚検査が一般的である。毛筆や酒精綿などを用い,一定の圧力で,特に知覚固有支配領域を重点的に左右比較する。

■ 反射異常

頸部神経根障害では表1に示すような深部反射の異常が見られる可能性がある。反射中枢より末梢の障害では減弱するが,患者により反射の出方には個人差があるため,左右差やある部分だけ極端に減弱している場合に所見ありとする。

■ 筋力テスト

筋力低下は徒手筋力テスト(manual muscle test:MMT)を用い,0〜5の5段階で評価する。筋力は保たれているものの,患者が痛みにより力を入れにくいといった場合もあるため,問診を行いながら検査する。

■ 疼痛誘発テスト

神経根を圧迫し,疼痛やしびれを誘発させることで責任神経根を調べる検査である。頸椎のテストで主なものとしては,Jacksonテスト(頸椎の前後屈時に頭頂部を押さえるテスト),Spurlingテスト(頸椎を患側後側方に傾け,椎間孔を圧迫するテスト),Eatonテスト(頸椎を健側へ傾け,患側上肢を引っ張るテスト)などがある。いずれも障害神経根に一致した放散痛(再現痛)を認めた場合に陽性となる。苦痛を伴うテストであるため,過度に行わないようにする。

■ 電気生理学的検査

手根管症候群や肘部管症候群などの末梢神経障害との鑑別に用いられる[8]。神経根圧迫により後根神経節より末梢が圧迫された場合,軸索のワーラー変性を来すため,圧迫後1週間前後で末梢神経刺激に対するmotor responseの低下を認める。

b. 画像所見

■ 単純X線(図2)

頸椎6方向の撮影を行い,正面像,側面像で椎間板の狭小化や骨棘形成,脊柱管前後径の狭さ,靱帯肥厚の有無など頸椎症性変化を確認し,斜位像で各椎間孔のサイズの左右差,前後屈像ですべりの有無や動的な神経根圧迫の可能性を評価する。骨棘形成は多椎間にわたり認められることが多いが,症状は主に単一神経根による

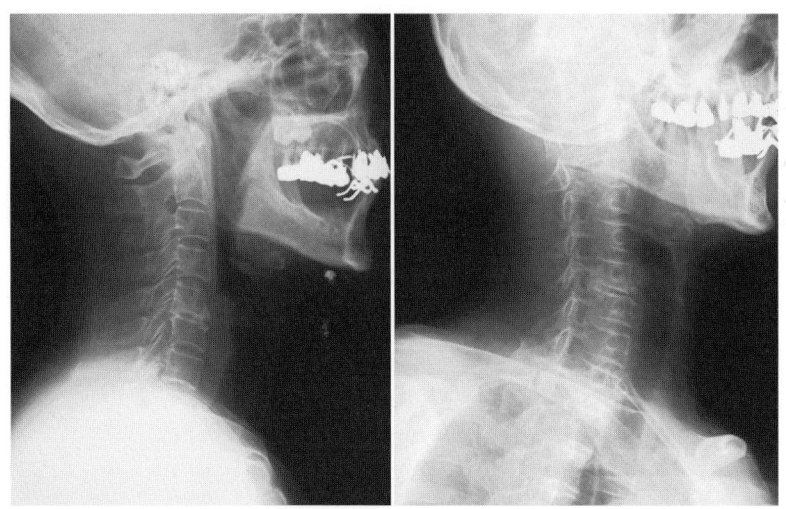

図2 単純X線画像(側面,斜位)
椎間板変性によると思われる椎間板腔の狭小化,椎間孔の骨棘による狭小化が認められる.

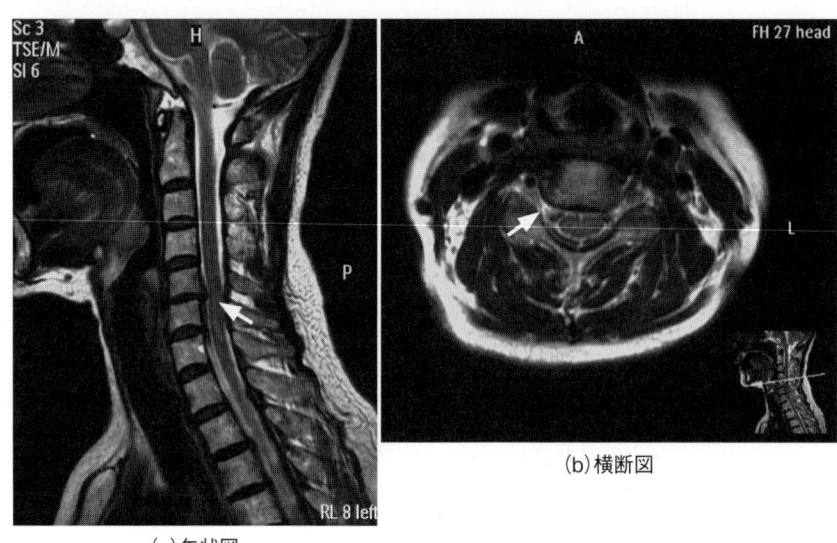

(a)矢状図　(b)横断図

図3 単純MRI, T_2強調画像
骨棘の突出による脊髄腔〔(a)矢印〕および椎間孔付近〔(b)矢印〕への圧排像が確認できる.

ことが多い.

■ MRI(図3)

X線では評価しにくい,軟部組織の圧迫が評価できる.ヘルニアや椎間板変性の有無および,骨棘による脊髄圧迫の状態などを評価する.

■ CT

MRIよりも骨性の変化を詳細に捉えることが可能である.また3D-CTでは,骨棘や椎間孔の変化をより立体的に評価できる.

■ 脊髄造影

脊髄圧迫および硬膜嚢,神経根嚢の評価に用いる.造影剤を用いた検査であり,単純CTや単純MRIと比較すると侵襲の大きい検査である.障害神経根に一致した造影剤の途絶像などが認められる.

3. ペインクリニックにおける治療

1) 薬物療法

a. NSAIDs

非ステロイド性抗炎症薬(nonsteroidal anti-inflammatory drugs：NSAIDs)は，経口薬，坐薬，貼付薬，塗布薬など剤形が豊富であり，局所炎症により産生されるプロスタグランジン由来の痛みを抑制する。鎮痛効果は高いが定期投与，長期投与を行う場合は最も頻度の高い副作用である消化器障害が問題となってくることから，予防のため抗潰瘍薬，胃粘膜保護薬などを併用する。アレルギーや気管支喘息の既往がある場合は慎重投与とする。定期的に肝機能，腎機能のチェックを行うことも必要である。

b. 筋弛緩薬

塩酸エペリゾンや塩酸チザニジン，カルバミン酸クロルフェネシンは，脊髄や上位中枢に作用して骨格筋の筋緊張を緩和する作用があり，疼痛による局所の有痛性筋緊張を改善する効果がある。バクロフェンは，抑制性の受容体であるGABA-B受容体作動薬である。神経筋接合部や筋紡錘に影響を及ぼさない用量で脊髄シナプス反射を抑制し，鎮痛作用をもたらすとされる。痙性が強く，筋緊張を伴う疼痛に効果が期待できるが，脱力感，ふらつきなどの副作用があり，注意が必要である。

c. プロスタグランジン製剤

保険適応はないが，疼痛下では痛みにより交感神経系が活発化し，局所血流が低下していることが多く，血流改善作用をもつプロスタグランジンE_1，I_2製剤が痛みの悪循環を断ち，疼痛やしびれを改善する可能性がある。

d. 抗不安薬，抗うつ薬

ベンゾジアゼピンやチエノジアゼピン系の抗不安薬の中には，鎮静作用のほかに筋弛緩作用をもつものがあり，エチゾラムなどはその強い筋弛緩効果から用いられることがある。副作用として眠気やふらつき，また数ヶ月以上の長期にわたり使用する場合は習慣性が生じる可能性もあるため注意する。その他，症状が慢性化し，抑うつ状態や不眠を伴う症例では三環系抗うつ薬や選択的セロトニン再取り込み阻害薬(SSRI)，セロトニン・ノルアドレナリン再取り込み阻害薬(SNRI)などの抗うつ薬も考慮される。

e. その他

痙攣性の痛みが強い症例では，抗けいれん薬であるガバペンチン，Naチャネル阻害薬であるリドカインおよびメキシレチンが，強い疼痛が慢性化した症例ではオピオイド製剤が考慮される。副腎皮質ステロイドは，発症急性期や手術待機症例などで短期的に使用されることがあり，有効性も報告されている[9]。

2) 神経ブロック療法

a. 星状神経節ブロック

頸部交感神経である星状神経節周囲に局所麻酔薬を注入することにより，頸部や上肢の血流を促進し，疼痛に伴う交感神経過緊張状態を緩和する。

(「頸椎症性脊髄症」の項を参照)

b. トリガーポイント注射

頸部，肩，背部，肩甲骨周囲の圧痛点や筋緊張部位(トリガーポイント)を伴った筋・筋膜性疼痛の緩和目的に行われる。患者につらい部位を示してもらい，実際に圧迫して再現痛および索状硬結を確認したのち，塩酸ジブカイン配合剤(ネオビタカイン)などの局所麻酔薬を1か所あたり1～3ml注入する。

c. 頸部硬膜外ブロック

硬膜外ブロックは単回注入法と持続注入法があるが，単回注入法で局所麻酔薬を用いて行う場合は血圧低下，呼吸抑制，くも膜下注入などの合併症を起こすことがあるため，非透視下においてはあまり推奨できない。重症例では，入院し，硬膜外カテーテルの留置による持続注入

を行うが，血圧低下，上肢の筋力低下やしびれの増強などの合併症に留意し，局所麻酔薬の量や濃度の調節が必要である．

d. 腕神経叢ブロック

超音波ガイド下あるいは透視下に行われる．超音波ガイド下の場合，肩周囲の症状にも効果がある斜角筋間法が比較的簡便であり，気胸や血管穿刺などの合併症を起こしにくい．

(「頸部脊柱管狭窄症」の項を参照)

e. 頸部神経根ブロック（図4：仰臥位前方法）

神経根圧迫症状が強い症例で，星状神経節ブロックや腕神経叢ブロックなどによる効果が不十分なときに選択される．原則として臨床所見，画像所見が責任神経根と一致しているときに行う．神経損傷の可能性があるため，頻繁に行うべきではない．下位頸椎では仰臥位による前方もしくは斜位アプローチあるいは側臥位による側方アプローチが用いられる．以下に斜位法によるアプローチを紹介する．

❶ 必要器具・薬物

透視装置（Cアームなど）．

ブロック針：25Gディスポーザブル針（局所麻酔用），22G 6〜8cmブロック針．

非イオン性水溶性造影剤（イオヘキソールなど）．

局所麻酔薬（1％メピバカインなど）．

副腎皮質ステロイド剤（デキサメタゾンなど）．

清潔覆布，ガーゼ，消毒液．

❷ 手技

患者は仰臥位とし，頸部を軽い伸展位とする（若干健側に顔を向ける，または上半身全体を軽度斜位にする方法をとることもある）．患側頸部を広く皮膚消毒し，透視下に目標とする神経根が走る椎間孔を確認し，その上下椎体の終板の前後を一致させる．総頸動脈の拍動および目的とする神経根の上位椎体の横突起前結節を確認し，同レベルの胸鎖乳突筋外側に局所麻酔したのち，ブロック針を刺入する（仰臥位側方法）．透視下に前結節に到達するまで針を進め，当たったら少し引き戻し，針をやや背下方に向

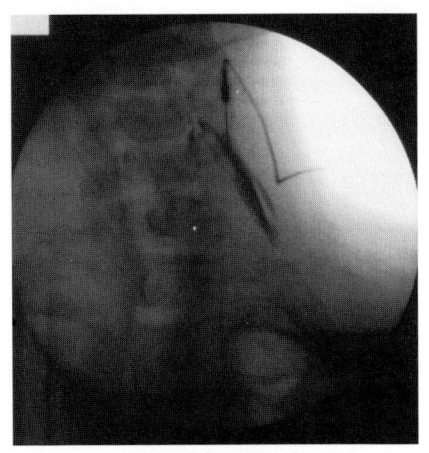

図4　透視下C₆神経根ブロック
C₆神経根周囲が造影されている．

けて，少しずつ下位椎体の横突起周囲，前結節と後結節の間の神経溝周囲に進める．針が神経根に近づくと神経支配に一致した放散痛が得られるため，血液の逆流の有無を確認後，造影剤を1ml注入し，再現痛であることを確認する．続いて血液の逆流の有無を確認後，局所麻酔薬とステロイド剤の混合液（1％メピバカイン1ml＋デキサメタゾン4mgなど）を注入する．抜針後，10分間圧迫止血を行い施行後は1〜2時間程度安静とする．この方法では，顎が視野を遮る可能性のある中部頸椎の神経根ブロックが困難な場合があり，その時には，透視下に側臥位で椎間孔を確認し，上関節突起に針を当てて方向と距離を確認後，再度少し引き抜き前下方に方向を修正し，神経溝へ針を進める．

❸ 合併症

- 血管内注入：針が深く刺入されると，椎間孔内の椎骨動脈を穿刺することがあるため，椎弓根外側のラインよりも深部への刺入は避ける．動脈内に薬液が流れると急性局所麻酔中毒となり，痙攣などが誘発されることがある．脊髄梗塞などの発生にも留意が必要となる．

- 脊髄くも膜下ブロック：針が深く刺入されることにより起こりうる．局所麻酔薬が注入された場合，血圧低下や呼吸困難，全脊髄くも膜下麻酔となる可能性がある．

- 脊髄梗塞：なんらかの頸髄の栄養不全によ

る不全麻痺などの報告がある。
- 神経損傷：短期間に頻繁のブロックを行ったり，針を勢い良く進めすぎ，神経根に深く刺入された際に起こりうる。この場合施行後局所麻酔薬の作用が切れたのちに放散痛の悪化や同部位のしびれ，筋力低下が起こる。神経損傷による疼痛は一過性のことが多いが，数日経っても症状が残存，進行する場合はステロイド薬の投与などが考慮される。

f. 頸部神経根高周波熱凝固法

頸部神経根ブロックで効果が認められたものの，一過性であった症例で行われる。アプローチ法は神経根ブロックに準ずるが，施行により筋力低下や運動失調が生じうる部位では，侵襲の少ないパルス高周波熱凝固法が望ましい[10]。

3) 理学療法

頸椎カラーを用いて重い頭部を支持し，頸椎への負荷を軽減する装具療法や，頸椎の牽引により椎間孔を開大させ，頸部の不安定性を軽減しアラインメントを強制する牽引療法のほか，局所の血流を改善させる温熱療法や電気療法などの物理療法，筋力強化および拘縮防止のための運動療法などがある。

4. 予後，経過，次の手段

頸椎症性神経根症は，短期的にはほぼ半数が，長期的には90％以上が保存的治療で軽快するとされているが，一部に悪化することがある[11〜13]。明確な適応基準は設定されていないものの，①画像所見上明らかな神経根圧迫所見がある，②障害神経根と症状および理学所見が一致する，③6〜12週の保存的治療に抵抗性である，④進行性の運動麻痺がある，⑤再発を繰り返す[7,14]，などの場合には，社会的適応，患者の希望を踏まえて外科的治療が選択される。特に運動麻痺が顕著である場合は，比較的早期に行われることが多い。

【文献】

1) 青田洋一, 本田 淳, 山下孝之ほか. 絞扼性神経障害と頸椎症性神経根症. 脊椎脊髄 2005；18：335-41.
2) 田中靖久, 国分正一. 頸部神経根症と頸部脊髄症の症候による診断. 越智隆広, 菊池臣一編. NEW MOOK整形外科 No.6 頸椎症. 東京：金原出版；2002. p.30-8.
3) 根来 清. 頸椎症性神経根症によって起こる頸部痛. 脊椎脊髄 2004；17：774-7.
4) Epstein JA, Lavine LS, Aronson H, et al. Cervical spondylptic radiculopathy. The syndrome of foraminal constriction treated by foramenectomy and the removal of osteophytes. Clin Orthop 1965；40：113-22.
5) 大成克弘. 頸部神経根症の保存的治療. 脊椎脊髄 1999；12：783-9.
6) 池田和夫. 上肢絞扼性神経障害と脊椎脊髄疾患との鑑別診断. 脊椎脊髄 2003；16：1085-91.
7) 谷 諭. 頸椎症―その考え方と治療の現在. 今日の頸椎症の手術適応についての指針. 医学のあゆみ 2008；226：1107-9.
8) 乗上 啓, 並川 崇, 松田英樹. 頸椎症の特殊例に対する電気診断. 脊椎脊髄 2002；15：507-12.
9) 森北育宏, 堀沢欣弘, 古瀬洋一ほか. 急性期神経根症に対する経口副腎皮質ホルモン剤の効果. 中部整災誌 2006；49：1057-8.
10) 山上裕章. 頸部神経根高周波熱凝固法. ペインクリニック 2006；27：855-60.
11) 藤本吉範. 頸椎症性脊髄症, 頸椎症性神経根症. 脊椎脊髄 2006；19：454-65.
12) 福武敏夫. 頸椎症に対する保存療法―特に夜間カラー療法について. 脊椎脊髄 2002；15：543-6.
13) Radhakrishnan K, Litchy WJ, O'Fallon WM, et al. Epidemiology of cervical radiculopathy. A population-based study from Rochester, Minnesota, 1976 through 1990. Brain 1994；117：325-35.
14) Carette S, Fehlings MG. Clinical practice. Cervical radiculopathy. N Engl J Med 2005；353：392-9.

〔武田泰子, 井関雅子〕

5 頸椎症性脊髄症

1. 疾患の概要，痛みの原因[1]

高齢者では，手指のしびれや歩行障害を主訴に受診する高齢者の患者の中に，頸髄症が多く認められる。

病態としては，頸部脊柱管内で，脊髄が圧迫されることによる機能不全である。具体的には，表1のような疾患や解剖学的変化から生じた物理的圧迫（静的，動的）因子と循環障害因子が原因していると考えられているが，実際にはこれらが複雑に関与している。

一般的には50歳代での発症が多いとされており，性別では男性の発症が約2倍と高い[2]。

また，「頸椎症性脊髄症診療ガイドライン（2005）」では，後縦靱帯骨化症（ossification posterior longitudinal ligament：OPLL），頸椎椎間板ヘルニアによる頸髄症は除外されている。

2. 症状，検査，診断

1) 症状

初発症状として，手指のしびれは64％の発生率という報告がある[3]。典型的な髄節症候として，障害髄節の感覚低下，筋萎縮，腱反射の低下が，索路徴候として，障害髄節以下の感覚障害，下肢の痙性麻痺，腱反射の亢進，排尿障害，バビンスキー徴候などがある。服部らは脊髄の障害部位からⅠ型（脊髄中心部障害），Ⅱ型（Ⅰ型＋後側索部障害），Ⅲ型（Ⅱ型＋前側索障害）の3型に分類している[4]。

2) 検査

四肢の感覚障害や上下肢の腱反射の有無を確認する。Myelopathy handの指標としてfinger escape sign（中，環，小指の内転および伸展障害の程度により5段階評価）や10秒テスト（手指の把握点伸展動作の可能回数が10秒中20回以下で異常と判定）が客観的に有用である[5]。

画像診断においては，単純X線から，脊柱管前後径と椎体の前後径を測定し，両者の比を計算したTorg-Pavlov比，骨棘頸性，頸椎の不安定性などが一つの指標となる[6]。

MRIでは，T_1強調画像では圧迫度の判定，T_2強調画像では髄内の高輝度部位の有無（脊髄症）などの情報が有用である。

ミエロCTもさらに詳細な情報が得られる検査である。

3) 診断[7]

日本整形外科学会による頸椎症性脊髄症のガイドラインは，表2のごとくであり，別項目の頸部脊柱管狭窄症とも重なる点がある。問診から神経学的所見，画像所見と診断を進めていく中で，思いも寄らない他疾患をしっかりと鑑別しておけば，診断は困難ではない。

3. ペインクリニックにおける治療[8]

原則的には，全身状態が良好な中壮年で，機能障害が進行性であれば，手術の適応と考えられる。したがって，手術時期を逸することのないよう，経過を観察していく必要がある。ペイ

表1 頸椎症性脊髄症の要因

因子	原因
静的圧迫因子	加齢による椎間板変性に起因する椎間板の後方膨隆，椎体終板後方の骨棘，黄色靱帯の肥膨隆．発育性脊柱管狭窄の合併．
動的圧迫因子	頸椎後屈時の黄色靱帯の脊柱管内へのたれ込みによる後方からの圧迫．
循環障害因子	脊髄の循環障害．

表2 頸椎症性脊髄症診療ガイドライン：診断の手順

1. 問診における注意点
   1) 四肢のしびれはないか？しびれの範囲は？（病巣高位診断の助けになる）
   2) 手指の巧緻運動障害（箸の使用，ボタン掛けなど）・痙性歩行障害（階段の昇降時の手すり，平地歩行での杖が必要）はないか？
   3) 膀胱直腸障害はないか？（あれば重症の脊髄症がある可能性を示唆）
2. 身体・神経学的所見における注意点
   1) 四肢の感覚障害の有無
   2) 上下肢の腱反射の亢進
   3) Hoffmann徴候，myelopathy handの出現
   4) 痙性運動麻痺（筋力は保たれているが巧緻運動障害，痙性歩行がある）の有無
3. 画像検査における注意点
   1) 単純X線：発育性脊柱管狭窄，変形性変化，不安定性の有無と外傷や奇形，靱帯骨化症の除外
   2) MRI：T_1強調画像での脊髄圧迫所見，T_2強調画像での髄内高度変化の有無，ヘルニア/腫瘍の除外
   3) CT：脊柱管の形態や狭窄因子の評価，外傷や奇形，靱帯骨化症の除外
4. 鑑別診断上の注意点
   1) 椎間板ヘルニア，OPLL，頸椎症性神経根症，頸椎症性筋萎縮症，平山病，絞扼性末梢神経障害，脱髄疾患，運動ニューロン疾患などとの鑑別
   2) 電気生理学的検査，髄液検査による鑑別
   3) 臨床所見，画像所見，その他の補助検査を含めた総合判断が必要
   4) 下肢反射減弱，下肢痛，間欠性跛行などの下肢症状，著しい膀胱直腸障害などを認める場合，腰椎病変の合併も疑う

（頸椎症性脊髄症診療ガイドライン．日本整形外科診療ガイドライン委員会/頸椎症性脊髄症ガイドライン策定委員会編．東京：南江堂；2005．p.27より一部改変引用）

ンクリニックの役割は，しびれや痛みなど不快な感覚の軽減と，血流改善を図ることである．

1）薬物療法

痛みに対して非ステロイド性抗炎症薬（non-steroidal anti-inflammatory drugs：NSAIDs）や筋弛緩薬などが使用される．プロスタグランジンE_1も脊髄循環改善を期待して使用している．

しびれに対しては，ガバペンチンなどの抗てんかん薬の使用も神経障害性疼痛と考えると適応の一つとなる．

2）神経ブロック療法

多くの患者の訴えが，機能障害としびれであるため，さらに運動神経に麻酔がかかるような治療法は，あまり望ましいとは思えない．また，神経ブロック治療を施行するにあたって，緊急時の対応が可能な体制整備が必要である．

a．星状神経節ブロック（図1）[9]

頸髄の微少循環を改善する目的で，急性期（1～2ヶ月）は3～4回/週の頻度で行い，その後は1～2回/週程度とする．

❶ 薬物
　1％メピバカイン5ml
❷ 針
　23～25G針，2.5～3.2cm
❸ 手技
　仰臥位で，枕をはずし（頸髄症症状が増悪する場合には低めの枕を使用）軽く顎を突き出す．ブロック部位を0.5％クロルヘキシジン加エタノールで消毒後，傍気管法で，左2，3指で胸鎖乳突筋と気管の間で軟部組織を外側に圧排していき，第6頸椎横突起前結節を触れる．さらに尾側に第7頸椎横突起が触れることもある．組織をすべて外側に圧排しながら，針をゆっくり進めて第6または7頸椎横突起に軽く当たったら，針先を動かさないようにして，針の保持を行い，軽く吸引して血液の逆流がないことを確かめる．1％メピバカイン1ml弱を注入し，

再度血液に逆流がないことを確認し，ゆっくりと全量を注入する．抜針後，しっかりと刺入部の圧迫を5分間は施行する．20〜30分の間，循環，呼吸状態を監視するとともに，ホルネル徴候や手の皮膚温上昇など治療効果を確認する．

❹ 他の手技

米国では，透視装置下に造影剤を用いて星状神経節ブロックを施行することが多い．また，わが国では，超音波診断装置を用いて，より安全な方向性も模索されている．

❺ 合併症
- 半回神経麻痺：嗄声
- 腕神経ブロック：上肢の脱力 しびれ感などが遷延する可能性あり．
- 食道穿刺
- 硬膜外注入・くも膜下注入：呼吸抑制 血圧低下，意識消失など．
- 血腫（頸部，縦隔）：遅発性に発生するため要注意．
- 感染：椎体炎など．

b. 神経根ブロック

責任神経がしっかりしている神経根症の痛みを伴っているときに適応となる．
（「頸椎症性神経根症」の項を参照）

c. 腕神経叢ブロック

多神経根が関与する痛みを伴っているときに適応となる．
（「頸部脊柱管狭窄症」の項を参照）

d. 硬膜外ブロック

痛みの緩和目的，もしくは低濃度の使用による脊髄微小循環の改善を目的に，施行する．しかし，単回注入法は，時として硬膜外腔に確実に達していない場合や，硬膜下くも膜外注入やくも膜下注入を引き起こす可能性があるため，適応は慎重に行うべきである．

また，持続注入のためのカテーテル留置に関しては，脊柱管が狭窄しているため，症状悪化の危険性も考慮して日本ペインクリニック学会

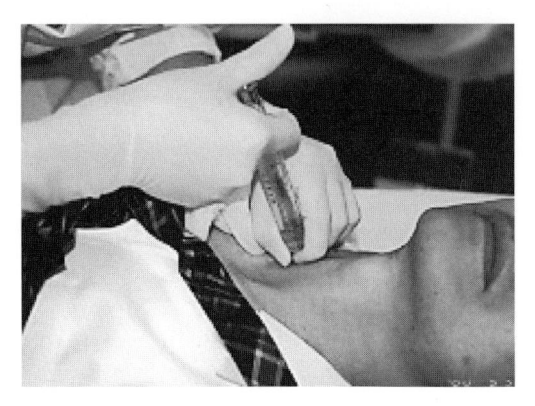

図1 星状神経節ブロック

では推奨していない．
（「頸椎椎間板ヘルニア」の項を参照）

3) その他の療法

頸椎カラーでの固定，各種物理療法など．

4. 予後，経過，次の手段

服部の分類Ⅲに該当するもの，脊柱管狭窄が認められるものは予後が悪いと報告されている．

【文 献】

1) 神 興市. 頸椎症性脊髄症の病態と整形外科的治療. 理学療法 2008；25：45-8.
2) 小田裕胤：疫学・自然経過. 越智隆弘，菊地臣一編. NEW MOOK整形外科 No.6 頸椎症. 東京：金原出版；1999. p.22-9.
3) 鎌田修博, 里美和彦. 頸椎症の病型分類. 最新頸椎症診療実践マニュアル. Orthopaedics 1997；10：1-6.
4) 服部 奨, 小山正信, 高橋 均ほか. 頸部脊椎症性ミオパチーの分類と病型. 臨整外 1975；10：990-8.
5) Ono K, Ebara S, Fuji T, et al. Myelopathy hand. New clinical signs of cervical cord damage. J Bone Joint Surg Br 1987；69：215-9.
6) Yue WM, Tan SB, Tan MH, et al. The Torg-Pavlov ratio in cervical spondylotic myelopathy. A comparative study between patients with cervical spondylotic myelopathy and a nonspondylotic, nonmyelopathic population.

Spine 2001 ; 26 : 1760-4.
7) 頸椎症性脊髄症診療ガイドライン．日本整形外科診療ガイドライン委員会/頸椎症性脊髄症ガイドライン策定委員会編．東京：南江堂；2005．p.23-8.
8) 頸椎症性脊髄症．ペインクリニック治療指針（改訂第2版）．日本ペインクリニック学会治療指針作成委員会編．日本ペインクリニック学会誌 2006；別冊：51.
9) 星状神経節ブロック．ペインクリニック治療指針（改訂第2版）．日本ペインクリニック学会治療指針作成委員会編．日本ペインクリニック学会誌 2006；別冊：13-4.

〔井関雅子〕

6 頸部脊柱管狭窄症

1. 疾患の概要，痛みの原因

なんらかの原因で頸部脊柱管が狭窄すると，脊髄や神経根が圧迫を受けて脊髄や神経根症が生じる．圧迫の原因はさまざまであるが，頸部では特に先天性狭窄（developmental canal stenosis）の存在が，頸部脊柱管狭窄症の重要な発症因子の一つである．ほかに狭窄の原因としては，後縦靱帯骨化症（ossification of posterior longitudinal ligament：OPLL），椎間板ヘルニア，黄色靱帯骨化症などがある．頸椎の退行変性による脊柱管狭窄は，椎間板の後方への膨隆・椎体骨棘・黄色靱帯の肥厚などが原因となるが，腰椎でみられるような椎間関節の変形や肥厚は頸椎ではほとんど問題にならない．

これらの脊柱管狭窄因子は静的圧迫因子と呼ばれるが，このほかに動的圧迫因子の関与も指摘されている．Taylor[1]は頸椎の屈曲時に黄色靱帯が脊柱管内へたくれ込む（ligamentum flavum buckling）ことを指摘した．また，Penning[2]は前後屈時の椎体の不安定性によるすべりの発生が脊柱管を狭窄して脊髄を圧迫することを報告した．このように脊柱が動くことにより脊髄に加えられる圧迫も本症の発症要因の一つと考えられている．

このほかの病態としては，脊髄の循環障害の関与も示唆されている[3]．

2. 症状，検査，診断

1）症状

頸部の脊柱管が狭窄すると，脊髄や神経根が圧迫を受けて脊髄症，神経根症が発症する．症状は頭痛や頸部痛，肩こり，肩甲上部・肩甲間部の圧痛，後屈制限などの局所症状と上肢への放散痛，しびれ，上肢の筋力低下，感覚低下な

どの神経根症状（radiculopathy）と手指の巧緻運動障害（箸の使用やボタン掛け）や痙性歩行，膀胱直腸障害などの脊髄症状（myelopathy）である．神経根症状は通常片側上肢に発症するが，圧迫が広範囲であると脊髄症状や両側上肢のしびれ，痛みなどに進行することもある．

2）検査

a. 身体所見

頸椎の可動域制限やJacksonテスト，Spurlingテストなどにより神経圧迫の有無を調べる．次いで腱反射，徒手筋力テスト，知覚検査によりおおよその高位診断を行う．Hoffmann反射，Babinski反射などの病的反射の有無も重要である．脊髄症状を有する患者では，10秒テスト，握力検査，足間代なども病態の推移をみるために重要である．

b. 画像所見（図1，2）

頸椎の単純X線撮影，MRIは必須である．X線撮影は正面，側面，斜位，前・後屈の6方向を撮影する．脊柱管の先天性狭窄（脊柱管の前後径が1.2cm以下），OPLL，椎間腔狭小化，頸椎症性変化の有無とアライメント，前後屈時の不安定性やpincers mechanismを評価する．前後屈時の不安定性は，隣接する椎体のずれが3.5mm以上で陽性とされる．Pincers mechanismとは，不安定な頸椎が特に後屈時にすべった椎体後下縁と椎弓との間に脊髄が挟まれる状態をいう．

MRIは鑑別診断も含めて最も重要な検査である．脊髄・神経根の圧迫やT$_2$強調画像による髄内輝度変化を評価する．

また，OPLLは全脊椎に多発することがあるため，単純X線撮影とMRIは胸椎・腰椎に対しても行う．

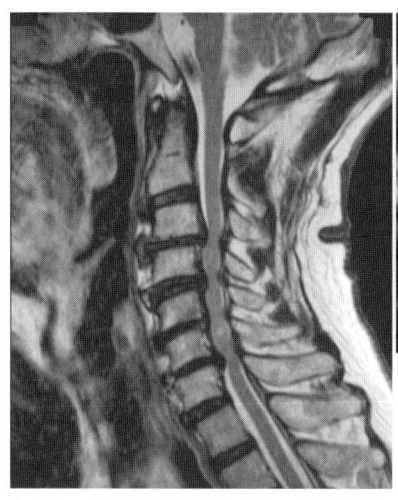

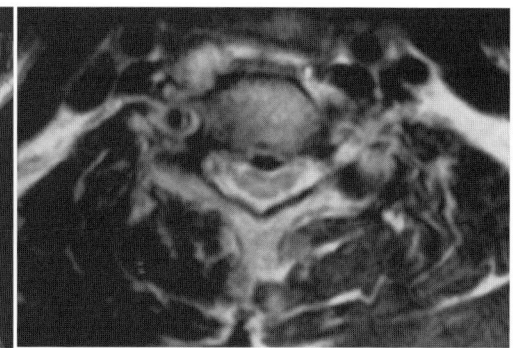

(b) 頸髄は前方からの圧迫により扁平化し、髄内には高信号域がみられる．

(a) C₃₋₇間で狭窄が認められ，頸髄は圧迫されている．

図1 頸部脊柱管狭窄症のMRI（T₂強調画像）

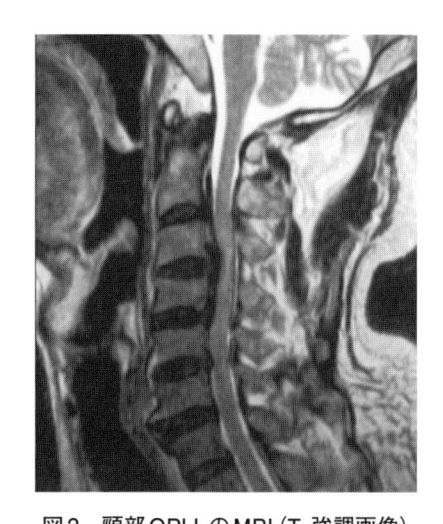

図2 頸部OPLLのMRI（T₂強調画像）
連続性の骨化巣による脊髄への圧迫像を認め，脊髄内に輝度変化が生じている．

3）診断

X線上の退行性変化，MRI上で軽度の脊柱管狭窄は比較的頻回に認められ，無症状であることも多い。また，OPLLが存在し脊髄が圧迫されていても，これが症状発現の主な原因ではなく，腫瘍性疾患や炎症性疾患が症状発現の主な原因である場合もある。そのため，画像上に異常と捉える所見があっても，脊髄や神経根の圧迫を示唆しているか否かは，症状や身体所見と合わせて慎重に見極める必要がある。

3. ペインクリニックにおける治療

ペインクリニックでは，通常施行される薬物療法や理学療法，あるいは牽引療法などに合わせ，神経ブロックを主軸にした保存的治療を行っている。頸部や上肢の痛みには神経ブロックが有効であり，他の保存療法より効果を上げる可能性が高い。一方，手指の巧緻運動障害や歩行障害，膀胱直腸障害などの脊髄症状には，他の保存的治療と同様に神経ブロックも有効でない場合が多い。

1）薬物療法

消炎鎮痛薬，筋弛緩薬，ビタミンB₁₂，ステロイド剤などが使用されている。プロスタグランジン製剤などの循環改善薬が症状緩和に役立つこともある[4]。また，抗不安薬や抗うつ薬はQOL（quality of life）の改善に有用である。

2）理学療法

a. 装具療法，牽引療法

頸部の安静を保ち，動的圧迫因子を取り除くことにより症状を緩和する。

3) 生活指導

日常生活における頸部姿位は，伸展位を避ける必要がある。外傷や転倒を契機に脊髄症状の急性増悪を認めることがしばしばある。

4) 神経ブロック療法

神経根性の痛みが強い場合には，星状神経節ブロック（stellate ganglion block：SGB）を5〜10回行う。症状の改善がみられない症例には，腕神経叢ブロックや神経根ブロックなどの治療法も考慮する。頸部，肩，背部の局所症状が合併していれば，症状に応じてトリガーポイント注射や肩甲背神経ブロック，深頸神経叢ブロックなどを行う。頸部の硬膜外ブロックは，合併症のリスクを考慮すると外来で行うブロックではないと考える。

a. 星状神経節ブロック

頸・肩・背部の局所症状や上肢の神経根症状のいずれにも有効な治療法である。また，脊髄の血流改善が上肢のしびれ，手指の巧緻運動障害などの脊髄症状の緩和につながる可能性もある。ブロック時の頸部姿位は，過度な伸展位を避ける。

（手技の詳細は「頸椎症性脊髄症」の項を参照）

b. トリガーポイント注射

頸部・肩・背部の筋肉の圧痛点（東洋医学の経穴に一致する）に25Gまたは27G針で局所麻酔薬1〜2ml注入する。SGBと併用して用いられることが多い。

c. 肩甲背神経ブロック

肩甲背神経はC₄₋₆の神経支配を受けている神経であり，菱形筋，肩甲挙筋領域に分布している。神経走行部に一致した圧痛点に27G 1.9cm針を用いて局所麻酔薬を1〜3ml注入する。

d. 深頸神経叢ブロック

頸部〜肩の強い痛みに対して行う。盲目的に行うときには，C₃，C₄の横突起の後結節上縁を指で触れて，25G 2.5cm針を突起に当たる位置までゆっくり進め，横突起に接触したら局所麻酔薬とデキサメタゾン4mgの混合液を3〜4ml注入する。

e. 腕神経叢ブロック

上記のブロックで効果のみられない場合に行う。従来，解剖学的なランドマークで穿刺する盲目法が主流であったが，成功率を高め，合併症を減らすために神経刺激装置やX線透視下などの補助手段が用いられた。最近，超音波ガイド下での腕神経叢ブロックが行われるようになった。ここではX線透視装置を使用する方法と超音波装置を使用する腕神経叢ブロック法について述べる。

■ X線透視下法による腕神経叢ブロック（鎖骨上アプローチ）

❶ 必要器具，薬物

22G 5cm神経ブロック針，延長チューブ，三方活栓，10ml注射器，5ml注射器，1%・2%メピバカイン10ml，デキサメタゾン（デカドロン）4mg，イオヘキソール（オムニパーク）5ml。

❷ 手技

患者は仰臥位，頭部はブロックの反対側を向くようにし，ブロック側の肩の下に薄い枕を入れた体位をとる。術者はブロック側に立ち，CアームX線透視を使用して，第1肋骨と第2肋骨が透視できる位置に合わせる。皮膚消毒を行い，局所麻酔をしてから第1肋骨角かそれより少し外側の第1肋骨中央を目標に，皮膚にほぼ垂直に神経ブロック針を穿刺し，目標点に向かって針をゆっくり進める。放散痛が途中で認められればその位置で，放散痛が認められなければ第1肋骨に接した位置で造影剤を5ml注入し，神経叢内が造影されることを確認する（図3）。造影像を確認したうえで，1〜2%メピバカイン10mlとデキサメタゾン4mgを注入する。局所麻酔薬注入時に造影像が薄くなることを確認したうえで全量注入する（図4）。抜針後穿刺部を5分間圧迫，安静時間は30分程度とする。

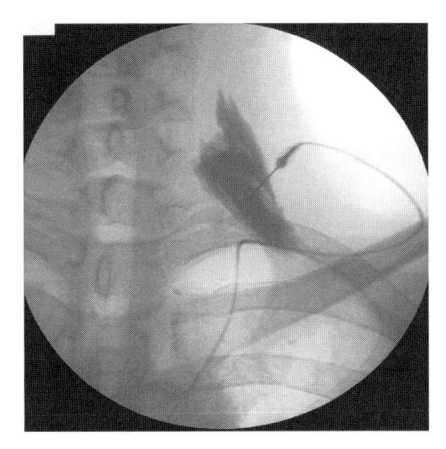

図3　神経叢内の造影剤の広がり

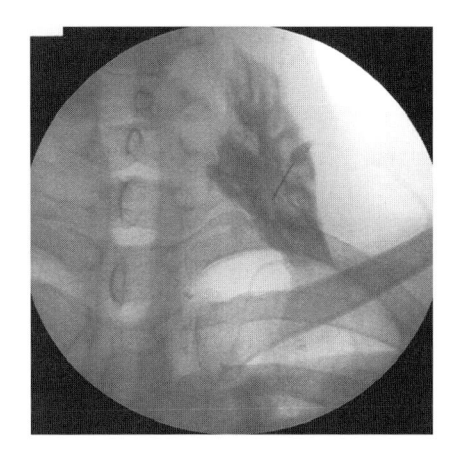

図4　局所麻酔薬注入後の造影剤

■ 超音波ガイド下法による腕神経叢ブロック（斜角筋間アプローチ）
❶ 必要器具，薬物

超音波装置，周波数10MHz前後の高周波リニアプローブ，ブロック針，延長チューブ，三方活栓，10ml注射器，5ml注射器，1％メピバカイン10ml，デキサメタゾン（デカドロン）4mg。

使用するブロック針について：通常の針（22～25G，3～5cm）でも比較的容易に視認できるが，不慣れな術者では，外径の太い針や超音波専用のブロック針を使用するとよい。プレスキャンで神経幹の描出が不明瞭な場合には，神経刺激専用のブロック針が望ましい。

❷ 手技

当院では，より近位の神経（神経根～神経幹）に薬液を浸潤させることができる斜角筋間アプローチを選択している。体位は背部に枕を入れたブロック側上の半側臥位とする。皮膚消毒の前に輪状軟骨の高さで胸鎖乳突筋の外側にプローブを当て斜角筋間に上・中・下神経幹が描出される位置を探し，刺入点を決定する（図5）。ブロック側頸部の皮膚消毒を行う。穿刺はプローブの外側より平行法で行う。局所麻酔をしてから，ブロック針を刺入し，超音波ガイド下に目標とする神経に向かってゆっくり針を進める。罹患神経根が$C_{5～7}$領域の場合は上・中神経幹の間，$C_8～T_1$領域の場合は中・下神経幹の間に針先を誘導する。針が神経鞘をつらぬくときに，放散痛が生じることがある。血液逆流

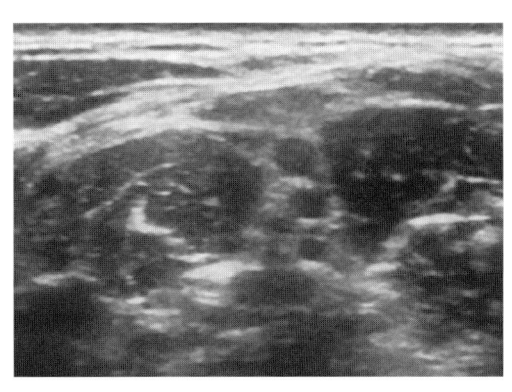

図5　輪状軟骨のレベルで正中より外側にプローブを移動させて観察される超音波画像

がないことを確認して，生理食塩液を注入し，腕神経叢の周囲に低エコー域が広がる画像（ドーナツサイン）を確認して，0.5～1％メピバカイン10mlとデキサメタゾン4mgを注入する。抜針後穿刺部を5分圧迫する。安静時間は30分程度とする。

■ 主な合併症

気胸，硬膜外・くも膜下注入，血管内注入，神経損傷，横隔神経麻痺などの危険がある。超音波ガイド下で行うことによりこれらのリスクは最小限にできる。

f. 頸部硬膜外ブロック

頸部ではくも膜下注入により血圧低下，呼吸困難（停止）などの重篤な合併症が起こることがあるため，当院外来では頸部硬膜外ブロックは行っていない。強い疼痛を有する症例では入院

後，持続硬膜外ブロックをX線透視下に行うことが望ましいが，狭小な脊柱管内にカテーテルを挿入することになるので，挿入時，カテーテルによる刺激痛がある場合には，無理をせずにただちに抜去する．また，挿入後，脊髄症状の増悪をみることがあるため注意を要する．

4. 予後，経過，次の手段

治療法を選択するうえで頸髄症の自然経過を知ることが重要である．頸椎症性脊髄症（cervical spondylotic myelopathy：CSM）85例に対する入院保存治療後の自然経過についての報告[5]では，平均35ヶ月の追跡調査期間で悪化例は24例（28.2％），入院時の日本整形外科学会「頸部脊椎症性脊髄症治療成績判定基準による点数」が13点未満の症例では悪化例が52.6％を占めていた．進藤らの報告[6]では，5年以上観察可能であった頸椎OPLL 42例のうちで，非脊髄症例の脊髄症発症は17％，脊髄症例の症状増悪は29％に生じていたが，一方で症状消失も18％にみられた．また，望月ら[7]は無症候性あるいは初期頸髄症のみを呈した頸椎OPLL例では，ROMが35°未満，比較的高齢者，MRIにて輝度変化がない症例の予後は良好で，大きな外傷などの機転がなければ増悪はしない．一方，壮年期例で，頸椎ROM 47°かつMRIにて高輝度変化を認める症例は，予防的な早期手術の適応であると述べている．さらに，軽症〜中等症のCSM症例を対象として手術成績と保存治療成績とを比較したKadankaら[8]の無作為対象比較研究では，両者の間で治療予後に明らかな差はみられなかった．

これらの報告から，保存的治療の良い適応は，①脊髄症状がないか，あっても軽症の患者，②非進行性の患者，③神経根症状，局所症状を有し，そのために日常生活や仕事に支障を来している患者などであろう．また，手術のリスクが高い患者，もしくは手術を希望しない患者も保存的治療の適応がある．今のところ，予後を一度の観察で判断することは不可能であり，臨床症状の推移を慎重に追いながら，定期的にMRI撮影などで脊髄の圧迫状態，形態変化を把握することが不可欠である．

【文献】

1) Taylor AR. Mechanism and treatment of spinal-cord disorders associated with cervical spondylosis. Lancet 1953；1：717-20.
2) Penning L. Some aspects of plain radiography of the cervical spine in chronic myelopathy. Neurology 1962；12：513-9.
3) Taylor AR. Vascular factors in the myelopathy associated with cervical spondylosis. Neurology 1964；14：62-8.
4) 中村一仁，川上太一郎，寺川雄三ほか．頸椎症におけるリマプロストアルファデクス内服の有効性．Progress in Medicine 2005；25：2189-93.
5) 下村隆敏，鷲見正敏．頸椎症性脊髄症の自然経過―入院保存治療例についての検討．臨整外 2004；39：439-44.
6) 進藤重雄，中井　修，水野広一ほか．頸椎後縦靱帯骨化症における長期臨床経過．臨整外 2004；39：445-52.
7) 望月眞人，相庭温臣，橋本光宏ほか．脊柱管狭窄を伴う無症候性あるいは早期脊髄症を呈した頸椎後縦靱帯骨化症の自然経過およびその脊髄症発症，増悪因子．整形外科 2009；60：9-15.
8) Kadanka Z, Mares M, Bednanik J, et al. Approaches to spondylotic cervical myelopathy：concervative versus surgical results in a 3-year follow-up study. Spine 2002；27：2205-11.

〔森田善仁，井関雅子〕

7 脊椎（頸椎）手術後症候群

1. 疾患の概要，痛みの原因

頸椎手術後症候群は，頸椎の手術後に頸部，肩・肩甲背部や上肢に痛みやしびれなどが残存または再発し，それらの症状が継続，増悪した患者を総称しているが，postlaminectomy syndromeという総称[1]もあり，明確な定義付けはなされていない。腰仙椎手術後において腰下肢に痛みやしびれなどが残存，または再発・増悪した場合は腰椎手術不成功症候群（failed back surgery syndrome：FBSS）と呼び[2]，複数回の手術後ではmultiply operated back（MOB）と呼ばれている。FBSSの原因には以下の問題点が指摘されている[3]。

① 診断の誤り。
② 手術選択の誤り。
③ 手術手技・テクニックの誤り。
④ 術後管理・後療法の誤り。

病態は，これらの原因のみでは説明がつかない複雑な病態が関与していることが示唆され，他椎間でのヘルニア発生，癒着性くも膜炎，癒着性神経根症，脊椎不安的性の増大や心因的要因の増大なども関与する[4]。FBSSにおいては，20～36％に硬膜外の線維化が生じているとされている[1]。頸椎手術後においても同じような病態が生じていると考えられ，病態は非常に多様であると推測できる。

またFBSSは予防が大切であり，安易な手術を避け，術前の手術適応や術式の決定には慎重さが必要である。保存的治療を十分に行い，病態を的確に把握し，可能なかぎり侵襲の少ない手術治療から行うことが必要と指摘されている。頸椎手術後症候群においても同様であり，予防が大切であると考えられる。

2. 症状，検査，診断

1) 症状

頸肩上肢痛を生じる多くの疾患と同様の症状が生じ，非常に多彩な症状を呈する。FBSSやMOBと同様にしびれ感を主に訴えることが多い。

2) 検査

検査において特徴的な所見はない。頸椎単純X線（図1）は，頸椎の可動性制限や不安定性の有無また施行された術式の判断材料となる。頸椎MRI画像（図2）では，例えば頸椎椎間板ヘルニアの再発や脊髄症の程度など器質的疾患の有無を調べる。

心因的要因が示唆される場合では，ミネソタ式多面的人格検査（Minesta multiphasic personality inventory：MMPI）などの心理テストを施行し心理的側面を評価する。

3) 診断

診断は，頸椎手術後に頸肩上肢になんらかの症状が生じている場合になされるが，手術前と現在の症状の比較，現在の症状の発現時期・期間・経過やどのような治療がされてきたかなど，詳細な問診と理学的所見を得ることが最も重要である。画像所見で所見が得られた場合，訴える症状と画像所見が一致するのか否かを検討することも治療方針を立てるうえで大切となる。

3. ペインクリニックにおける治療

頸椎手術後症候群の定義や治療などの報告はきわめて少なく，したがってエビデンスの得られている治療法はない。個々の症状によって有効と考えられる治療法を選択しているのが現状

図1 頸椎単純X線

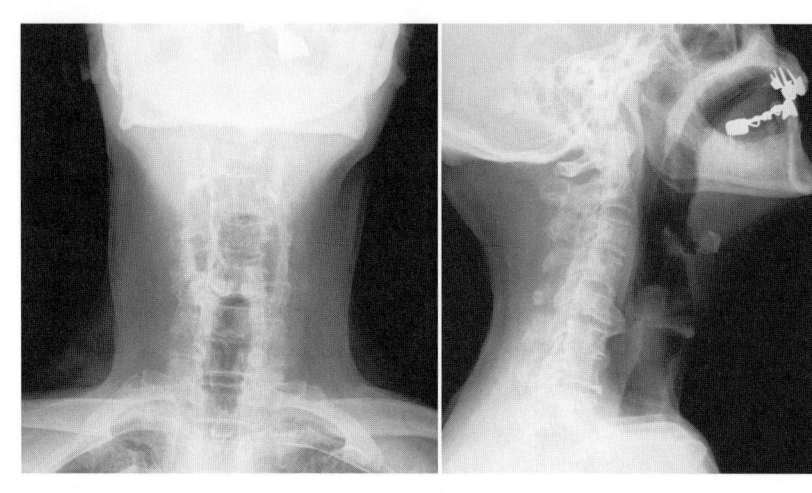

76歳,男性.
14年前に頸部脊柱管狭窄症で手術を受けた.C₃～₇まで椎弓切除が施行されている.
右図は,頸部後屈位であるが,強い可動域制限が認められる.後頸部から肩の強い重苦しさ・痛みを訴えた.

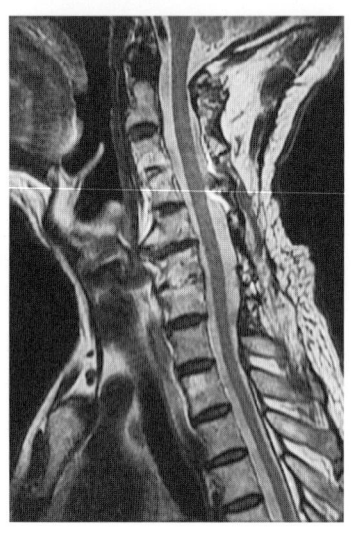

図2 頸椎MRI画像

76歳,男性.
脊柱管狭窄症でC₃～₇椎弓切除がされている.
後頸部から肩の強い重苦しさ・痛みを訴えた.手術により脊柱管は拡大され,脊髄への圧迫は認められない.

である。難治性となることが多く,慢性疼痛として"うまく付き合う,付き合えるよう"促すような治療も必要となることも多い。

1)理学療法

頸椎牽引療法,温熱療法,マッサージや低周波などの物理療法が多用されている。

2)薬物療法

抗炎症鎮痛薬は適応にはなるが,慢性になるほど良い効果が得られる可能性は少ない。急性に症状が再燃した場合には有用である。慢性期では,非ステロイド性抗炎症薬(nonsteroidal anti-inflammatory drugs:NSAIDs)の副作用を防止するためにCOX-2選択的阻害薬を用いる。副作用の少ないアセトアミノフェンが有用なこともある。

筋過緊張の軽減目的で筋弛緩薬,痛みによる睡眠障害や不安障害を軽減する目的で抗不安薬や睡眠薬を用いる。これらの薬物は,NMDA受容体に拮抗的に作用するGABA受容体に働き痛みを抑制する作用も期待できる。抗うつ薬は,抑うつを改善させるだけでなく鎮痛作用も発現する。セロトニンやノルアドレナリン作動性線維が活性化することで脊髄の下行性疼痛抑制系が賦活する作用が考えられており,抗うつ作用より少ない量で,また短い日数(1週間程度)で鎮痛効果が発現するとされている。プロスタグランジン製剤,セロトニン受容体拮抗,漢方薬,ワクシニアウイルス接種家兎炎症皮膚抽出液やビタミン剤も用いられる。

表1 リン酸コデインの処方ポイント

1. 初回量：60〜120mg/日
2. 分4：6時間ごとの内服が望ましい．臨床的には，毎食後と眠前処方
3. 効果や症状をみながら，1.2〜1.5倍量で漸増
4. 高齢者では，少なめから開始・漸増
5. 1回量 20〜60mgの屯服使用が良いことも
6. 250〜300mg/日程度となったら効果を再評価，それ以上の量が必要と考えられる場合には，塩酸モルヒネ末・錠への変更を考慮
7. 初回時より副作用対策を：眠気，吐き気，便秘の出現を説明 吐き気止めや便秘薬の併用

非癌性疼痛に対するオピオイドの有効性が認められている。非癌性疼痛に現在，保険適応があるのは，リン酸コデインと塩酸モルヒネ（散・錠）である。頸椎手術後症候群においてエビデンスはないが，神経ブロックにも効果を認めず難治な痛みが継続する場合には適応となり，薬物療法の選択肢となりえる。神経ブロックなどいろいろな治療を施行しても十分な効果が得られなかった難治性の腰下肢痛にリン酸コデインを用いた報告[5]では，全疾患の有効率は65%，リン酸コデイン必要量は平均110.5 ± 54.4mg/日であった。FBSSにおいての有効率は37.5%，やや有効を含めると50%であり，リン酸コデイン必要量は平均282.5mg ± 192.9mg/日であった。腰部脊柱管狭窄症や腰椎圧迫骨折と比較し有効率は低く，リン酸コデイン1日必要量は多い傾向となっていた。この結果は，FBSSの病態がいろいろな因子で複雑に絡み合っているためと推測できる。癌性疼痛と違いオピオイドの処方開始や増量の検討を急ぐ必要はなく，高齢者では少量から開始・漸増し，また副作用の説明や対策，定期的な効果の再評価などきめ細やかな管理が大切となる。リン酸コデインの処方ポイントを示す(表1)。

いずれの薬物についても効果の定期的な再評価が必要かつ重要と思われる。

3) 神経ブロック療法

症状の改善目的だけでなく，症状の病態を診断する意味合いで施行されることもある。

手技的に熟練を要するブロックもあり，症状をよく吟味し適応を選択し注意深い施行が必要である。

a. 星状神経節ブロック

頸椎手術後症候群のすべての症状に適応となるが，頸椎前方固定術後などでは施行が難しくなるため注意が必要である。

星状神経節ブロックは，星状神経節近傍に局所麻酔薬を注入し星状神経節や頸部交感神経を遮断し顔面，頸部，上肢や上胸部の痛みをやわらげ，血流を改善させるコンパートメントブロックである。施行側の胸鎖乳突筋内側で内頸動脈と気管の間を分け入り，第6頸椎または第7頸椎横突起起始部に局所麻酔薬5〜10mlを注入する。ブロック効果は，施行側のホルネル徴候(眼瞼下垂，縮瞳，眼球陥没)，結膜充血や上肢の温感などの有無で確認する。合併症に嗄声，腕神経叢ブロック，局所麻酔薬中毒，硬膜外腔・くも膜下腔注入，感染や血腫などがある。

b. 椎間関節ブロック

慢性の脊椎由来の痛みに椎間関節ブロックが有効と報告[1]されている。主に後頭部の痛みを訴えている場合には，$C_{1/2}$椎間関節ブロックが有効となることもある。正中やや1.5cm程度外側の後頸部にある$C_{2/3}$より尾側の椎間関節に一致した圧痛点を念入りに調べることが大切である。盲目的に施行する方法もあるが，効果の確実性や安全性から透視下で圧痛点を調べ施行する方法が勧められる。

患側を上にした斜位とし，X線透視下で圧痛

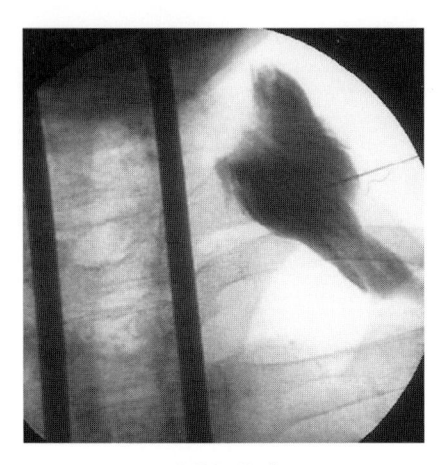

図3 腕神経叢ブロック

関節リウマチによる環軸亜脱臼による脊髄症により頸椎固定術を受けた．変形性頸椎症によりその後も上肢痛が認められている．1回/月で左右の腕神経叢ブロックを施行することで，患者のADLは保たれている．

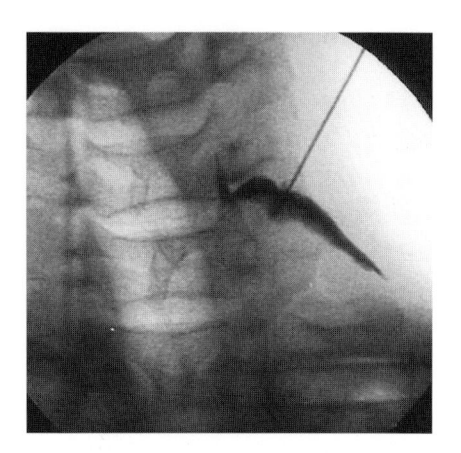

図4 頸神経根ブロック

斜位で施行し，正面像で造影された第7頸神経根が抽出されている．ブロック針を中枢側に進めすぎないことが大切である．

点が認められる椎間関節を確認する．X線透視軸は椎間関節の傾斜に合わせて調節する．背側から23Gカテラン針を用いて目標とする椎間関節の尾側の上関節突起に針先を当て，頭側に進め刺入する．針は深く進めないように注意する．造影剤を0.5～1ml注入し確認後，局所麻酔薬を0.5～1ml注入する．効果が一時的である場合には，後枝内側枝高周波熱凝固法が選択される．

c. トリガーポイント注射

患者が訴える痛みやこりの強い部位，圧迫によって痛みが増強・放散する部位に局所麻酔薬を注入する手技である．その部位は，筋肉またはその周囲組織の索状物として触れることがある．圧痛点は頸部，後頸部，後頭神経や経穴(つぼ)である天柱，肩井，膏肓などに認めることが多い．念入りに圧痛点を調べ，その部位がどの部位か評価することが大切である．局所麻酔薬を2～5ml用いる．1回の施行部位は，4か所程度以内としたほうが望ましい．

d. 腕神経叢ブロック(図3)

頸神経根症状がある場合に良い適応となるが，肩全体の痛みにも効果が期待できる．

腕神経叢ブロックは，斜角筋間法あるいは鎖骨上法のいずれかが用いられる．安全面から透視下または超音波ガイド下で施行する．局所麻酔薬は10ml程度用いる．合併症に斜角筋間法では局所麻酔薬の硬膜外，くも膜下腔や椎骨動脈への誤注入，鎖骨上法では気胸がある．局所麻酔薬中毒，横隔膜神経麻痺，神経損傷なども起こりえる．

e. 後頭神経ブロック

後頭部の痛みや圧迫感，眼の深部痛に良い適応となる．大後頭神経ブロックは外後頭隆起から外側2.5cm，小後頭神経ブロックはそのさらに2.5cm外側が刺入点となる．大後頭神経は後頭動脈と併走するため動脈穿刺に注意する．局所麻酔薬は各2～3mlを用いる．

後頭骨の下縁で僧帽筋の後頭骨への付着部外縁の奥を大・小後頭神経が比較的近くに併走している．"天柱"という経穴(つぼ)であり，その部位に3～5ml程度の局所麻酔薬を注入する方法もある．

f. 神経根ブロック(図4)

神経根症状に対し施行する．後頭部の電撃痛が生じている場合には，第2頸髄脊髄神経節ブロックを施行する．$C_{3～8}$神経根ブロックの場合は，仰臥位で前方より穿刺する前方法，患側の肩に枕を入れ体位を斜位にして穿刺する斜位

法などがある．

斜位法は，患側の肩や頭頸部に枕を入れ，約40°程度の側臥位とする．顔面を健側に傾け，椎間孔が見えるように透視軸を合わせる．ブロック針を目標とする神経根の一つ上の椎体横突起の後結節に当て，次に下の椎体横突起の後結節のやや前方を目標にゆっくりと進める．放散痛が得られたら，造影剤1～2mlで神経根を確認後，局所麻酔薬を2～3mlと水溶性ステロイドを2～4mgを注入する．

効果が一時的である場合には，パルス高周波療法も選択される[4]．熱による神経損傷はなく，筋力低下は生じないとされている．合併症に出血，感染，神経損傷，くも膜下・硬膜下・硬膜外ブロック，前脊髄動脈症候群などがある．

g．その他

浅頸・深頸神経叢ブロック，肩甲上神経ブロックが用いられることもある．硬膜外ブロックや硬膜外脊髄刺激療法は，硬膜外腔の癒着が強く施行が難しく，適応とならないことが多い．

4. 予後，経過，次の手段

基本的には，保存的治療が優先される．心因的な要因が強く症状に影響されていると示唆される場合には，心療内科的な治療も必要となる．

再手術については，いくつかの因子を総合的に判断し病態，かつ現在の臨床症状との関係を慎重に検討する必要がある．明らかな神経障害が認められる場合や原因が明確な場合には，再手術が検討される[3]．一方，初回手術とは異なり，技術的に困難な場合が多くなることが指摘[3]されている．

【文 献】

1) Boswell MV, Shah RV, Everett CR, et al. Interventional techniques in the management of chronic spinal pain : evidence-based practice guidelines. Pain Physician 2005 ; 8 : 1-47.
2) Failed back surgery syndrome. In : Loeser JD, editor. Bonica's management of pain. 3th ed. Philadelphia : Lippincott Williams & Wilkins ; 2001. p.1540-9.
3) 伊東 学，鐙 邦芳，三浪明男．Failed Back Surgeryの病因と治療．骨・関節・靭帯2003 ; 16 : 1074-81.
4) 大瀬戸清茂，坂本英明．頸椎手術後症候群．大瀬戸清茂編．ペインクリニック診療・治療ガイド―痛みからの解放とその応用―（第3版）．東京：日本医事新報社；2005. p.216-9.
5) 田邉 豊，宮崎東洋．腰下肢痛の薬物療法．ペインクリニック2005 ; 26 : 157-64.

〔田邉 豊〕

II

肩関節・上肢の疾患

1. 四十肩・五十肩
2. 肩関節不安定症
3. 腱板断裂
4. インピンジメント症候群
5. 肩こり
6. 胸郭出口症候群
7. 上腕骨内・外上顆炎（テニス肘・ゴルフ肘・野球肘）
8. 手根管症候群，肘部管症候群
9. ばね指

整形外科
ペインクリニック

1 四十肩・五十肩

1. 疾患の概要，痛みの原因

　五十肩の好発年齢は50歳を中心に40歳代から60歳代であり，肩関節構成体の退行性変性を基盤として発症する。発生頻度は2～5％であり，約70％が女性である[1]。多くは夜間痛を訴え，初期には疼痛が主であり，その後可動域制限を来す症候群である。自然治癒する傾向があるが，原因の明らかなものは除外される。肩関節の疼痛と可動域制限を示す疾患を肩関節周囲炎（広義の五十肩）という診断名を用い，この中で中年以後に好発する原因の明らかでないものを「いわゆる五十肩（狭義の五十肩）」と診断する。疼痛と可動域制限を呈する肩関節周囲炎の中では最も頻度の高い代表的な疾患である。原因が明確にできる病態ではその病名で診断され，肩関節周囲炎から除外する傾向にある（表1）。本稿では狭義の五十肩（primary frozen shoulder）について論じ，以下五十肩と記載しているのは「いわゆる五十肩（狭義）」である。
　典型的な五十肩では3つの病期が観察される（図1）[2]。
①疼痛期（painful phase）または凍結進行期（freezing phase）：誘引なく運動時痛や安静時痛，夜間痛が生じ炎症の強い時期である。腱板を含めた罹患肩関節周囲のmuscle spasmが原因によるもの以外の可動域制限はまだそれほど認められない。腱板や肩関節に付着する筋肉の腱付着部に圧痛が存在することもある。期間は10週から36週である。
②癒着期（adhesive phase）または凍結期（frozen phase）：安静時や就寝時の痛みは減少するが運動時に痛みが生じる。また，徐々に可動域制限が進行してこの時期に最大となる。期間は4ヶ月から12ヶ月である。

表1　肩関節周囲炎の分類

烏口突起炎
上腕二頭筋長頭筋腱鞘炎
肩峰下滑液包炎
肩関節腱板炎（外傷性腱板炎，腱板不完全断裂）
腱板疎部炎
石灰沈着性腱板炎
臼蓋上腕靱帯障害（不安定肩関節症）
疼痛性肩関節制動症（いわゆる五十肩，狭義の五十肩，癒着性肩関節包炎）
変形性肩関節症
肩関節拘縮

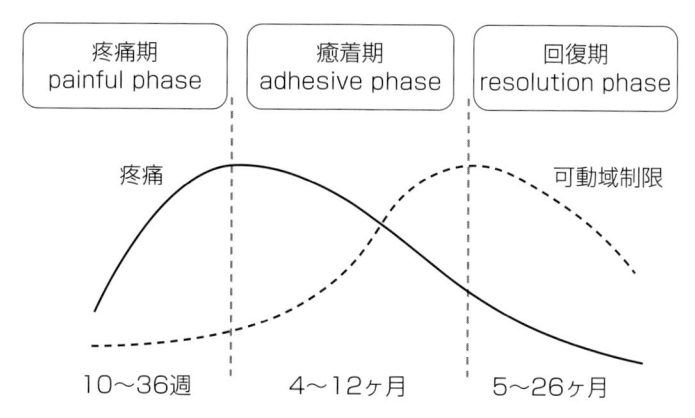

図1　「いわゆる五十肩（狭義）」の疼痛と関節可動域制限の自然推移
（冨田恭治．肩関節周囲炎のマネジメント．Pharma Medica 2007；25：151-9より引用）

③回復期（resolution phase）または解凍期（thawing phase）：疼痛はほとんど消失し徐々に関節可動域も改善する。その期間は5ヶ月から26ヶ月である。五十肩の発症から回復期まで平均30ヶ月の経過とされている。

五十肩の病態は，肩峰下滑液包の炎症性変化と癒着，上腕二頭筋長頭腱の摩耗により生じる長頭腱炎・腱鞘炎，肩関節包の炎症と線維性肥厚である。また，加齢による退行性変性が基盤となり，軽微な外傷による組織の易損傷性や治癒の遅延性などの年齢的要因が病像を修飾する。加齢による退行変性が起こりやすい部位は腱板と上腕二頭筋長頭筋腱である[3]。腱板の筋力低下により上腕骨骨頭は三角筋に牽引され肩峰に衝突し（インピンジメント），腱板炎や肩峰下滑液包炎，上腕二頭筋長頭腱炎が起こる。これらの炎症による疼痛のため運動制限が加わると肩峰下滑液包や関節包に癒着が起こり拘縮肩となる。

2. 症状，検査，診断

五十肩には特異的な理学所見，血液生化学所見，X線所見はない。患者が肩の痛みを訴える場合には，痛みの局在を詳しく聴き，また外傷の有無を確認する。時には頸部から上腕にかけての痛みを肩の痛みと表現することがあるので，頸部から肩・上肢に至る痛みのときには，痛みの局在を実際に患者自身の体の部位にて示すことで確認する。五十肩では一般的に筋萎縮は見られないが，長期間の経過を示すものには筋萎縮を伴うこともある。圧痛は烏口突起や腱板疎部に認めることが多い。診断には疼痛や可動域制限を示す疾患の鑑別が必要である。表1に挙げた関節周囲炎に含まれる疾患を鑑別し「いわゆる五十肩（狭義）」の診断がなされる。夜間安静にしているにもかかわらず痛みが生じることはほかの関節疾患にはみられないもので肩関節疾患特有のものである。肩関節疾患になぜ夜間痛が起こるかの一定の見解はないが就寝時の仰臥位では肩甲骨が外旋して腱板などの筋腱緊張のバランスが変化することなどが一因ではないかと考えられる。

外傷があれば骨折や腱板断裂の可能性がある。骨折や腱板断裂では，棘上筋，棘下筋の萎縮を認めることがあり，腫脹や熱感，圧痛がある。腱板断裂では，大結節部に陥凹，軋音がある。誘引なく急激な痛みが出現するときは石灰沈着性腱板炎が疑われ，夜間疼痛が強く，ある一定の肩関節の位置で非常に強い痛みが生じる。頸椎症性神経根症や関節リウマチ，内臓からの関連痛も除外診断の対象となる。変形性頸椎症，頸椎症性神経根症では肩から上肢にかけて痛みが出現し，肩の運動とは無関係に痛みが生じる。

自動・他動可動域およびどの動作時にどの位置で痛みが生じるかを確認する。五十肩や変形性肩関節症では全方向で自動・他動可動域が制限され，最終可動域で強い痛みが生じる。上腕二頭筋長頭腱は摩耗や退行変性が進行し腱炎や腱鞘炎を引き起こし結節間溝での滑動障害を生じるため，運動時の肩前面での疼痛と結節間溝部の圧痛が発現する。腱板断裂や肩峰下滑液包炎では，挙上動作の途中で痛みが生じ，最終可動域では痛みが消失する特徴がある。変形性肩関節症は五十肩と臨床的にはほとんど鑑別できない。

a. 画像所見
■ 単純X線

五十肩では，肩峰下面の骨棘形成や大結節の硬化・不整などの加齢的変化を示すことがあるが，特に形態の異常所見は認めない。五十肩の罹患期間が長い場合には上腕骨骨頭の骨萎縮が見られることがある。肩峰と上腕骨骨頭間の石灰化像が見られれば石灰沈着性腱板炎であり診断は容易である。腱板の広範囲断裂が起これば上腕骨骨頭が上方に転移するため肩峰骨頭間距離が短くなり，肩峰骨頭間距離の短縮（0.5〜0.6cm以下）の所見がみられる。変形性肩関節症では，関節裂隙の狭小化，上腕骨頭および関節窩の骨棘形成が見られる。

■ MRI

五十肩では肩峰下滑液包，関節包内，上腕二

頭筋腱鞘，腱板付着部に軽度の高信号域を認めることもある．しかし，健常な高齢者の肩関節でも同様な所見を認めることもあり，本症での典型的所見はない．腱板断裂はMRI所見（腱板断裂部はT_2強調像で高信号を示す）により確認できることが多く，肩関節周囲炎の鑑別診断に用いられる．

3. ペインクリニックにおける治療

　治療の目的は，疼痛の除去と正常な肩関節機能の回復である．病態・病期に合わせた治療方法を選択する．また，ブロックは治療で行うとともに診断的に用いられる．主病変部に局所麻酔薬を注入し，疼痛誘発試験が陰性になれば確定診断が可能である．腱板断裂や肩峰下滑液包炎では肩峰下滑液包，上腕二頭筋腱鞘炎では結節間溝部，変形性肩鎖関節症では肩鎖関節に局所麻酔薬によるブロックを試みて，疼痛の消失の有無を確認することで鑑別診断が可能である．

1）安静・薬物治療

　痛みが急速に増強するfreezing phaseで最も重要なのは除痛と局所の安静である．非ステロイド性抗炎症薬（nonsteroidal anti-inflammatory drugs：NSAIDs），中枢性筋弛緩薬，貼付剤などを処方する．60歳以上の患者で長期間NSAIDsを投与するときには胃潰瘍の発症に十分な注意が必要であり，長期投与を必要とするときにはアセトアミノフェン180mg/日を投与する．漢方薬としては，二朮湯，芍薬甘草湯，ブシ末により効果が認められる症例がある．二朮湯は，大塚敬節・矢数道明らの『漢方診療医典（第6版）』[4]では「水毒のある者を目標にするが，証にとらわれずに用いてよい」とある．著者の経験でも疼痛緩和に効果があるものの，急性期の疼痛に対してはあまり効果がなく，慢性化しつつあるfrozen phaseの疼痛に対して効果がみられることが多い．また芍薬甘草湯は肩関節周囲炎の夜間痛に効果がある[5]．運動を制限して痛みを誘発しないようにし，就寝時には肩が伸展しないように肘の下に枕を入れるように指導する．夜間痛が強く眠れない場合には注射療法を行う．痛みの発症し始めた早期に神経ブロックやヒアルロン酸ナトリウム注入を行えば，比較的に容易に疼痛が消失することがある．

2）注射療法，神経ブロック療法

　肩甲上神経ブロック，肩峰下滑液包内，肩関節内へのヒアルロン酸ナトリウムや水溶性ステロイド剤と局所麻酔薬の注入，水溶性ステロイド剤と局所麻酔薬の上腕二頭筋長頭筋腱鞘内注入，トリガーポイント注射などを行う．著者はほぼ週1回の割合で注射療法を行っている．また注射後に肩関節を外転，内旋強制することで閉塞した肩峰下滑液包を広げ，肩関節内圧を下げることで疼痛緩和を図る．ただし，暴力的な授動や関節内に高い圧力を加えると肩腱板組織の損傷や強い痛みを惹起することがあるので十分な注意が必要である．注射療法により自発痛と夜間痛を軽減させ，ひいては肩周囲筋の防御性収縮を緩和することができる．

a. 肩甲上神経ブロック

　五十肩に対して頻用される神経ブロックである．痛みに対する治療効果は高く，比較的安全に行うことができる．肩甲上神経は肩峰下滑液包をはじめ肩関節の上半分の知覚を支配し，さらに交感神経をも含んでいるので，複合性局所疼痛症候群（complex regional pain syndrome：CRPS）を合併した肩関節周囲炎の症状改善には特に有効である．肩甲上神経は，第4頸神経根～第6神経根から起こり，知覚，運動，交感神経線維を含む混合神経であり，肩関節およびその周辺を支配している．$C_{4〜6}$神経根から腕神経叢の上神経幹に達し，そこから枝分かれし，外後内方に走行し，肩甲骨上縁に至る．上肩甲横靱帯の下で肩甲切痕を通過したのち，棘上筋に運動枝を出し，肩鎖関節，肩峰下滑液包，肩関節包（上部）に知覚枝を出す．その後棘下窩に至り肩関節包（下部）に知覚枝を出し，棘下筋へ運動枝を出す．肩甲上神経をブロックすることで，棘上筋，棘下筋，肩鎖関節，肩峰下滑液包，肩関節包での疼痛緩和を得ることができる．

体位は坐位で行い，術者は患者の背側に立ち，肩峰と肩甲棘を触れる（図2）。肩峰先端（A）から肩甲骨外縁（B）までに肩甲棘上中央部に線（1）を引き，その線を2等分したところに脊柱に平行な垂線（2）を引き，（1）と（2）の交点から上外側の二等分線を引く。その（1）と（2）の交点から二等分線上で2.5cm離れた点が刺入部（C）となる。23Gのカテラン針を用いて垂直に刺入すれば4～5cmで肩甲上窩で肩甲骨に当たる。針先を内上方には進めないことが肝腎である。放散痛を得る必要はない。骨に当たったところで，十分に吸引試験を行い，血液の逆流がないことを確認したのちに局所麻酔薬を6ml注入する。棘上窩に局所麻酔が浸潤して肩甲上神経をブロックする。合併症としては気胸，血管穿刺，神経損傷，局所麻酔薬中毒などが報告されているが，頻度は少ない。吸引試験を行っても血液の逆流が確認できないことの多い静脈内に局所麻酔薬を誤投与することがある。そのときには数分後に不快感や耳鳴り，めまい感を訴えることがあるので，ブロック後は15分間は観察する。ブロックが効果的であれば，関節痛が消失し，上腕の外転・外旋ができなくなる。ブロック前に上腕の動きが悪くなることを十分患者に説明しておかなければ，不必要な恐怖心を与えることになる。

上述した刺入点は，肩甲上神経が通過する肩甲切痕近くの棘上窩にブロック針先端を位置させる目的で使用している。しかし，実際にはわざわざ正確に肩甲切痕近傍に針を進める必要はなく，肩甲上神経がはっている棘上窩に薬液が広がれば十分な効果が得ることができる。簡便な方法としては，肩甲棘と鎖骨の間にできるくぼみに母指を当てて，外側より内側に向けて進め，母指がすっぽり埋まった部位を刺入点とし，その点よりブロック針を垂直に刺入すれば，針先は4～5cmでほぼ正確に棘上窩に達し，肩甲骨に当たる。そこで局所麻酔薬を注入する。ブロックの効果は棘上窩に局所麻酔を投与するので十分に得ることができる。作図をして刺入点を探すより簡便であり，かつ刺入点を間違えることがないため著者が頻用している方法である。

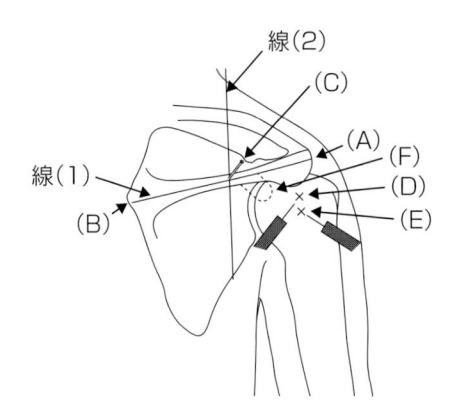

図2 肩甲上神経ブロック，肩峰下滑液包注射，肩関節内注射の刺入点
A：肩峰先端，B：肩甲骨縁，C：肩甲上神経ブロック刺入点，D：肩峰下滑液包注射刺入点，E：肩関節内注射刺入点，F：烏口突起（破線）

b. 肩峰下滑液包注入

肩関節は上腕骨大結節が肩峰下に滑り込むことによって，円滑な挙上が得られる。棘上筋炎や石灰性腱炎などの腱板異常，肩峰下滑液包炎，骨棘形成，烏口肩峰靱帯肥厚が生じると強い痛みと肩関節外転障害が生じる。肩峰下滑液包へステロイドと局所麻酔薬（水溶性副腎皮質ホルモンとメピバカイン5ml）やヒアルロン酸ナトリウム（＋局所麻酔薬1～2ml）を注入する。24G 3.2cm針を用いる。患者は坐位とし，術者は背側に立ち，肩峰角下端を触れ，その1横指下方（図2-D）から注射針をやや上方に向けて刺入する。肩峰下滑液包に入ると抵抗なく注入ができる。抵抗が大きなときには針先を前後し，抵抗の少ないところで注入する。肩峰下面に針先が当たるときにはやや下方に向きを変える。疼痛が非常に強いときにはステロイド＋局所麻酔薬注入または肩甲上神経ブロックを併用する。ヒアルロン酸ナトリウムを肩峰下滑液包に注入することで，肩関節の活動性が得られ疼痛も軽減する。ヒアルロン酸ナトリウムと局所麻酔薬の混注に関しては議論があるが，混入することの効果は単独と比較して差がないとする報告もある[6]。著者は原則的にヒアルロン酸ナトリウム単独で使用しているが，可動性のみならず疼痛の改善が十分得られる。

c. 肩関節内注入

拘縮を生じつつある症例において縮小した関節包にヒアルロン酸ナトリウムまたは水溶性ステロイドと局所麻酔薬を注入することで拡張し，可動域の改善を図る。患者を坐位とし，術者は背側に立ち，肩峰角下端を触れ，その2横指下方（図2-E）から注射針を烏口突起（図2-F）に向けて刺入する。注射器を持つ反対の手で前方より烏口突起を触れ，刺入する方向を決める。針先が上腕骨骨頭に当たるようなら内上方に針先の位置を修正する。可動域の改善のためにはヒアルロン酸ナトリウム注入が有用である。

前方からのアプローチとしては[7,8]，烏口突起を触知し，その約1cm外側，1cm下方での陥凹部から垂直に穿刺する。骨に当たることなく関節内に達する。ヒアルロン酸ナトリウムを注入するときに外に漏れると疼痛を生じるので，正確に関節内に注入する。抵抗があったときには，針先を少し戻し，外側に向けるか，上腕をやや内旋すると関節内に入る。肩関節造影を行うときには適したアプローチである。

d. 石灰沈着部に対する注射

石灰沈着性腱板炎は突然の強い痛みにより肩関節の可動制限が起こる。単純X線により石灰化像を確認すれば診断は確定する。水溶性ステロイドと2%メピバカイン4mlをX線透視下に石灰化部に注入する。石灰化部の拡散を期待して行っており，一度の穿刺で石灰分の拡散が得られないときには針先を少しずつずらしながら薬液を注入する。石灰沈着性腱炎のときには最も効果的なブロック法であり，多くの症例で痛みは劇的に改善する。肩関節石灰性腱炎に対するヒアルロン酸ナトリウムの肩峰下滑液包内注入は，機序は不明であるが石灰化部を縮小・消失させる。この注入は穿刺吸引法や切開手術と比較してその効果は遜色なく有効な治療法の一つである[9]。著者はヒアルロン酸ナトリウムの肩峰下滑液包内注入をまず試みてみて，疼痛が軽減されないときには水溶性ステロイドと2%メピバカイン4mlの石灰化部への注入を行っている。

e. 上腕二頭筋長頭筋腱鞘注入

大小結節間溝部に圧痛があるときに，上腕二頭筋長頭筋炎が疑われ，本ブロックを診断治療のため行う。水溶性ステロイドと局所麻酔薬（または局所麻酔薬のみ）を注射する。針先が腱鞘内に入っている確認は困難であるが，上腕骨頭に針先が当たるようでは深すぎるので，若干引き抜いた部位で注入する。

f. 腱板疎部注入

腱板疎部は烏口突起外側で肩甲下筋と棘上筋の間に位置し，烏口上腕靱帯が走行している。腱板疎部が内旋位において癒着すると棘上筋腱と肩甲下筋の滑動が減少し，さらに烏口上腕靱帯の癒着により著明な拘縮が生じる。腱板疎部に圧痛が認められるときに局所麻酔薬（＋水溶性ステロイド）を注入する。患者は坐位とし烏口突起を触知し，その1横指外側から真っすぐに針を刺入し，局所麻酔薬2mlと水溶性ステロイドを注入する。

g. トリガーポイント注射

肩関節周囲のトリガーポイントに局所麻酔やネオビタカインを注射する。肩甲背神経領域にそって圧痛がみられることがあり[7]，この領域の筋攣縮部へのトリガーポイント注射は効果がある。肩関節周囲炎に起因する筋・筋膜性疼痛症候群の圧痛点（トリガーポイント）に対するネオビタカインの注射により視覚的評価尺度（100mm visual analogue scale：VAS）が治療前の平均63mmから4週間後の平均33mmまで減少し，満足すべき結果が得られたとの報告がある[10]。また低反応レベルレーザーのトリガーポイントへの照射も有効である[8]。現在多くの高齢者が抗血小板薬を服用しており，神経ブロックの適応がない高齢者には低反応レベルレーザーは有用である。

3) 理学療法

理学療法では，疼痛，可動性，筋機能の改善を目的に物理療法，日常生活指導などを病期に応じて選択し実施する（表2）[11]。急性期（freez-

表2 病期と理学療法

病期	目的	理学療法
急性期	疼痛の緩和 患部の安静	アイシング TENS 超音波（非温熱） テーピング 良肢位の指導
亜急性期	疼痛の緩和 可動性の維持・改善	ホットパック 超音波（非温熱） TENS マッサージ 関節モビライゼーション 可動性改善トレーニング（自動介助・自動運動）
慢性期	可動性の改善 筋機能の改善	ホットパック 超音波（温熱） 可動性改善トレーニング（ストレッチ） 筋機能改善トレーニング 日常生活動作の指導

（山野仁志，元脇周也，中江徳彦ほか．いわゆる五十肩の評価・理学療法のポイント．理学療法 2006；23：574-80 より引用）

ing phase）には鎮痛，慢性期（frozen phase）には機能回復を主眼として行い，加温によるリラクゼーションと軟部組織の伸張性増大のためホットパックや温熱性の超音波などを実施する．可動域訓練では肩関節周囲筋群のストレッチング，烏口上腕靱帯を含む関節包のストレッチングを行う[12]．リハビリテーション専門医の診断と治療が必須であり[13]，注射療法と並行して行う．

慢性期には可動域改善のため自宅での運動指導が大切であり，著者らは図3（科研製薬株式会社提供）などのようなパンフレットを患者に渡し，自分で可能なリハビリテーションを積極的に勧めている．患者自身による振り子運動（codman体操，いわゆるアイロン運動，図3-右下），内旋・外旋運動，挙上運動などを指導する．ほとんどの症例で外旋制限があり，外旋が不良のまま外転を行うと肩峰下インピンジメントを増強し，かえって疼痛を増加させるため，屈曲および下垂位での外旋を改善してから外転を行うべきである[14]．Stooping exercise は肩甲上腕リズム破綻の改善と棘上筋を含めた肩峰下にかかる負担の軽減の目的で行い，単に上腕の力を抜き前屈するだけのものである．振り子運動は，stooping exercise に加え，安全かつ効率的に関節を覆う軟部組織の伸張をも図ることを目的とし，体幹を前屈させ上肢の重みを利用して，前後，内外，左右に回旋させる（図3-右下）[3]．Connolly passive stretching exercise は自宅で簡便に行うことのできる伸張運動である[3]．3つの運動の組み合わせで，①患側の手で頭上に物をつかめるところに健側にて挙上し，自分の体重で肩関節を伸張する（外転・外旋の改善，図3-左下），②背部に回した患側の手首を健側の手でつかみ，患側の手を上方に繰り返し上げる（伸展・内旋の改善，図3-左中），③体の前方で組んだ手をそのまま後頭部に持っていき，壁を背にして立ち上腕を開閉して，肘を壁につけるようにする（外旋・伸展の改善，図3-左上）．ほかの運動として仰臥位挙上運動（仰臥位となり患手を健康な手でつかんで，頭側にストレッチする）がある．

4. 予後，経過，次の手段

一般的には五十肩は自然に治癒する傾向が強

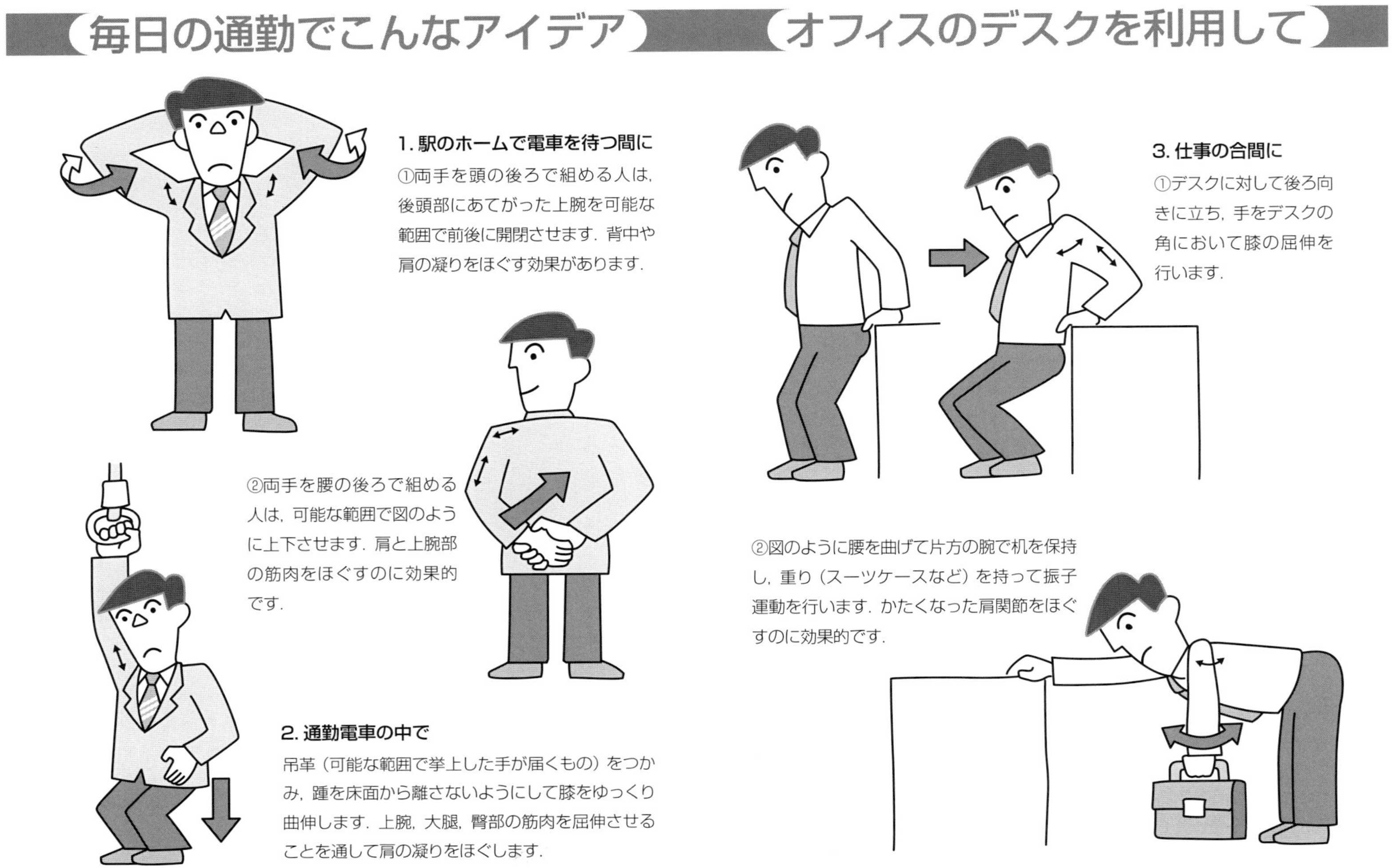

毎日の通勤でこんなアイデア　　オフィスのデスクを利用して

1. 駅のホームで電車を待つ間に

①両手を頭の後ろで組める人は、後頭部にあてがった上腕を可能な範囲で前後に開閉させます。背中や肩の凝りをほぐす効果があります。

②両手を腰の後ろで組める人は、可能な範囲で図のように上下させます。肩と上腕部の筋肉をほぐすのに効果的です。

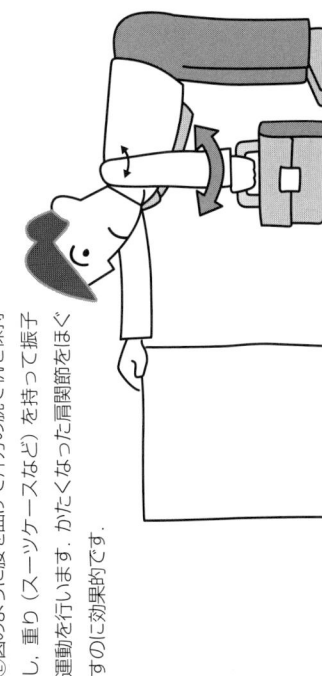

2. 通勤電車の中で

吊革（可能な範囲で手が届くもの）をつかみ、踵を床面から離さないようにして膝をゆっくり曲伸します。上腕、大腿、臀部の筋肉を屈伸させることを通して肩の凝りをほぐします。

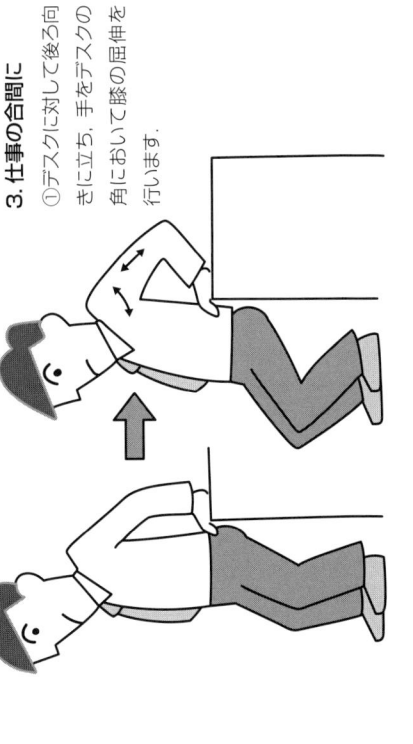

3. 仕事の合間に

①デスクに対応して後ろ向きに立ち、手をデスクの角において膝の屈伸を行います。

②図のように腰を曲げて片方の腕で机を保持し、重り（スーツケースなど）を持って振子運動を行います。かたくなった肩関節をほぐすのに効果的です。

図3　患者自身で行う五十肩の運動療法のパンフレット

（林　泰史監．どこでもできる五十肩の運動療法より転載．科研製薬株式会社より提供）

く，予後は良好であると考えられている。発症から回復まで約5ヶ月から約2年とされているが，欧米のいくつかの報告では，3年の経過で23%，4年の経過で60%，7年の経過で50%になんらかの肩の痛みや可動域制限の残存があるとの報告がある[1]。糖尿病を合併した五十肩は難治性である。五十肩は必ずしも自然回復するとは限らないので，適切な治療が必要である。

〈 外科的治療 〉

注射療法や温熱療法・可動域訓練などの理学療法，消炎鎮痛薬などの薬物治療を用いて積極的に保存的治療を行っても6ヶ月以上の経過で治療効果がなく，夜間痛や運動時痛，可動域制限のいずれかを認め，患者の要求するレベルに達しないときには保存的治療の限界と判断して，関節鏡下手術が行われる[1]。関節鏡下手術では，その所見により烏口上腕靭帯の切離を含めて腱板疎部の完全切除，関節包切開，肩峰下除圧術などが行われる[1]。しかし，実際には手術を必要とする症例は少ない。

【文 献】

1) 伊藤陽一，中尾佳裕，間中智哉ほか．Ⅲ．運動器の痛みとその治療 疾患別痛みの治療の実践 4.五十肩 2) 大阪市立大学整形外科での実践．ペインクリニック 2007；28（別冊秋）：S588-96.
2) 冨田恭治．肩関節周囲炎のマネジメント．Pharma Medica 2007；25：151-9.
3) 猪飼哲夫．ここまで知っておきたい痛みへのアプローチ⑯ 痛みのある患者への生活指導—外来での生活指導—2.肩の痛み．痛みと臨床 2004；5：55-9.
4) 大塚敬節，矢数道明，清水藤太郎．整形外科疾患．矢数道明，大塚恭男編．漢方診療医典（第6版）．東京：南山堂；2001．p.192-3.
5) 橋口 宏，伊藤博元，萬歳祐子ほか．肩関節夜間痛に対する芍薬甘草湯の有効性．東日本整形災害外科学会雑誌 2004；16：60-2.
6) 西川英夫，森澤佳三，副島義久ほか．肩関節周囲炎に対する高分子ヒアルロン酸単独注入とリドカイン併用の比較検討．関節外科 2006；25：1215-18.
7) 塩谷正弘．[11]Common diseaseに対するプライマリケア 3.いわゆる五十肩—保存療法 3-B.関節注入・ブロック療法—ペインクリニックの立場から．越智隆弘編．NEW MOOK 整形外科 No.17 整形外科プライマリケア．東京：金原出版；2005．p.273-80.
8) 水谷一裕，武者芳朗，金子卓男．肩関節周辺疾患に対する診療の実際 関節注射とブロック療法の実際．リウマチ科 2006；35：142-9.
9) 岩城 彰，道免和文，岡部廣直．肩関節石灰性腱炎の治療—ヒアルロン酸ナトリウムを用いて—．整形外科と災害外科 2005；54：262-5.
10) 野口碩雄，浅倉敏男，岩岡勝義ほか．肩関節周囲炎に対するネオビタカイン注のトリガーポイント注射の効果．Med Postgrad 2007；45：42-6.
11) 山野仁志，元脇周也，中江徳彦ほか．慢性期・維持期の理学療法のポイント いわゆる五十肩の評価・理学療法のポイント．理学療法 2006；23：574-80.
12) 橋本 卓，信原克哉．肩関節に対する実践的保存療法のコツ 凍結肩の保存療法．MB Orthop 2008；21：45-50.
13) 水野智明．肩関節の病態運動学と理学療法Ⅱ—肩関節周囲炎の病態と理学療法—．理学療法 2009；26：757-67.
14) 玉井和哉．すぐに役立つ日常整形外科診療に対する私の工夫 Ⅱ．肩関節 五十肩 私の考え方と治療法．MB Orthop 2009；22：33-6.

〔光畑裕正〕

2 肩関節不安定症

1. 疾患の概要，痛みの原因

1) 疾患の概要

　肩関節不安定症（shoulder instability）は，肩関節の不安定性により痛みや不安感などの症状を呈しているものをいう。症状がなく不安定性だけが存在する状態については，肩関節弛緩性（joint laxity, joint hyperlaxity）と呼ぶ[1]。この不安定性は，肩関節の構成要素の障害が原因で生じた異常な動揺性に由来するものであり，全身の関節に弛緩性をもつEhlers-Danlos症候群のような疾患にみられるものや，脊髄性小児麻痺や腕神経叢麻痺などの麻痺性のものなど，全身的や二次的な脱臼・亜脱臼は通常肩関節不安定症から除外される[2]。

　肩関節不安定症は，1971年に遠藤，滝川らが下方への緩みを特徴とする病態に対して動揺性肩関節症（loose shoulder）と命名したことにより注目されるようになった[3]。動揺性肩関節症は，スポーツ選手に生じることでしばしば問題となり，"loose shoulder"という英語名のほうがより広く知られている。その後，海外で多方向への緩みを特徴とする病態に対して不随意下方・多方向肩不安定症（involuntary inferior and multidirectional instability）として報告され[4]，この報告を発端として世界的に"緩い肩関節"について本格的に議論されるようになった。現在は，肩関節多方向不安定症（multidirectional instability）と名称が簡略化され，2方向以上の異常な動揺性を有する状態をいう[1]。

　このように，比較的近年まで"緩い肩関節"が注目されてこなかったのは，肩関節が生理的に広い可動域をもっていること，可動域には個人差が大きいこと，さらに，亜脱臼〜脱臼という概念で処理されていたこと，などがその理由として考えられる[5]。肩関節は，関節を安定させている組織が腱板や靱帯などの軟部組織であることから，強い外力が働かずとも不安定性を来しやすいのが特徴である[6]。

　肩関節不安定症には，外傷性のものと非外傷性のものがあり，外傷性に繰り返すものは反復性脱臼（亜脱臼）と呼ばれている。非外傷性のものは習慣性肩関節脱臼と持続性肩関節脱臼がある。前者は肩関節の特定の肢位で脱臼が生じるもので，後者は常時脱臼を起こしているものである。また，非外傷性のものは，随意性のものと非随意性のものがあり，随意性のものは精神的要因が関与しているものと，関与していないものに分けられる（表1）。遠藤らの疫学調査によると，これらの肩関節不安定症と症状のない動揺性肩関節を合わせたものは4.1％に認められ，内訳として動揺性肩関節がその80.9％，習慣性脱臼・亜脱臼が10.2％，随意性脱臼・亜脱臼が8.6％，持続性脱臼・亜脱臼が0.3％と報告している[1]。信原は，発症頻度は全肩疾患の1.3％で，18〜19歳ごろに発症することが多く，やや女性に多いとしている（56％）[5]。

2) 痛みの原因

　肩関節不安定症の患者は自発痛や運動時痛を訴えることがある。外傷性のものであれば，関節唇損傷や腱板損傷などが画像診断や関節鏡所見で認められることが多く，それらが痛みの原

表1　肩関節不安定症の概念

症状なし	肩関節弛緩性（動揺性肩関節）
症状あり	肩関節不安定症
	外傷性……初回脱臼
	反復性脱臼
	非外傷性…習慣性脱臼
	持続性脱臼
	随意性脱臼
	非随意性脱臼

因と考えられるが，肉眼的には判断不可能な微小な外傷が原因のことも多いと考えられている．信原が定義する動揺性肩関節症は臼蓋後下縁の形成不全によるものであるが，その患者の55.1％で運動時痛，32.5％で自発痛を訴えている[5]．

運動時痛は肩関節不安定症の最も典型的な痛みで，上肢を挙上したときの痛みや物を投げたときの肩周囲の痛みである．下垂位で肩甲骨は下方回旋位をとり，挙上に際しても肩甲骨の上方回旋が不足するため，正常肩より肩峰下インピンジメントを生じやすいと考えられている[7]．圧痛を患者が訴えることもあり，烏口突起，腱板疎部，中部臼蓋上腕靱帯，結節間溝，後方四角腔などに認められる．

自発痛の原因としては，不安定性と外旋可動域拡大により，二次的に生じる腱板疎部損傷や肩関節周囲筋の過負荷による結合織炎などが考えられている．これらは痛みのみならず，疲労感，肩こりなどの症状の原因となる[7]．また，反復性肩関節脱臼・亜脱臼の手術時に採取した筋線維の形態学的検索では，正常者に比較してtype II線維，特にIIB線維の萎縮がみられ，膠原線維の分析ではより幼若な線維であることが指摘されており[8]，特徴ある筋線維や膠原線維が痛みの原因になっていることも推察される．

2. 症状，検査，診断

1) 症状

一般的に肩関節不安定症は，不安定性の程度と症状が必ずしも一致しないと考えられている[9]．随意性脱臼や動揺性肩関節症では，肩関節に関する症状が認められないこともある．

信原は臼蓋後下縁の形成不全による動揺性肩関節症の症状について，不安定感(97％)，だるさ(84.9％)，生活上の支障(63％)，自発痛(32.5％)，運動時痛(55.1％)，と報告している[5]．症状の左右差はほとんどなく，23％の症例で両側に動揺性が認められるとしている．痛み以上に，動揺性に由来する不安定感やだるさ，それに伴う生活上の支障が一般的な訴えであることが特徴的である．その他，随伴症状として肩こり，上肢のしびれ感，腰痛を伴っていることが多い．

2) 検査

面接により明らかな動揺性が認められた場合は本症を考える．次に，Ehlers-Danlos症候群のような全身の関節に異常可動性や弛緩性を来していないか，または神経麻痺による二次的なものではないか，について評価し，除外する．外傷歴の有無は問診に重要で，反復性肩関節不安定症の診断には不可欠である．また，脱臼・亜脱臼に随意性があるかどうかを調べ，随意性がある場合は，心理的要素や精神科的疾患が関与していないかどうかを評価する．

a. 身体所見

診察で重要なのは，①下方への動揺性，②前後の動揺性，③挙上位での動揺性を評価することである[5]．①については，上肢を下方に牽引すると，三角筋の付着部周辺にlooseningといわれる陥凹が認められる．これは骨頭が臼蓋からはずれるために生じる．肩は内旋位では生理的動揺性がみられる場合があるため，外旋位での下方牽引でloosingがみられる場合は本症の可能性が高い．②については，上腕骨頭を圧迫した後に離すと，バネのように跳ね返るspling sensationという現象がみられる．また，③については，挙上位で骨頭が側方あるいは後方に逸脱する現象がみられ，slippingと呼ばれている．痛みのために最大挙上位をとれない症例ではみられないことがある．これらの所見のうち，looseningとslippingは本症の特異的な所見で，信原[5]は前者については100％，後者は98％の症例にみられると報告している．

b. 画像所見

■ 単純X線

画像診断としてはX線検査が有用であり，内旋位と外旋位の前後像と90°外転・内旋位での軸射像，挙上位像をチェックする．前後像では2〜5kg程度の負荷のある場合とない場合の2

条件で撮影し，特に骨頭と臼蓋の位置関係とそれぞれの変形の有無を評価する。滝川らは上腕骨頭が肩甲骨関節窩内にどの程度存在しているかで，I型からIII型まで分類している[10]（図1）。その他，90°外転・内旋位での軸射像を撮影し，臼蓋後下縁の形成不全を確認する。また，挙上位像では骨頭が臼蓋から外方あるいは後方にずれているslippingを確認する[5]。

■ 関節造影

その他，関節造影では骨頭を引き下げると造影剤が上方に貯留する所見（snow cap phenomenon）がみられる。また，CTやMRI，肩関節内視鏡を用いて，上腕骨頭の病変（hill-sachs lesion）や肩甲骨関節窩の病変（glenoid fracture），関節唇損傷（bankart lesion），関節包の病変（capsular tear），腱板断裂などを評価する[9]。

3）診断

以上の診察，検査から肩関節不安定症と診断し，外傷性のものであれば初回脱臼・亜脱臼，もしくは反復性脱臼・亜脱臼とする。非外傷性のものであれば，習慣性脱臼・亜脱臼か，持続性脱臼・亜脱臼かを判断する。脱臼・亜脱臼に随意性があれば随意性脱臼・亜脱臼，なければ非随意性脱臼・亜脱臼とする。症状がなければ肩関節不安定症ではなく肩関節弛緩性（動揺性肩関節）とする。

3. ペインクリニックにおける治療

1）評価

a. まずは手術適応の評価

ペインクリニックにおいて本症を診療する場合，手術適応の有無が評価されているかどうかを確認することが望ましい。一般的に外傷性で関節唇などの解剖学的破綻がある場合は手術適応があり，非外傷性で解剖学的破綻がないものは保存的治療が原則とされている[11]。

解剖学的破綻とは，static stabilizer（関節包，関節唇，関節包靱帯などの静的な安定化要素）が器質的に傷害されていることを指す。最も重

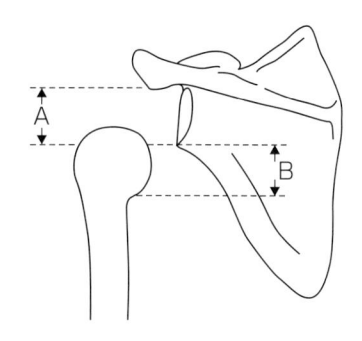

図1 2〜5kgの負荷をかけた際のX線写真による動揺性肩関節の分類
I型：A/Bが30％以下のもの（安静時の上腕骨頭はA内）
II型：A/Bが30％を超えるもの（安静時の上腕骨頭はA内）
III型：安静時にすでに上腕骨頭がAより下方に逸脱しているもの
A：肩甲骨関節窩内の長さ
B：上腕骨頭がAより下方に逸脱している部分の長さ
（濱田一壽．症候性の動揺肩，multidirectional instabilityの歴史と定義．MB Orthop 2002；15：1-10，滝川昊，遠藤寿男，栗若良臣ほか．動揺性肩関節と肩関節脱臼―その病態と治療．災害医学 1976；19：39-44より改変引用）

要であるのは，前下方の関節唇と前下関節上腕靱帯であり，これが破綻した場合は，bankart lesionと呼び，手術適応決定に重要な所見となる。Static stabilizerが破綻している場合には，肩関節周囲筋による安定化要素（dynamic stabilizer）の訓練や強化により補うことは難しく，どうしても外科的治療が必要となる。漫然とペインクリニックでの治療やテーピング，およびリハビリテーションなどの保存的治療を行わず，早期に手術適応を考えるべきである。Dynamic stabilizerの破綻に対しては，肩関節の回旋筋群の強化が重要であるが，capsular shift法やglenoid osteotomy，大胸筋移行術などの外科的治療が必要な場合がある。

手術適応の評価にはstatic stabilizerやdynamic stabilizerに対する検査が必要であり，X線検査（単純，関節造影検査），CT，MRI，関節鏡検査が通常行われる。トリガーポイント注射や関節内注入などの穿刺を伴う治療は，これらの評価が行われてから行うほうが望ましい[9]。

b. 心理面も含めた痛みの評価が重要

不安定肩関節症は，肩関節の位置異常や動揺性など器質的な側面が中心の疾患であるが，他の疼痛疾患と同様に心理的な側面からの痛みのアセスメントも重要である．患者は肩関節周囲の痛みのほかに，だるさや易疲労感，不安定感を主訴とする場合も多いが，このような症状は患者の心理状態と深く関連している印象がある．

また，肩関節周囲筋の強化訓練中に生じる脱臼や亜脱臼などの存在は，リハビリテーションの阻害因子となり，病態をさらに悪化させてしまう．このような場合には十分な疼痛対策と同時に，患者に病態や訓練に対する十分な知識を提供し，不安感や恐怖感が強い場合は，メンタルケアも併用することが望ましい．

また，脱臼・亜脱臼に随意性がある場合は，精神的ストレスや心理的状態，精神科的疾患が関与している場合があり，そういった場合には精神科的評価やストレスマネジメントが必要となる．随意性の存在は手術適応の決定にも重要な因子であり，手術適応を慎重に考慮すべきであると考えられている．随意性の存在する症例に対して非随意性の症例と同様に手術を行うと成績が悪いことが知られており[11]，手術適応の決定は慎重にすべきであると考える．

2) 痛みのコントロール

肩関節の痛みには，急性期の痛みと慢性期の痛みがあり，痛みの種類には自発痛，運動時痛，および夜間痛がある．急性期の痛みは，外傷や発症に関するエピソードから約1ヶ月以内の痛みを指す．急性痛を呈する疾患としては，肩関節周囲炎や石灰沈着性腱板炎，腱板断裂，上腕二頭筋長頭腱炎などがある[12,13]．急性期の痛みの治療としては①安静，②消炎処置（内服，局所注射，関節内注入），③冷罨，などが挙げられ，不安定肩関節症においても急性期の痛みの要素がある場合は，これらの対処を考える．

3) 安静

安静を図るのは炎症の鎮静化を目的とするものであり，三角巾や装具による固定を整形外科と相談して計画する．疼痛を伴う関節可動域拡大を目的とした訓練は，炎症を遷延させたり，複合性局所疼痛症候群（complex regional pain syndrome：CRPS）を発症させたりすることがあり控えるべきである．

4) 薬物療法

消炎処置として，薬物療法，局所注射，関節内注入のうち，内服による薬物療法がまず行われるべき治療であるが，中心的な薬物は非ステロイド性抗炎症薬（nonsteroidal anti-inflammatory drugs：NSAIDs）である．NSAIDsが頻用されているため注目度が低いが，アセトアミノフェンが有用なことがある．アセトアミノフェンは鎮痛作用と胃粘膜や腎血管に対する安全性とから，第一選択薬として用いるべき薬物と考えられるが，消炎作用がないことと，わが国での1日最高用量が少なく（1500mg/日以下），効果が弱いのが問題である．近年シクロオキシゲナーゼ2（COX-2）を選択的に阻害するCOX-2選択的阻害薬が普及してきている．同薬は胃粘膜や腎血管に対する安全性が高いと考えられているほか，他のNSAIDsに比べて関節内構造物であるプロテオグリカンやヒアルロン酸を減少させないという特長も報告されており，関節痛に対しては有効性が高いと考えられている．ただし，セレコキシブの高用量の投与では心血管系イベントが増加するという報告もあるため，注意を要する．

痛みが強い場合はリン酸コデインや場合によっては塩酸モルヒネやフェンタニル貼付薬の使用も考える．リン酸コデインはオピオイド（医療用麻薬）製剤であるが，1％製剤であれば非麻薬扱いで処方可能であり，オピオイド開始薬として使用しやすい．リン酸コデインや塩酸モルヒネは，激しい痛みを伴う症例では適応となるが，副作用対策として，嘔気や嘔吐，便秘などに対する制吐薬や緩下薬投与は必ず併用する．これらは短時間作用性であるので1日4～6回の服用が必要とされている．長時間作用性の徐放製剤は癌性疼痛に対してのみ適応がある

が，2010年からは，フェンタニル貼付薬が慢性疼痛に対しても適応となるので，本疾患に対しても必要に応じて使用を検討する．

5) 注射療法

消炎処置としての局所注射や関節内注入が行われる場合がある．また，関節内注入ではjoint distention（造影剤により関節包を拡大させる手技）が行われる場合がある．これらの注射療法に用いる薬物として局所麻酔薬や副腎皮質ステロイドがよく用いられるが，副腎皮質ステロイドの長期・頻繁の使用は，腱や骨，軟骨などの組織の脆弱化を惹起することを十分念頭に置く．二次的に生じている腱板疎部損傷に対して局所麻酔薬とステロイドを肩関節内，または肩峰下滑液包内に投与することも有効であると思われる[7]．ただし，週1回程度で5回程度とし，漫然と続けないよう注意する．その点，ヒアルロン酸ナトリウムの関節内注入は，滑膜の炎症や痛みの抑制に有用であり副作用が比較的少ないので頻繁に使用されている．注射の部位としては肩峰下滑液包か関節内，結節間溝，肩鎖関節などへの注射が行われる．石灰沈着性腱板炎がある場合は大径の穿刺針で石灰を吸引することがある．これらの局所注射で奏効しない場合で，交感神経性の要素が強い場合は星状神経節ブロックが行われることがある．また，肩甲上神経ブロックや肩甲背神経ブロックなどを併用する場合がある．

6) 理学療法

慢性期の痛みについては，関節の炎症が遷延していることもあるが，腱板断裂を見逃さないようにする．運動時痛，特に関節可動域最終域での痛みや夜間痛が特徴的である．慢性期では，関節運動障害が痛みの主な原因と考えられているので，運動療法が中心であり，その補助として急性期の痛みの治療（薬物療法，注射療法）を行うべきである．慢性期であれば，副腎皮質ホルモンの使用は控えたほうが望ましい．

運動療法は拘縮を予防する効果と関節可動域改善による除痛効果が期待できる．腱板断裂の症例において，関節可動域の制限は痛みの程度に影響することが報告されており[13]，器質的な損傷が存在している状態でも関節運動の改善がもたらされれば，疼痛が改善することが示唆されている．そのため，codman体操や関節可動域訓練などの運動療法は，慢性期の痛み治療に重要である．

保存的治療としては，運動直後の冷罨，ストレッチと筋力増強訓練がある．ただし，関節内構成体に明らかな損傷が認められる症例では効果があっても一時的なことが多い．その場合は鏡視下手術を含む外科的治療が必要となることが多いため，評価を十分に行うことも重要である．

4. 予後，経過，次の手段

肩関節不安定症で関節包や関節唇，関節包靱帯，肩関節周囲筋などの肩関節安定化要素が破綻している場合で症状が強い場合には，ペインクリニックでの治療やテーピング，およびリハビリテーションなどの保存的治療を漫然と行わず，早期に手術適応を考えるべきである．ただし，解剖学的破綻が明確でなく症状が軽度である場合は，一部症例で自然治癒例が存在することを考慮すれば，長期的な経過観察のみでよい場合もある．遠藤は解剖学的に破綻が認められない動揺性肩関節のうち無処置の25症例の経過について報告しているが，脱臼・亜脱臼が悪化したものはみられず，変位が改善された症例が3例(12%)であったと報告している[14]．また，別の報告では9.7%が自然治癒したと報告している．自然治癒は男性が女性より多く，発症年齢と自然治癒との間には強い負の相関，すなわち若年発症例ではより自然軽快が期待できると考えられている[7]．一方，全身性に関節弛緩のある症例では自然治癒が期待できないと考えられている．また，上肢挙上位での運動が必要である野球やテニス，バレーボール，バスケットボールなどのスポーツ（オーバーヘッドスポーツ）の継続は自然治癒を阻害すると考えられている[15]．

生活指導としては上肢下垂位での重量物の保持を禁止することが最も重要である。上肢を最大挙上位にして物を支える姿勢をとると脱臼することもあり，注意を喚起する[12]。その他，過度の運動，腕立て伏せ，ショルダーバッグの保持，肩をすくめた猫背の姿勢などを避けるように教育し，運動後のアイシングや大股歩行，などの励行を指導する[7]。

その他，腱板筋強化訓練，装具装着などを行う。腱板筋強化訓練は肩関節の安定性を改善すると考えられており，棘上筋，棘下筋，小円筋，肩甲下筋を強化するcuff-Y exerciseが有効と考えられている[7]。

装具は肩甲骨バンドやたすきを使用するが，腱板筋強化訓練と併用した場合は85%の症例で症状の改善が得られたという報告がある[16]。

それらを行っても改善が得られない場合は整形外科と相談し外科的治療を検討する。一般的に解剖学的破綻がある場合は手術適応があるため[7]，関節包，関節唇，関節包靱帯などが破綻している場合には，外科的治療が必要となる。手術適応の評価のためにも，X線検査（単純，関節造影検査），CT，MRI，関節鏡検査が必要となる。外科的治療としては大胸筋移行術，骨切術（glenoid osteotomy）や関節鏡視下に弛緩した関節包を加熱し収縮させて安定化させるthermal capsular shrinkageなどがある。

【文 献】

1) 濱田一壽．症候性の動揺肩，multidirectional instabilityの歴史と定義．MB Orthop 2002；15：1-10.
2) Fu F, Burkhead WZ, Flatow EL, et al. Symposium: controversies in reconstruction of the unstable shoulder: mobility versus instability (Pt I). Contemp Orthop 1993；26：301-22.
3) 遠藤寿男，滝川 昊，高田広一郎ほか．Sog. Schulterschlottergelenkの診断と治療法の経験．中部整災誌 1971；14：630-2.
4) Neer CS, Foster CR. Inferior capsular shift for involuntary inferior and multidirectional instability of the shoulder. A preliminary report. J. Bone Joint Surg 1980；62-A：897-908.
5) 信原克哉．Loose shoulderの病態および診断．越智隆広，菊池臣一編．NEW MOOK 整形外科 No.10 肩の外科．東京：金原出版；2001．p.170-3.
6) 森澤佳三．肩関節不安定症の診断と治療 治療：保存療法と後療法．関節外科 2001；20：118-24.
7) 黒田重史．Loose shoulderの保存的治療．越智隆広，菊池臣一編．NEW MOOK 整形外科 No.10 肩の外科．東京：金原出版；2001．p.176-82.
8) 平川 誠．Loose shoulderの関節包におけるコラーゲンの生化学的分析．肩関節 1988；12：78-80.
9) 井出淳二．肩関節不安定症の分類．整・災外 2008；51：1129-31.
10) 滝川 昊，遠藤寿男，栗若良臣ほか．動揺性肩関節と肩関節脱臼—その病態と治療．災害医学 1976；19：39-44.
11) 藤田健司．肩関節不安定症の治療．Journal of Athletic Rehabilitation 2003-2004；4：15-23.
12) 石垣範雄，畑 幸彦．特集 関節の痛み III．治療 1．上肢 肩関節に対する治療．2009；30：1473-80.
13) 石垣範雄，畑 幸彦，村上成道ほか．肩腱板断裂が臨床所見に及ぼす影響．肩関節 2008；32：645-7.
14) 遠藤寿男．動揺性肩関節症の無処理例について．Journal of Joint Surgery 1991；10：97-106.
15) 黒田重史，森石丈二，丸田喜美子ほか．肩関節多方向不安定症の発症と自然治癒に関する考察．肩関節 1997；21：449-52.
16) 山鹿眞紀夫，井出淳二，北村歳男ほか．肩関節多方向不安定症の保存療法．整・災外 1997；40：33-40.

〔川井康嗣〕

3 腱板断裂

[はじめに]

肩腱板断裂は，日常診療においてよく遭遇する疾患である．肩に疼痛を訴える患者の中に，比較的高頻度に肩腱板断裂を認めることがある．しかしながら，なかには無症候性のものもある．

1. 疾患の概要，痛みの原因

1）病態

肩関節の棘上筋・棘下筋・小円筋・肩甲下筋の回旋筋の腱板のいずれかの損傷により生じる．回旋筋腱板とその筋群の主要な機能は，比較的大きい上腕骨を保持し，肩甲骨の関節窩と関節腔を小さく，狭くすることである[1]（図1）．回旋筋の腱板損傷は，水平面より上方で上肢を繰り返し使用する場合に損傷する．腱板断裂（rotator cuff tear）は，外傷や肩峰下インピンジメント[2]などの外因性の原因や，加齢による変性や血行障害による内因性原因により起こる[3]．腱板断裂には，完全断裂と不全断裂がある（表1）．腱板断裂が棘上筋腱に多いと考えられていたが，最近の解剖学的研究から棘下筋腱は上腕骨大結節に幅広く付着していることが示されており，これより棘下筋腱の断裂も多いことが示唆されている．皆川らは，運動器検診による疫学的調査で，肩痛を自覚している人の36.9％に腱板断裂が認められたと報告している[4]．これは調査した全体の22.1％であり，50歳代から年齢とともに断裂の発生頻度が増加していく傾向がみられた．肩痛を自覚していない人でも18％に腱板断裂が存在していたと報告している．また，完全断裂の平均年齢は60歳前後，不全断裂は40歳代であり，完全断裂では男性が多く，不全断裂では男女ほぼ同数であるとの報告もある[5]．

2. 症状，検査，診断

1）症状

腱板断裂の基本的な臨床症状は，肩の運動時痛と上肢挙上時のインピンジメントおよび可動域障害である．急性期には安静時痛を認めることもあり，夜間痛や拘縮などが随伴することもある．腱板断裂が存在しても症状がない無症候性腱板断裂が存在すると報告されている[6]．無症候性腱板断裂の特徴としては，症候性腱板断裂と比べ非利き腕側に多い，インピンジメント徴候（impingement sign）が陰性，自動挙上可動域が大きいことである．外転および外旋筋力が保たれており，ロジスティック回帰分析の結果では，利き腕側の罹患か否か，インピンジメント徴候，外旋筋力低下の有無の3項目が有意であると報告されている．

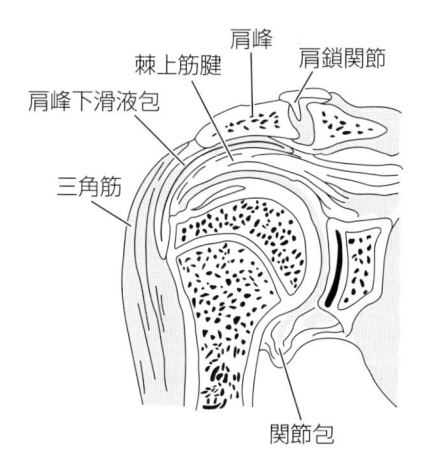

図1 肩関節の冠状断

（Moore KL, Dalley AF. Upper Limb. In：Moore KL, Dalley AF, editors. Clinical Oriented Anatomy. 5th ed. Philadelphia：Lippincott Williams & Wilkins；2006. p.848-57より改変引用）

2) 検査，診断

a. 理学所見

■ 筋萎縮

棘下筋の萎縮が認められることが多い。

■ 肩甲骨の位置異常

左右の肩の高さの違い。

■ 触診

上肢伸展して肩峰前面で棘上筋腱および大結節部を触知したときの陥凹。

大結節付近，結節間溝，腱板疎部，棘下筋筋腹に圧痛を認めることが多い。

■ 関節可動域制限

受傷からの回旋経過期間が長い場合，回旋や挙上方向の運動制限を生じる。

■ インピンジメント徴候

❶ Neer sign[2]

上肢を内旋位にして，検者が片方の手を患者の肩峰に置き，他方の手で患者の腕を持って他動的に外旋させたときに，水平より上方で痛みが誘発された場合を陽性とする。

❷ Hawkins sign[7]

肩関節90°屈曲位にて他動的に上肢を内旋したときに疼痛が誘発されるかどうかを調べる。

■ 徒手筋力テスト[3]

❶ Drop armテスト

肘伸展位にて他動的に90°外転させ，その位置を保持できるかどうか調べる。大断裂では，脱力する。

❷ 外旋筋力テスト（棘上筋・棘下筋）

両肩関節外転90°の位置で保持させて示指にて抵抗を加えると，患側では抵抗に耐えられなくなる。

❸ 棘上筋テスト

上肢を肩甲骨面で30°内旋位で挙上させた位置で筋力を調べる。痛みや筋力低下を認める。

❹ 外旋筋力テスト（棘下筋・小円筋）

- 下垂位外旋筋力テスト（棘下筋）

    上肢下垂位で肘屈曲90°にて抵抗を加えて外旋筋力を調べる。

- 外転位外旋筋力テスト（小円筋）

    肩関節90°外転位にて抵抗を加えて外旋させる。

❺ 内旋筋力テスト（肩甲下筋）

- Lift-offテスト

    手を背部に回した，いわゆる結帯動作を行う肢位から，検者が他動的に背部から患者の手を離して空中に保持させてからその手を離した際に手が下方に落下してしまう場合を陽性と判定し，保持できれば陰性と判断する。

- Belly pressテスト

    患側の手で腹部を押して内旋させる。肩甲下筋断裂があると，内旋筋力が弱いために肘が後方へ動く。この肢位では，疼痛や拘縮の影響を受けにくい。

これらの可動域と徒手筋力テストは疼痛の影響を大きく受けるために，ある程度疼痛を除去したのちの可動域では拘縮の状態，筋力テストでは断裂筋の予想ができる。

b. 画像所見

■ 単純X線

肩関節（正面，scapula Y，軸写）3方向を撮影する。

正面像：肩峰下面の大きな骨棘や大結節部の骨硬化像がみられる。肩峰骨頭間距離（acromio-humeral interval：AHI）が0.5cm以下の場合，腱板大断裂の可能性が高い。

Scapula Y像：腱板断裂に伴う肩峰前面の骨棘の有無を観察する。

軸写像：腱板断裂と関係のあるos acromiale（肩峰骨：線維接合により肩甲棘に結合している肩峰）の有無を確認する。

■ MRI（図2，3，4）

腱板断裂の部位および広がりを確認する[3]。

表1 腱板断裂の種類

完全断裂	不全断裂
小断裂	滑液包側断裂
中断裂	腱内断裂
大断裂	関節包側断裂
広範囲断裂	

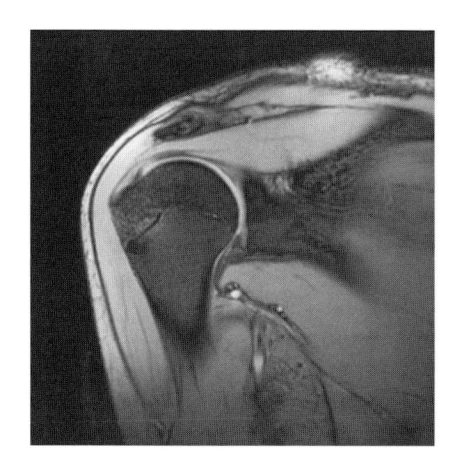

図2　正常肩関節MRI（斜位冠状断）

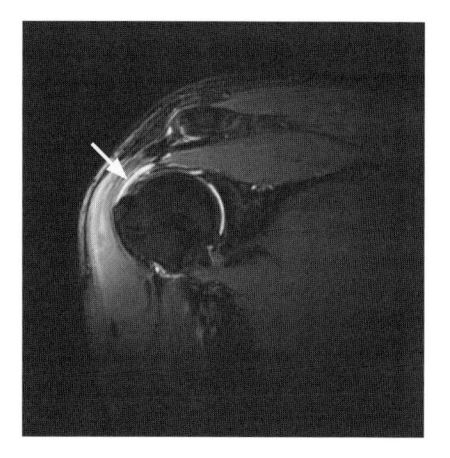

図3　棘上筋腱完全断裂のMRI（斜位冠状断）

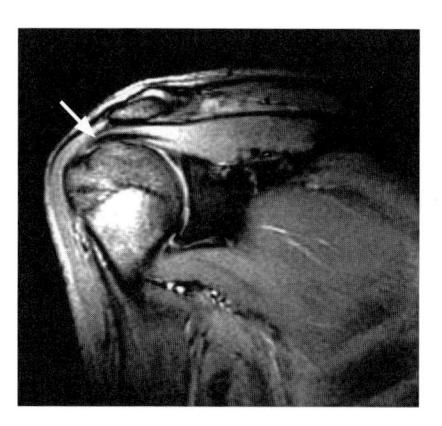

図4　棘上筋腱不全断裂のMRI（斜位冠状断）

腱板断裂では，高信号として認められる。T_2強調画像の斜位冠状断および斜位矢状断でsuperior facetでの断裂の部位，広がりの確認を行い，水平断では肩甲下筋腱と棘下筋腱の断裂の程度を確認する。斜位矢状断では各腱板筋の脂肪変性の有無を観察する。

■ 超音波[8〜10]

超音波検査は外来で行うことができ，狭い範囲での分解能はMRIを上回る。さらに超音波ガイド下に注射を行うことも可能である。プローブはリニアプローブを用い（**図5**），前方走査，上方，後方へと移動させる。

前方走査では，肩外旋位で，肩甲下筋腱を観察する。肩甲下筋腱断裂では，健側と比べ腱が菲薄化しているか，上腕二頭筋長頭腱の右側の小結節上に肩甲下筋腱を認めず，肩甲下筋腱が内側に引き込まれている。

上方走査では，棘上筋腱，棘下筋腱が観察される。肩関節軽度伸展位で観察する。正常肩では腱板表面は上方に凸であるが（**図5a**），断裂腱板では表面の平坦化，陥凹，腱内部の低エコー像，大結節の不整像が特徴的である（**図5b**）。表面エコーが下方凸か平坦になっている場合は小断裂の存在を，内部エコーにおいて関節包面に限局した低エコーが存在する場合は関節包側断裂の存在を，境界エコーが不整で直下の内部エコーが低エコーになっていない場合は滑液包側断裂を示唆する。腱板の中断裂約2cm以上の大きさの断裂では境界エコーの変化が出現す

る。不全断裂では境界エコーの変化が出現しにくく，エコーの輝度変化で診断するが，診断精度が落ちる。

3. ペインクリニックにおける治療

保存的治療と外科的治療がある。腱板断裂の治療の根本は保存的治療である[3]。

手術療法の適応に関しては，専門家に任せる。しかしながら時期と適応に関しては，治療指針はない。

〈 保存的治療[11] 〉

安静時痛および夜間痛のある症例や主症状が拘縮による痛みである場合には，まず保存的治療を考える。

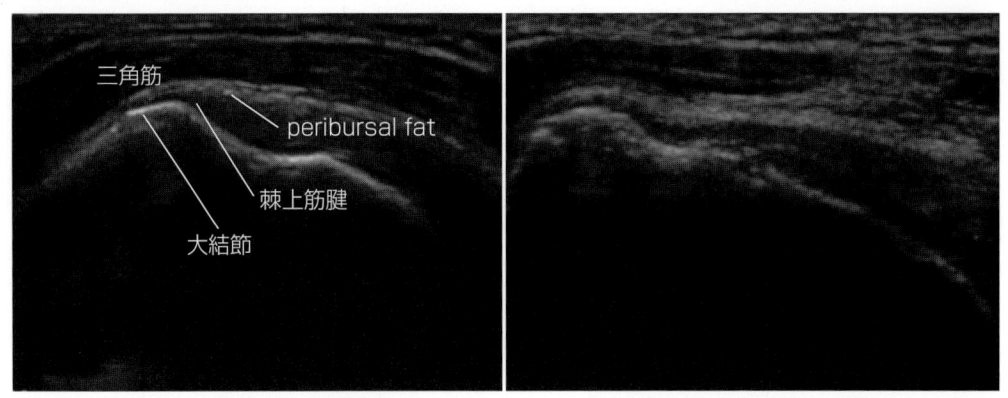

(a) 棘上筋腱正常超音波画像　　　　　　(b) 棘上筋腱完全断裂超音波画像

図5　肩関節超音波画像（長軸像）

1) 安静

疼痛のある状態での運動は局所炎症の鎮静を阻害する可能性があり，急性期には，約1週間程度の安静が必要であり，リラクゼーションの獲得が必要である。

2) 薬物療法

局所炎症の鎮静のために主に非ステロイド性抗炎症薬（nonsteroidal anti-inflammatory drugs：NSAIDs）を用いる。胃腸障害の副作用の少ないCOX-2選択性の薬物などを選択する。

3) 注射療法

a. 肩峰下滑液包内注射[9,12]

肩峰下滑液包（subaromial bursa：SAB）内へ局所麻酔薬やステロイド，あるいはヒアルロン酸を注入する。盲目的には正確なSABへの注入は必ずしも容易ではないため，超音波ガイド下に注射を行うと正確にSAB内へ薬液を注入することができる。仰臥位で肩関節を伸展位とし腱板を肩峰から引き出してプローブを当て（図6），三角筋下の高エコーのライン（peribursal fat）（図5a）と腱板表面の間に注射針を進め（図7a），観察しながら薬液を注入することでSABに低エコーの薬液が貯留するのが分かる（図7b）。こうすることで腱板の表面の形状がより鮮明となり，小さな不全断裂でも観察しやすくなる。

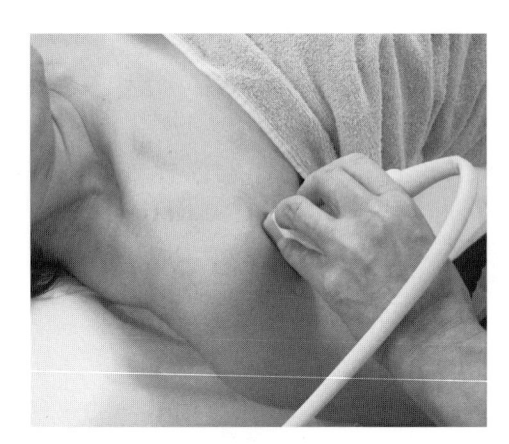

図6　超音波ガイド下肩峰下滑液包内注入の際のプローブの当て方（長軸像）

b. 関節内注射[11,12]

除痛とともに，関節内病変の診断的意義も大きい。腱板関節包側断裂で行われる。局所麻酔薬，ステロイド，ヒアルロン酸などを注入する。肩の前方からと後方からの刺入法がある前方アプローチは，烏口突起外側縁から内下方，肩峰後角に向けて刺入する。抵抗が抜ける部位で，薬液が抵抗なく注入されれば，関節内と考えられる。後方アプローチでは，肩峰角下端から約2cm遠位で上内方，烏口突起に向けて注入する。

4) 神経ブロック療法

a. 肩甲上神経ブロック[13]

肩甲上神経ブロックは，比較的簡単に行うことができ，ブロック後痛みの消失を認め，また，運動療法の際にも補助的に用いることもできる

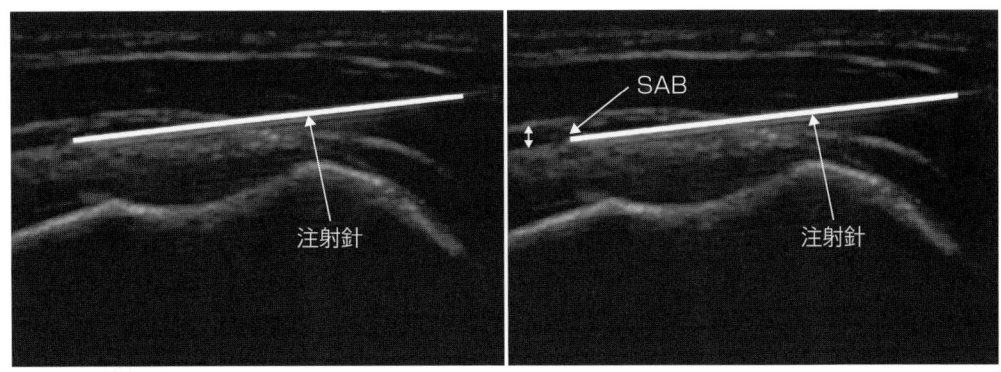

(a) 針が滑液包内に入るようす　　　　(b) 滑液包内に薬液が広がった像

図7　超音波ガイド下肩峰下滑液包内注入

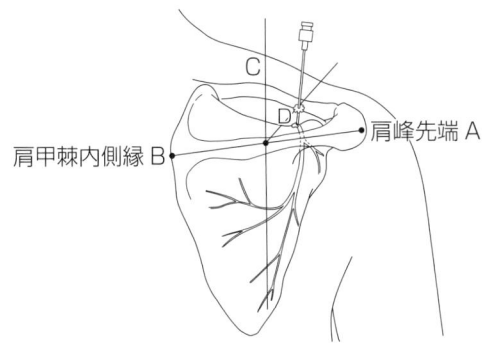

図8　肩甲上神経ブロックの刺入点（Mooreの方法）

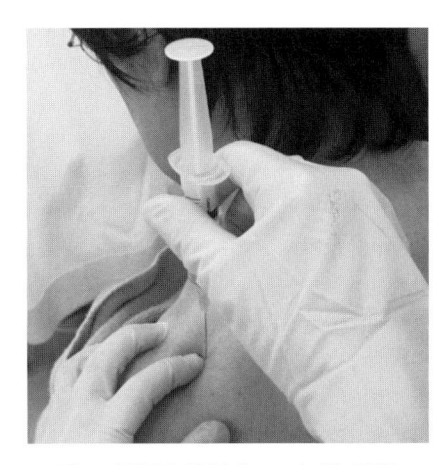

図9　肩甲上神経ブロック（簡便法）

ため，肩関節痛に対して早い時期に試みてよいブロックである．肩甲上神経は運動枝とともに知覚枝を有するため，肩関節部の痛みに大きく関与している．肩甲上神経は腕神経叢の上神経幹から起始し，棘上筋へ運動枝を出し，肩峰鎖骨関節，肩峰下滑液包，関節包へ知覚枝を出し，下肩甲黄色靱帯の下で肩甲棘関節切痕を鋭く屈曲しながら棘下窩に至る．そこで肩関節包への知覚枝や関節周辺組織への枝と棘下筋枝を出す．

❶ Mooreの方法（図8）

　患者は坐位で上腕は体側につけ，両手は膝の上に乗せる．術者は患者の後方に立ち，肩甲棘を指で皮膚の上から確かめ，肩峰の先端（A）から肩甲棘内側縁（B）まで，棘上縁にそって皮膚上に線を引く．この線の中点から脊柱に平行に引いた線（C）を引く．この線とABを結んだ線とでできた外上方角で2等分線（D）を引き，交点より2.5cm離れた点を刺入点とする．針を刺入点の面に垂直に骨に当たるまで進める．骨に当たったら，わずかに針を引き抜き，内前方に針を進め，肩甲切痕に滑らせる．吸引テストを行ったのち，局所麻酔薬を5～8ml注入する．

❷ 簡便法（図9）

　肩甲棘と鎖骨の間にできる三角部のくぼみに術者の示指を当て，指先がすっぽり入ったとき，爪の先端中央が刺入点となる．刺入点より皮膚に垂直に針を刺入し，棘上窩骨面に当たるまで進める．肩関節や，上腕に放散痛が得られることもある．吸引テストをしたのち，局所麻酔薬を注入する．通常，外来では，この方法で行うことが多い．

b. 肩関節枝高周波熱凝固法[14]

　腱板不全断裂などによる痛みが主な適応で，肩峰下滑液包注射や関節腔内注射などによる疼

痛の改善が一時的な難治性の疼痛に適応となる。肩関節包の感覚は，主に肩甲上神経，腋窩神経から分枝する関節枝により支配されている。

22G 9.7cmガイド針で穿刺し，10cm電極キットを使用する。

❶ 前方アプローチ

仰臥位で烏口突起の下部より穿刺する。烏口突起基部，臼蓋上部関節裂隙外側で刺激を行い，再現痛が得られたら，造影して血管や関節包でないことを確認後，局所麻酔薬0.5mlのテストブロックを行い80〜90℃で高周波熱凝固を行う。

❷ 後方アプローチ

腹臥位で，後方から穿刺する。臼蓋上部関節裂隙外側で刺激を行い，再現痛が得られたら，造影して確認し，テストブロックを行ったのち，高周波熱凝固を行う。

5) 運動療法[11]

慢性期の治療の中心となるのは運動療法である。腱板断裂における疼痛の治療には，関節運動の改善が重要であり，関節可動域が確保されれば，疼痛の軽減・消失が期待できる。

リラクゼーションの確保と関節可動域訓練を行う。

4. 予後，経過，次の手段

〈 外科的治療[3, 11] 〉

保存的治療で疼痛の改善が得られない場合にはすみやかに外科的治療を選択すべきである。保存的治療の効果の有無を正確に判断し，漫然と保存的治療を継続しない。特にステロイドの注入などを長期にわたって行わない。腱板断裂で，外科的治療を考慮するのは，以下のような症例である。①主症状が引っかかり（肩峰下インピンジメント）では，保存的治療に反応がなければ，早期でも外科的治療を考慮する。②挙上時の脱力や自動挙上障害のある症例。理学所見や画像所見で大きな断裂があれば外科的治療を考慮する。特に誘因となった大きな外傷のある場合には早期でも外科的治療を考慮する。誘因となった外傷のない場合には，腱板筋の萎縮や脂肪変性が進んでいることもあり，手術成績が良くないことが多い。比較的若年者の外傷を契機とした損傷や大断裂，肩甲下筋腱断裂で上腕二頭筋腱脱臼を伴った症例では早期に外科的治療を選択する[15]。手術の目的は，疼痛の改善と腱板断裂部の連続性を再建することである。外科的治療の種類としては①直視下腱板縫合術（McLaughlin法），②mini open法，③鏡視下腱板縫合術（arthroscopic rotator cuff repair：ARCR）がある。

【文　献】

1) Moore KL, Dalley AF. Upper Limb. In：Moore KL, Dalley AF, editors. Clinical Oriented Anatomy. 5th ed. Philadelphia：Lippincott Williams & Wilkins；2006. p.848-57.
2) Neer CS. Impingement lesions. Clin Orthop 1983；173：70-7.
3) 大沢敏久, 高岸憲二. II.肩関節 腱板損傷. MB Orthop 2009；22：47-53.
4) 皆川洋至, 木島泰明, 富岡 立ほか. 腱板断裂の自然経過. J MOS 2007；44：10-4.
5) 畑　幸彦. 腱板断裂の診断と治療方針. MB Med Reha 2009；110：16-20.
6) 山本敦史, 高岸憲二, 大沢敏久ほか. 無症候性腱板断裂の臨床像. 肩関節 2008；32：409-12.
7) Hawkins RJ, Kennedy JC. Impingement syndrome in athletes. Am J Sports Med 1980；8：151-8.
8) 杉本勝正. 肩関節の超音波検査診断―過去から未来へ―. 日整超研誌 2007；19：16-21.
9) 木島泰明, 皆川洋至, 富岡 立ほか. 腱板断裂の診断・治療・予防における超音波診断装置の有用性. 関節外科 2009；28：54-60.
10) 杉本勝正. 肩関節スポーツ障害のエコー診断. 関節外科 2009；28：44-53.
11) 石垣範雄, 畑　幸彦. 肩関節痛に対する治療. ペインクリニック 2009；30：1473-80.
12) 朴　基彦, 大瀬戸清茂. 4章.超音波ガイド下神経ブロック手技 18.肩関節ブロック. 大瀬戸清茂編. 透視下神経ブロック法(第1版). 東京：医学書院；2009. p.314-7.
13) 大瀬戸清茂. 16.肩甲上神経ブロック. 若杉文吉監. 大瀬戸清茂, 塩谷正弘, 長沼芳和ほか編. ペイン

クリニック 神経ブロック(第2版). 東京:医学書院; 2000. p.89-91.
14) 朴　基彦, 大瀬戸清茂. 1章. X線透視下神経ブロック手技 45. 肩関節後枝高周波熱凝固法. 大瀬戸清茂編. 透視下神経ブロック法(第1版). 東京：医学書院；2009. p.166-8.

15) 鈴木一秀, 筒井廣明. 腱板損傷に対する鏡視下腱板修術. 関節外科 2008；27：26-32.

〔平川奈緒美〕

4 インピンジメント症候群

1. 疾患の概要，痛みの原因

1) インピンジメント症候群とは[1]

「インピンジメント」とは「衝突」という意味であり，インピンジメント症候群とは，肩において肩峰烏口アーチ（coracoacromainal arch：C-A arch）（肩峰，烏口肩峰靱帯，烏口突起からなる）あるいは肩鎖関節と，その下を通る腱板や肩峰下滑液包，上腕骨頭が「衝突」することによって継続的な機械的侵害が生じ，慢性的な疼痛が発生した状態をいう。肩を上げていくとき，ある角度で痛みや引っかかりを感じそれ以上に挙上できなくなる症状を呈する。野球，水泳，テニス，バレーボールなど腕をよく使うスポーツや肉体労働などによるoveruseが原因になることが多いが，50歳以上で特に誘因なく発症することもある。

2) 病態

a. 解剖（図1）

棘上筋は肩甲骨の棘上窩，棘上筋膜の内面から起始し，肩峰の下を外方へ走り，上腕骨大結節の上部へ停止しており，棘下筋，肩甲下筋，小円筋とともに回旋筋腱板（ローテーターカフ）を形成している。肩関節の外転時に棘上筋腱は，C-A arch，肩鎖関節の真下を通ることになり，これらによる摩擦や圧迫を受けやすい位置にある。

b. 発生機序

❶ Supraspinatus outletの狭窄

棘上筋腱が通過する空間をsupraspinatus outlet（棘上筋出口）と呼び，ここに狭窄が生じると上肢を挙上するたびに棘上筋腱や肩峰下滑液包が圧迫，摩擦を受け，肩峰下滑液包炎や腱板炎を起こし疼痛を生じる。Supraspinatus outletの狭窄の原因としては，肩峰前下縁の骨棘形成，肩峰の形状の異常（彎曲または角状変形），肩峰の傾斜の平坦化，肩鎖関節下面の膨隆（骨棘など）などが挙げられる。

❷ 二次的にインピンジメントを起こす病態

大結節高位，上腕骨頭の上昇防止機構の破綻（腱板断裂など），肩甲上腕関節の破壊（慢性関節リウマチ，骨頭切除など），肩甲骨の懸垂機構の破綻（陳旧性肩鎖関節脱臼，僧帽筋麻痺），肩峰の欠陥，肩峰下滑液包または腱板の肥厚，肩関節の異常負荷（脊髄損傷など）。

2. 症状，検査，診断

1) 症状，理学的所見[1]

a. 痛みの特徴

インピンジメント症候群の痛みは，肩の前面から側面（肩峰，大結節，上腕骨中央の三角筋付着部）にみられ，以下のような特徴をもつ。
①運動時痛：痛みは主に運動時に生じ，動かすほど悪化する。物を持ち上げたり，手を伸ばしたり，投球動作など手を肩より上へ挙上するスポーツ時，腕を上げた状態から下げる際などに痛みを生じる。背部へ腕を回すことが困難になる。

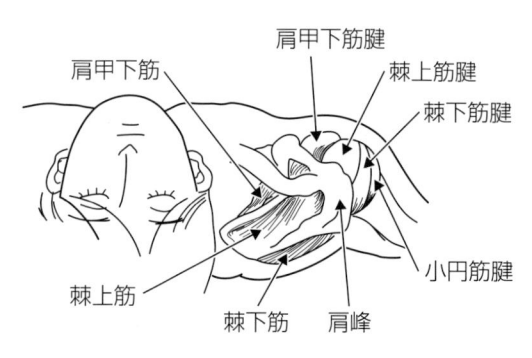

図1 肩峰と腱板の解剖

②夜間痛：安静時痛はあまり認めないか，あっても軽度だが，夜間痛を認めることはまれではない．夜間に疼痛で覚醒したり，患側を下にして寝られないなどの症状を呈する．
③圧痛：大結節の前方（棘上筋腱付着部），肩峰前外側，烏口肩峰靱帯．

b. 軋轢音

患者の後方に立ち，肩峰に一方の手を置き反対の手で患者の上腕を挙上させると肩峰下に軋轢音を感じる．患者自身が肩を動かすときに音がしたり，引っかかりを感じることもある．

c. Painful arc sign

被験者が肩を自動挙上したときに，外転70°付近で疼痛が生じ120°付近で消失する徴候をpainful arc signという．大結節が肩峰下面を通過する際に腱板，肩峰下滑液包の病変部がC-A archに当たって痛みが生じる．

d. 可動域制限

基本的に可動域は保たれていることが多いが，軽度の制限は起こしうる．疼痛のために起こる場合もある．

e. 筋力低下

インピンジメント症候群では筋力低下を起こすことはまれであるが，痛みのために肩に力が入らないと訴える患者もいる．経過の長い患者では三角筋，棘下筋に軽度の筋萎縮を認めることがある．

2）検査，診断

a. 疼痛誘発テスト[1, 2]

❶ インピンジメント徴候

肩峰と大結節を強制的に近づけることでインピンジメントを発生させ，疼痛を誘発するテスト．インピンジメント徴候（impingement sign）には次の2つがある．
①Neer法：一方の手を肩峰の上に当て，上方から肩甲骨を押さえながら，他方の手で他動的に上肢を内旋位でゆっくりと挙上させる．疼痛が誘発されたり，クリック音を触知すれば陽性．
②Hawkins法：一方の手を肩峰の上に当て，他方の手で肘をつかんで肩関節を90°前方屈曲，内旋位および肘関節90°屈曲位から肩関節の90°前方屈曲を行わせる．疼痛が誘発されたり，クリック音を触知すれば陽性．

❷ インピンジメント注入テスト

インピンジメント注入テスト（impingement injection test）とは，局所麻酔薬（5〜10ml）を肩峰下滑液包内に注入して前述のインピンジメント徴候が消失するかどうかを確認するテストである．

b. 画像所見[3]

■ 単純X線

肩関節正面像，scapular Y像を撮影する．通常異常を認めないが，C-A archや肩鎖関節の狭小化の原因となる肩峰下面・肩峰前縁の骨棘，肩峰の形態異常，肩鎖関節下面の膨隆などがみられることもある．大結節側では骨硬化，骨吸収，辺縁不整などを評価する．

■ 造影X線

肩関節造影ではstage IIIでは肩峰下滑液包内への漏出像が得られるが，stage I, IIでの特徴的な所見はない．肩峰下滑液包造影では，内壁の不整，内腔の狭小化，挙上位像での肩峰による圧迫像がみられることがあるが有用性は乏しい．

■ 超音波

肩関節の検査における超音波の利点は，無侵襲であること，腱板などの軟部組織の評価を動的に行うことができることである．肩峰下滑液包については肥厚の有無などが，腱板については境界エコーの連続性，鮮明度，内部エコーの均一性を評価することで腱板断裂の有無，完全断裂かどうかを診断できる[3]．

■ MRI

肩峰下滑液包内の水腫を認める．腱板断裂の有無を確認する．

c. 分類（表1）[1]

インピンジメント症候群は一過性の炎症から

表1 インピンジメント症候群の病期分類

	Stage I	Stage II	Stage III
病態	浮腫と出血（滑液包）	線維化（滑液包） 腱板炎	腱板の断裂
好発年齢	25歳以下	25～40歳	40歳以上
臨床経過	可逆性	活動により反復	進行性
特に注意すべき鑑別診断	肩関節亜脱臼 肩鎖関節障害	肩関節拘縮 石灰沈着	頸部神経根症 腫瘍
治療方針	保存的治療	難治なら烏口肩峰靱帯切離，滑液包切除を考慮	前肩峰形成術 腱板修復術

（玉井和哉．インピンジメント症候群．三笠元彦編．肩の痛み．東京：南江堂；2001．p.85-98より引用）

腱板断裂までの広い病態を指す。Neerらは，腱板，肩峰下滑液包の障害の程度により以下の3つの病気に分類した[4]。

① Stage I（浮腫と出血）：肩関節のoveruseにより肩峰下滑液包に出血や浮腫が生じた状態。可逆的変化であり，安静にて治癒する。25歳以下の若年者に起こりやすい。

② Stage II（線維化と腱板炎）：長期にわたり機械的刺激が継続し滑液包に線維化と肥厚が生じた状態で，肩峰下腔が狭小化しているためわずかな炎症でも症状が出やすい。25～40歳ぐらいのスポーツマンに多い。

③ Stage III（腱板損傷，上腕二頭筋腱断裂と骨変化）：病変が進行し腱板の部分断裂または完全断裂，上腕二頭筋長頭腱の断裂，肩峰の骨変化を来した状態。通常40歳以上で生じる。

Stage I，IIの分類は曖昧であり年齢や臨床経過をみて判断する。安静により症状が消えてしまえばStage Iであり，再発を繰り返すならばStage IIとなる。

d. 鑑別診断[1, 5]

五十肩や頸椎神経根症，肩甲上腕関節の炎症などを除外する。五十肩との鑑別に可動域制限の有無は重要である。また，疫学として五十肩では糖尿病患者での発生率が健常人の5倍であり，甲状腺機能低下との関連も指摘されている。頸椎神経根症との鑑別では腕を挙上し頭上に置いたときに症状が改善する点，疼痛誘発テスト（Jackson，Spurling）の所見などに加えて，診断的神経ブロックが有用である。その他鑑別すべき主な疾患を表に示す（表2）。

3. ペインクリニックにおける治療[1, 2]

1）安静

上肢を水平以上に挙上しないようにすることで肩峰下腔の安静を保つ。

2）薬物療法

薬物療法としては非ステロイド性抗炎症薬（non-steroidal anti-inflammatory drugs：NSAIDs）を用いる。特にStage Iの炎症を抑えるのに有用である。長期投与となる場合には消化性潰瘍，腎機能障害などの副作用に対する配慮が必要である。COX-2選択的阻害薬（エトドラク，メロキシカム，セレコックス）などを選択するべきである。

3）理学療法[2]

炎症の強い急性期には疼痛の軽減と筋攣縮の弛緩が主体となる。薬物療法，神経ブロック療法と並行して経皮的電気神経刺激（transcutaneous electrical nerve stimulation：TENS），超音波療法，局所冷却などの物理療法を行う。急性炎症が治まった段階で筋力保持を目的とし

表2 インピンジメント症候群と鑑別すべき主な疾患

疾患	鑑別点
I. 腱板の病変であるがインピンジメント以外の原因によるもの	
A. 急性外傷性肩峰下滑液包炎	単一の外傷
B. 外傷性腱板断裂	単一の外傷
C. 石灰沈着性腱炎	X線所見
II. 腱板以外の部位から生じる肩の痛み	
A. 肩鎖関節	
1. 外傷性関節症	圧痛点，X線，関節内注射
2. weightlifter's shoulder	圧痛点，X線，関節内注射
B. 肩甲上腕関節	
1. 前方不安定症	apprehension徴候，X線，関節鏡
2. 動揺性肩関節	引き下げテスト
3. 軽度の関節拘縮	関節内注射，運動療法の効果
4. 外傷性関節症	病歴，X線
5. 上腕二頭筋長頭腱炎	圧痛点
C. 神経・血管の障害	
1. 頸部神経根症	放散痛，頸椎X線
2. 肩甲上神経のentrapment	選択的筋萎縮，肩甲上神経ブロック，電気生理学的検査
3. 神経痛性筋萎縮症	臨床経過，筋萎縮
4. quadrilateral space症候群	圧痛点，血管造影
5. 胸郭出口症候群	体型，血管負荷試験
6. 腕神経叢腫瘍，pancoast腫瘍	各種画像診断

（玉井和哉．インピンジメント症候群．三笠元彦編．肩の痛み．東京：南江堂；2001．p.85-98より引用）

た等尺性運動を開始する[2]．外旋筋，内旋筋，外転筋力を強化する（図2）．症状の改善に伴いゴムバンドなどを用いた抵抗運動に移行する．これらの運動療法はすべて肩関節水平位以下で行うことがポイントである．

a. 拘縮予防

安静期間中は拘縮の予防のため1日1回対側の手で患肢を支えて他動運動を行わせる．

b. 冷却，保温，温熱療法

急性の炎症のある場合には局所の冷却を行う．その他の場合は原則として冷やさないほうがよい．慢性的な症状に対してホットパック，超音波療法などの温熱療法が有効な場合がある．

4）神経ブロック療法

肩関節包の知覚は主に肩甲上神経および腋窩神経から分岐する関節枝により支配される．神経ブロック療法では主にこの2つの神経ブロックを施行する．診断的ブロックとしても，疼痛が肩関節由来の痛みなのか頸椎由来なのかの鑑別に有用である．また，補助的に星状神経節ブロックやトリガーポイント注射などを併用することが多い．

a. 肩甲上神経ブロック[6]（図3，4）

肩甲上神経は腕神経叢の上神経幹からの枝であり，上肩甲横靱帯の下で肩甲切痕を通り棘上窩に入る．肩甲棘と鎖骨の間にできる三角形のくぼみに左示指を当てたときの爪の先端中央を刺入点とし，皮膚に垂直に23Gカテラン針を用いて穿刺し，棘上窩に当たるまで針を進める（皮膚面から3〜5cmの深さで棘上窩に達する）．血液の逆流がないことを確認し局所麻酔薬を3〜8ml注入する．針を神経に当てる必要はない．効果判定はブロック後に痛みが消失すること，上腕の外転，外旋ができなくなる（棘上筋，棘下筋の筋力低下）ことを確認して行う（皮膚支配がないため皮膚面の知覚低下での効果判定はできない）．

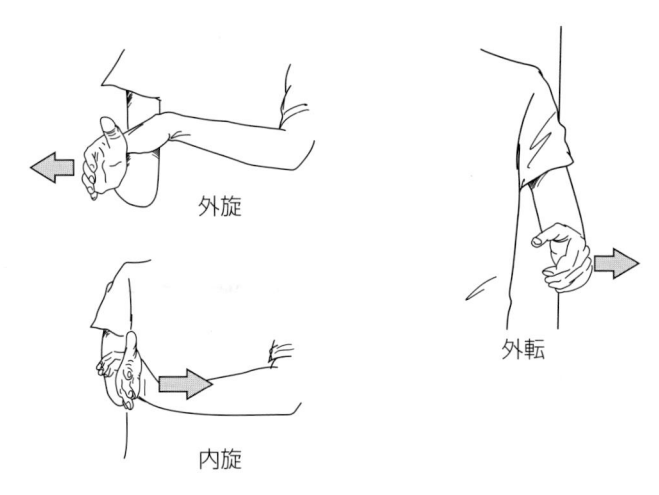

図2 腱板筋群等尺性運動

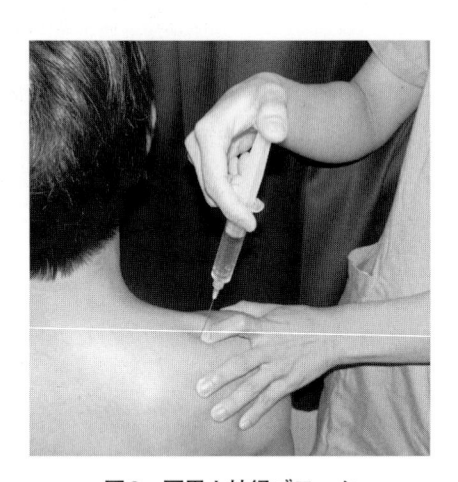

図3 肩甲上神経ブロック

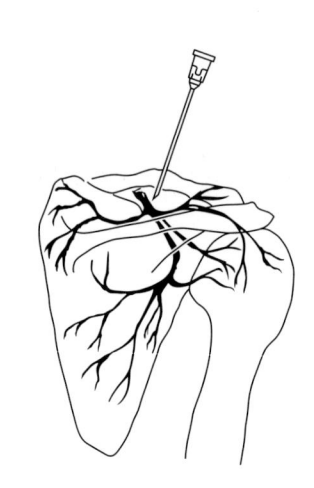

図4 肩甲上神経ブロックの解剖

b. 腋窩神経ブロック[7]

腋窩神経は腕神経叢から出て末梢上腕部に走行する。腋窩部後方，肩甲骨外側部で，上が小円筋，外側が上腕骨頸部，内側が上腕三頭筋長頭，下が大円筋で囲まれた四角腔を通過するところで腋窩神経をブロックする。四角腔内で肩関節に枝を出し，浅枝と深枝に分かれ，小円筋，三角筋を支配し上腕筋に外側の皮枝を出す。刺入点は上腕三頭筋と上腕骨頸部の間で，大円筋の上縁が交差する点であり，圧痛を参考に決定する。刺入点より皮膚に垂直に2cm程度刺入し上腕外側に放散痛があれば局所麻酔薬（1％リドカインもしくは1％カルボカインを1〜5ml）を注入する。無理に放散痛を求める必要はなく，上腕三頭筋を貫く深さ（2cm程度）で薬液を注入すればよい。注入時に放散痛が得られれば確実にブロックされる。効果判定は上腕外側の皮膚知覚低下と肩関節の外転力の低下で行う（図5）。

c. 星状神経節ブロック

インピンジメント症候群では，疼痛により反射性に肩関節周囲の交感神経緊張を起こしやすく，肩関節自体の痛みに加えて頸部から肩甲帯周囲の筋肉の「こり」を引き起こし，疼痛を悪化させることが多い。星状神経節ブロックにより頭頸部・上肢の交感神経をブロックすることで，痛みの悪循環を遮断すること，「こり」を起こした筋肉の血行改善による疼痛緩和を期待

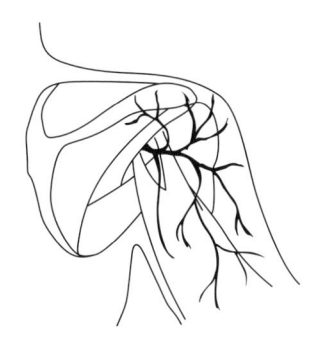

図5 腋窩神経の走行

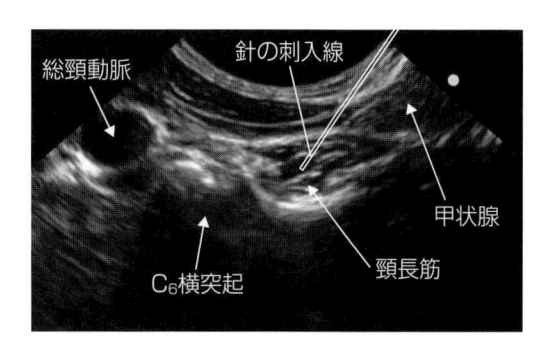

図6 エコーガイド下星状神経節ブロック
マイクロコンベックスプローブを使用し総頸動脈を横突起の外側まで圧排している.

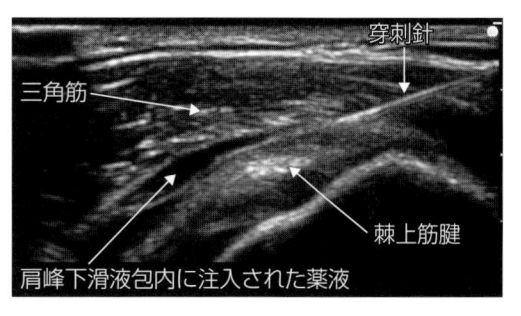

図7 エコーガイド下肩峰下滑液包内注射

できる.

　示指,中指で胸鎖乳突筋と総頸動脈を外側へ圧排しながら第6頸椎横突起の前結節を触知し,前結節基部に向けて垂直に針を進め,軽く接触したところで針先を動かさないように注意しながら吸引試験を十分に行ったのち,局所麻酔薬をまず0.5ml注入する.患者の反応を観察し,血管内注入がないことを確認したのち残りの薬液をゆっくりと注入する.針をゆっくり抜去し5～10分程度刺入部を圧迫する.第7頸椎横突起を目標に穿刺する場合には横突起の上を椎骨動脈が走行しているため,椎骨動脈穿刺の危険性が高くなることに注意する必要がある.薬物は1%リドカインもしくは1%カルボカインを5～10ml用い,24～25Gの2.5～3.2cm針を用いて行う.

　近年,エコーガイド下に星状神経節ブロックを施行することにより,副作用も少なくより確実な効果を得ることが可能となった(図6).

d. トリガーポイント注射

　インピンジメント症候群により生じた反応性の筋緊張に対して施行すると有効である.後頸部,僧帽筋部,烏口突起,肩甲間部,結節間溝,大結節,関節裂隙などに圧痛点を探り,ネオビタカイン注5～10ml,もしくはベタメタゾン1～2mgを加えたものを24～25Gの2.5～3.2cm針を用い,1か所につき1～3mlずつ注入する.

5) 肩峰下滑液包内注射[1,2]

　肩峰下滑液包内注射は,前述のようにインピンジメント注入テストに用いられる手技でもある.インピンジメント症候群の疼痛の原因として肩峰下滑液包炎,腱板炎が主体となるため,肩峰下滑液包内に局所麻酔薬やステロイドを注入することで大きな治療効果が得られることが多い.23Gカテラン針を用い,薬物は1%リドカインもしくは1%カルボカインを3～5mlとベタメタゾン2mg,もしくはヒアルロン酸を注入する.

　エコーガイド下に施行するとより確実な注入が可能である.坐位もしくは仰臥位にて肩峰前外側に棘上筋腱の長軸像を描出し,平行法にて棘上筋腱の直上にあるperibursal fatの直下に針先端を位置させ薬物を注入する[8](図7).

4. 予後,経過,次の手段

〈外科的治療[1]〉

　StageⅡ以降で保存的治療に反応しない場合に外科的治療を考慮する.多くは関節鏡視下に行う低侵襲手術であり,保存的治療にこだわり

すぎて多回のステロイド注入を行うことなく，手術適応を検討する必要がある．手術は腱板や肩峰下滑液包に対するsupraspinatus outletによる機械的ストレスを除去することによって腱板や肩峰下滑液包自体の病変の治癒を期待して行うものである．まず関節鏡にて肩関節，肩峰下滑液包を観察し病態を把握し，烏口肩峰靱帯の切離や前肩峰形成術，滑膜切除術を行う．

【文　献】

1) 玉井和哉. インピンジメント症候群. 三笠元彦編. 肩の痛み. 東京：南江堂；2001. p.85-98.
2) 岡田　弘. インピンジメント症候群. 小川節郎編. 整形外科疾患に対するペインクリニック. 東京：真興交易医書出版部；2003. p.131-9.
3) 望月　由, 横矢　晋, 永田義彦ほか. 部位別痛みの特徴と診断，上肢，肩. ペインクリニック 2007；28：S350-69.
4) Neer CS, 2nd. Impingement lesions. Clin Orthop Relat Res 1983；173：70-7.
5) Koester MC, George MS, Kuhn JE. Shoulder impingement syndrome. Am J Med 2005；118：452-5.
6) 大瀬戸清茂. 肩甲上神経ブロック. 若杉文吉編. ペインクリニック 神経ブロック法(第2版). 東京：医学書院；2000. p.89-91.
7) 伊達　久, 大瀬戸清茂. 項部・腰背部の末梢神経ブロック. 若杉文吉編. ペインクリニック 神経ブロック法(第2版). 東京：医学書院；2000. p.100-1.
8) 朴　基彦, 大瀬戸清茂. 肩関節ブロック. 大瀬戸清茂編. 透視下神経ブロック法(第1版). 東京：医学書院；2009. p.314-7.

〔深澤圭太，深澤まどか，細川豊史〕

5 肩こり

1. 疾患の概要，痛みの原因

　肩こりは病名ではなく，後頸部から肩，および肩甲背部にかけての，慢性的な筋肉の緊張感を中心とする不快感，違和感，鈍痛などの症状，愁訴を指す症状名である。

　厚生労働省の平成16年国民生活基礎調査によると肩こりは男性の2位，女性の1位を占める有訴者率であり，いかに多くの国民が肩こりに悩んでいるかが分かる。

　人間が四足歩行から二足歩行へと進化した結果，肩は常に頭や上肢を支えねばならず，結果として肩甲骨周囲筋（僧帽筋，肩甲挙筋，大菱形筋，小菱形筋，頸半棘筋，頸板状筋，頭板状筋，棘上筋）には常に緊張がかかり，精神的緊張や不良姿勢，頸椎や肩の機能障害[1]などが重なると，僧帽筋を中心にこりやしこり（索状硬結）を伴う圧痛点が出現する。肩こりに関する筋群のうち，僧帽筋はその中心的位置を占めている。僧帽筋は血管構造学的にうっ血しやすい構造を有している[2]。

　肩こりは大きく分けて，本態性肩こり，症候性肩こり，心因性肩こりに分類される[3]（表1）。

　本態性肩こり（筋・筋膜性疼痛）[4]は，①筋緊張の亢進によって末梢神経が過剰興奮し，筋・筋膜を貫いている脊髄神経後枝を刺激することで，運動神経，交感神経への下行性インパルスを介する筋肉の攣縮が生じる，②これにより，筋肉はさらなる虚血，緊張状態に陥る，③局所では，乳酸や発痛物質が産生され，筋肉に密に分布しているC線維性ポリモーダル侵害受容器[5]に圧痛点が形成される。これらにより肩こりが発症すると考えられている。特に，女性は僧帽筋の筋線維が男性より細いため，より肩こりになりやすい。

　一方，器質的原因に付随した症候性肩こりでは，椎間板の変性や炎症により脊髄洞神経が刺激されることで頸部や肩甲部，背部に関連痛を

表1　肩こりの分類

1. 本態性肩こり
    1) 過労
    2) 肩甲背部の筋肉疲労
    3) 運動不足
    4) 寒冷による筋肉の緊張
    5) 衣服の重み
    6) 精神的緊張
    7) 姿勢の悪さ
2. 症候性肩こり
    1) 整形外科領域：脊椎疾患，肩関節疾患，胸郭出口症候群など
    2) 内科領域：頭痛（緊張型頭痛，片頭痛），高血圧，低血圧，貧血，狭心症，解離性大動脈瘤，心不全，肺疾患，甲状腺疾患，膠原病など
    3) 耳鼻科領域：内耳・前庭疾患，中耳・外耳疾患，頸部リンパ節腫脹など
    4) 眼科領域：眼精疲労，乱視，近視，老視，VDT作業者，長時間視作業者など
    5) 歯科口腔外科領域：顎関節疾患など
    6) 婦人科領域：更年期障害
3. 心因性肩こり
    心身症患者など

（山鹿眞紀夫．上肢・肩甲帯 3）肩こり・胸郭出口症候群．整形外科 2005；56：929-35より引用）

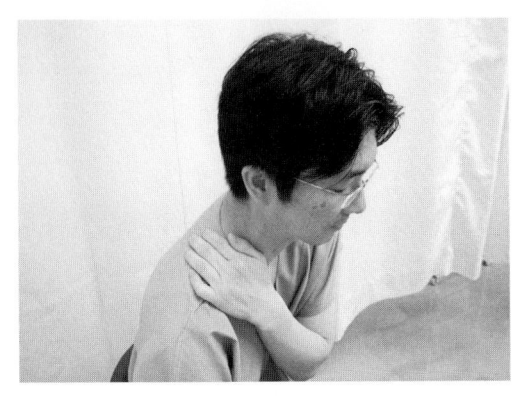

図1　肩こりを示す特有な姿勢

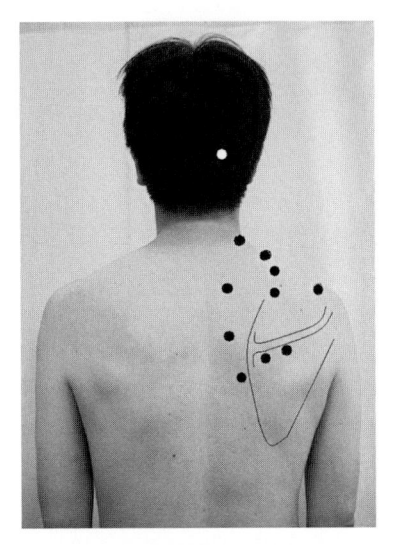

図2　圧痛点の分布

生じる[6]。頸椎椎間関節に分布する頸部脊髄神経後枝内側枝を介した後頭，後頸部，肩，肩甲背部の痛み，さらに頸部神経根を経由する頸部から肩甲骨周辺部の痛み[7]などは，多くの場合，複合的に重なり合っている。

　心因性肩こりに関しては，日本人は心身ともに緊張しやすい民族であることが大きく関係する。日本人は欧米人に比べると，一般的に心拍出量はそれほど多くはなく，総末梢循環抵抗が高い。血行動態が不良になると，局所に疼痛が出現する。また，さまざまな心理的反応は，血行動態不良を生じ，肩こり，腰痛，背部痛といった姿勢保持筋疼痛を惹起する。緊張しやすい性格傾向に加え，多くの日常生活上のストレスによる心理的な緊張が交感神経系の緊張を起こす。その結果，過量のカテコラミンが交感神経末端から放出され，末梢血管抵抗が上昇して血管収縮が起こり，微小循環不全と血流のうっ滞が生じ，そこにさまざまな発痛物質が産生され，肩こりの一因となる[2]。

　実際には肩こりは，これらの本態性，症候性，心因性原因がそれぞれ互いに関与し合って生じていることが多い。

2. 症状，検査，診断

1) 症状

　肩が重苦しく，こわばったような感じや，肩がだるい，重苦しいといった不快感が生じるが，こわばった筋肉をもむと気持ちが良くなる。

　肩こりは項部から肩，肩甲帯に広がる疼痛，圧迫・違和感があり，内上角に硬結を触れる一つの症候群で，臨床上は肩結合織炎として取り扱われる。肩こりになると，頸部から肩に，時には肩甲骨にかけて広がる圧迫感・違和感が出る。頸と上肢を前に寄せ，肩のスロープの所に手を当てる特有の姿勢をとり（図1），持続する不快感を取るため肩を叩き，頸を後屈し肩甲骨を回旋する動作をする。この症状は体調の悪いときに現れ，筋肉を使うか温めると軽減する傾向がある。触診を行うと，限局した圧痛域（trigger zone）とトリガーポイントを確認できることが多い（図2）[4,8]。

　急性期のものでは，痛みは僧帽筋上部線維・棘上筋にあるが，長期化すると内上角や菱形筋に多くなる。小さいトリガーポイントは全域にあるが，大きなトリガーポイントは内上角の肩甲挙筋付着部に存在する。

2) 検査，診断

　血液検査や画像検査で器質的病変の検索を行う。いわゆる慢性的な肩こりでは頻度としてまず頸椎疾患を疑い，頸椎のX線をオーダーする。除外しておくべき整形外科疾患は頸椎症性神経根症，後縦靭帯骨化症，頸椎椎間板ヘルニア，胸郭出口症候群などである。頸椎X線のオー

ダーの基本は4方向（正面・側面・両斜位）である。6方向はこれに側面の前後屈の写真を追加するのであるが，前後の動揺性・不安定性（例えば関節リウマチ患者の$C_{1/2}$の動揺性・頸椎症の進行具合）をみる際に有用とされている。7方向とするとこれに開口位正面（$C_{1/2}$正面）が加わるが，これも軸椎歯突起骨折，環軸関節回旋位固定など特殊疾患の鑑別に必要なもので，肩こりの鑑別には通常は不要である。頸椎椎間板ヘルニアは単純X線で診断することは不可能であるため，確定診断には頸椎MRI検査を要する[9]。内科領域，特に循環器疾患で問題となるのは狭心症，心筋梗塞，解離性大動脈瘤であり，心電図，時に負荷心電図が必要となる[10]。心因性が疑われる場合には，矢田部・グリフォード性格特性項目表（Y-Gテスト），コーネル健康調査指数（Cornnel medical index：CMI），ミネソタ式多面的人格検査（Minnesota multiphasic personality inventory：MMPI）などの心理検査が役に立つことがある。問診，症状と検査により，本態性か，症候性か心因性かを診断していく。

3. ペインクリニックにおける治療

肩こりで，いきなりペインクリニックを受診する患者は，そう多くない。まずは運動をしたり，肩叩き，風呂，休息や睡眠などでようすをみて，それでも持続するようなら，マッサージや指圧，鍼灸治療，湿布や内服薬（ビタミン剤，漢方薬）を試みることが多い。長期に肩こりが続く場合は整形外科やペインクリニックなどを受診し，理学療法，肩こり体操，装具着用，生活指導，神経ブロック療法，手術療法などが施行される。

兵頭[11]や宮本[12]，森本[13]らは，肩こりという症状に焦点を当てて（**表2**），また，大瀬戸[14]は，頸椎疾患に合併した症候性の肩こりを中心とした治療として，ペインクリニックにおける診断と治療法を紹介している（**図3**）。両者はともに，本態性または症候性いずれの肩こりに対しても，星状神経節ブロックの有用性を述べている。

表2 肩こりという症状に焦点を当てた治療

1. トリガーポイント注射
2. 神経ブロック治療
   1) 星状神経節ブロック
   2) 頸神経C_4ブロック
   3) 硬膜外ブロック
3. 鍼治療
4. 経皮的電気刺激療法（SSP療法）
5. 圧粒子貼付法
6. 光線療法
7. 温熱療法
8. 理学療法
9. 薬物療法

ペインクリニックでは，低反応性レベルレーザーや直線偏光近赤外線などの光線療法や経皮的電気刺激療法，漢方薬の処方なども行うが，神経ブロックが主体となる。神経ブロックには，外来で行う交感神経をブロックする星状神経節ブロック，頸部や肩の末梢神経ブロック（浅頸神経叢ブロック，後頭神経ブロック，肩甲上神経ブロック，肩甲背神経ブロック，腋窩神経ブロック，トリガーポイント注射など）がある。X線透視下のブロックとしては椎間関節ブロック，後枝内側枝高周波熱凝固法，神経根ブロック，腕神経叢ブロック，椎間板ブロックなどが挙げられる。不特定，広範囲に効果を示すブロックは星状神経節ブロック，硬膜外ブロック，透視下あるいはエコーガイド下腕神経叢ブロックであり，特定の神経，選択的な部位に効果を示すブロックは，トリガーポイント注射，末梢神経ブロック，椎間関節ブロック，神経根ブロック，後枝内側枝高周波熱凝固法がある。

1) 神経ブロック療法

a. トリガーポイント注射[15]

トリガーポイントとは「圧迫や針の刺入，加熱または冷却などによって関連域に関連痛を引き起こす体表上の部位」と定義される。トリガーポイントは東洋医学の経穴と一致することが多く，トリガーポイントのつながりと経絡も一致することが確認されている。トリガーポイントの形成には交感神経の興奮による痛みの悪循環

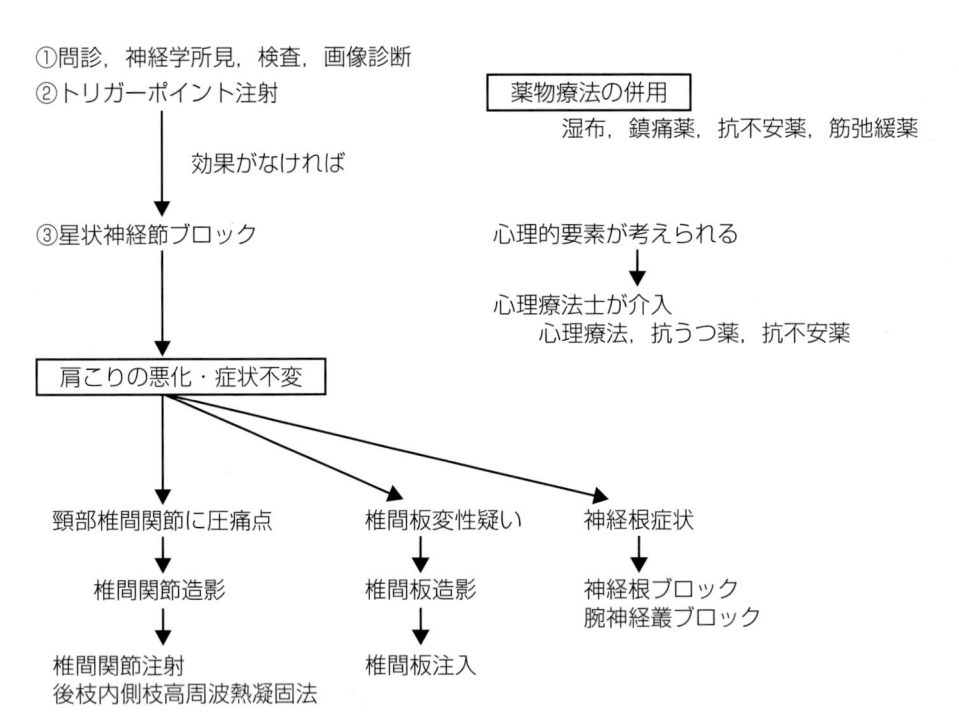

```
①問診，神経学所見，検査，画像診断        薬物療法の併用
②トリガーポイント注射                  湿布，鎮痛薬，抗不安薬，筋弛緩薬
         ↓ 効果がなければ
③星状神経節ブロック          心理的要素が考えられる
         ↓                    ↓
                          心理療法士が介入
                            心理療法，抗うつ薬，抗不安薬

肩こりの悪化・症状不変

頸部椎間関節に圧痛点    椎間板変性疑い    神経根症状
      ↓                    ↓              ↓
  椎間関節造影          椎間板造影      神経根ブロック
      ↓                    ↓          腕神経叢ブロック
  椎間関節注射          椎間板注入
  後枝内側枝高周波熱凝固法
```

図3 肩こりに対する診断と治療
(大瀬戸清茂．ペインクリニックからみた「肩こり」の治療．リウマチ科 2003；30：470-7より引用)

が大きく関与しているが，トリガーポイント注射(trigger point injection：TPI)はこの悪循環を不活化する。これにより局所の血流を改善して筋緊張をやわらげ，発痛物質を洗い流すことで肩こりに有効に機能する。

手技：患者に痛みの一番強い部分を指し示してもらい，そこを圧迫すると索状の硬結を触れ，圧痛や放散痛があることを確認する。刺入部位をアルコールで消毒したのちに，25または27Gの針をつけた5mlのディスポーザル注射器で，逆血がないことや肺を穿刺していないことを確認したうえで，局所麻酔薬を1～2ml注入する。なお，針を刺入・抜針する際に，刺入部位の近傍をあらかじめ指で圧迫しておくことで，刺入痛を軽減することができる。これを東洋医学の「押し手」と呼ぶ。また，刺入時はすばやく皮下まで刺入する(速刺)ことや，抜針時にゆっくりと抜針する(緩抜)ことにより，患者への強い刺激が軽減され，TPI時の痛みを軽減させることができる。抜針後は刺入部位をガーゼやアルコール綿などで圧迫する。

b．末梢神経ブロック
❶ 肩甲背神経ブロック[16, 17]

肩甲背神経は$C_{4～6}$から由来する運動神経であり，鎖骨上部で中斜角筋を貫き，後斜角筋と肩甲挙筋の間を通る。肩甲挙筋，小菱形筋，大菱形筋に分布する。肩甲背神経走行部に一致した圧痛点に27G 1.9cm針を用いて，放散痛を得たところで局所麻酔薬を1～3ml注入する。手技の実際では，中斜角筋部，肩甲挙筋部，小菱形筋・大菱形筋部のブロックに分けられる。

■ 中斜角筋部

仰臥位で健側に軽く頭部を向け患側の胸鎖乳突筋が浮き出る体位とする。胸鎖乳突筋の中央部の背側縁を刺入点とする。胸鎖乳突筋の後内側の圧痛を示す部位に局所麻酔薬を浸潤させる。ここでの穿刺では浅頸神経叢も同時にブロックされる場合が多い。

■ 肩甲挙筋部

体位は坐位で行う。患者の背側に立つ。第1ないし第2胸椎棘突起より外側6cm前後で圧痛点のあるところを刺入点とする。針の深さは肩

甲挙筋を貫いたところで，深さ1.5～2.5cm程度である．針は皮膚に対して垂直に刺入し，筋肉の攣縮が得られるところで局所麻酔薬を注入するほうが効果を示す．

■ 小，大菱形筋部

針の刺入部位は肩甲骨の内側縁の肩甲棘根部と胸椎棘突起との間にある．肩甲幹部の中点が小菱形筋の刺入点になる．同様に，肩甲骨内側縁の真ん中と胸椎棘突起の中点で，圧痛を示すところが大菱形筋の刺入点である．深さは僧帽筋を貫いたところで1.5～2.0cmくらいである．

合併症：神経損傷，深頸神経叢ブロック，神経根ブロック，気胸．

❷ 肩甲上神経ブロック

肩甲上神経は知覚，運動，交感神経線維を含む混合性神経で，肩関節および周辺の痛みに有効である．$C_{5, 6}$に由来し，腕神経叢の上神経幹から分岐する．手技は古典的方法と簡便法があるが，前者は神経・血管損傷，気胸の可能性が高いため，後述する簡便法を行うべきである．

方法は，肩甲棘と鎖骨を母指と中指で挟み，肩甲棘と鎖骨の間にできる三角部のくぼみにそって指先がすっぽり入ったところの爪の先端中央部が刺入点となる．23～24G 3.2cmの針を皮膚に垂直に3～5cm刺入して，棘上窩骨面に当たったところで局所麻酔薬を1～2mlずつ，計3～8ml注入する．

合併症：血管内注入による局所麻酔薬中毒，血管穿刺，肩甲上神経損傷，気胸．

c. 交感神経ブロック（星状神経節ブロック）

骨格筋は交感神経の支配を受けており，その興奮によって筋の伸張反射を亢進させる機序や交感神経が関与する痛みの悪循環による筋緊張，虚血状態が起こる．これらの状態に対して，交感神経ブロック〔星状神経節ブロック（stellate ganglion block：SGB）〕は理論的にきわめて効果的である．

通常，星状神経節は第1胸椎の高さで肋骨頸に接するように位置するものが多いが，SGBは第6あるいは第7頸椎横突起基部で行うため，SGBの針先は星状神経節にあるのではなく，中頸神経節か椎骨動脈神経節の近くにあると考えられる．SGBには，1%メピバカインまたは1%リドカインを5～8ml使用する．体位は，仰臥位で，頸部をやや後屈して，顎を突き出した状態とする．わずかに開口させると頸部の緊張が取れる．右側のブロックの際には，術者は患者の右側に立ち，左側のブロックでは，術者は患者の頭側に立つ．クロルヘキシジンアルコールで皮膚を消毒後，左示指と中指で胸鎖乳突筋や総頸動脈などの軟部組織を外側に圧排すると，指の腹側に第6頸椎横突起前結節を触れることができる．針の刺入角度は，やや後内側方にする．針が横突起基部の骨に当たったら，針先を動かさないように注意して左手で注射器および針を保持して，吸引を行い，血液の逆流のないことを確かめて，約0.5～1ml注入して，再度逆流がないことを確認したのち，1～2mlずつ，逆流がないことを確認しながら注入する．注入後は，抜針しながら術者の示指で圧迫し，次に手を添えて，患者の対側の指で穿刺部を5～10分間圧迫止血させる．ブロック後は，約30分間安静臥床させる．薬液注入時に肩や背部などに痛みが放散することがあるが，この症状は，横突起周囲の脊髄神経の刺激症状であり，針先が適切な位置にあるためであり，このような症状が出た場合にはブロックの効果が高い．ブロックの成功例では，ブロック側のホルネル徴候（縮瞳，眼瞼下垂，眼球陥凹），顔面紅潮，鼻閉感，支配領域の発汗停止，皮膚温度上昇がみられる．

合併症：血管内注入（椎骨動脈に誤注入すると，全身痙攣，意識消失が生じる），反回神経麻痺（ブロックの際に針先を内側に進めすぎると嚥下困難，嗄声がみられる），腕神経叢ブロック，出血・血腫，硬膜外ブロック，くも膜下ブロック，気胸，感染（頸部膿瘍，椎体炎など）．

d. 硬膜外ブロック

C_7/Th_1，$Th_{1/2}$などの棘間から刺入し，局所麻酔薬を注入する．交感神経，知覚神経，運動神経のブロックにより，血流改善や筋弛緩を得る．

合併症：くも膜下ブロック，神経損傷，出血，血管内注入，感染。

e. X線透視下あるいはエコーガイド下腕神経叢ブロック

神経根症と肩こりの合併症例にも効果がある。透視下では，第1肋骨の中斜角筋停止部にブロック針を当て固定させ，中斜角筋筋膜内に薬液を注入し，腕神経叢に浸潤させる手技である。1%カルボカイン20mlとデキサメタゾン4mgを注入する。

合併症：血管穿刺，神経損傷，気胸，硬膜外ブロック，血管内注入。

f. 頸椎椎間関節ブロック

椎間関節性疼痛では，椎間関節に一致した部位に揺さぶり振動による疼痛や後屈の誘発痛の出現が認められる。透視下にて上関節突起上縁に針先を当て，造影剤で椎間関節が造影されることを確認後，局所麻酔薬とステロイドの混合液を注入する。

合併症：脊髄損傷，くも膜下ブロック，硬膜外ブロック，椎骨動脈穿刺，神経根損傷，血管穿刺，感染。

g. 後枝内側枝高周波熱凝固法

椎間関節包は頸神経後枝内側枝の支配を受けており，後枝内側枝を高周波のもたらす熱エネルギーを利用して神経組織を凝固させることで，物理的に神経破壊を行う手技である。適応は，後枝内側枝の刺激・興奮状態による痛みであり，椎間関節ブロックや後枝内側枝ブロックによっても一過性効果しか得られない症例である。高周波発生装置と非絶縁部4mmの22G電極針を用いる。80～90℃，90～180秒で熱凝固を行う。

合併症：刺針部痛，神経根熱凝固，知覚低下。

h. 椎間板ブロック[14]

椎間板の変性により椎間板外層で受けた神経が，椎間板の知覚神経を介して脊髄後角，シナプス，脊髄前角を通り，支配筋である肩甲骨周囲筋の筋収縮を起こすことにより，肩こりを引き起こす。椎間板の変性による肩こりが疑われる場合には，診断的に椎間板造影や椎間板内注入・椎間板ブロックを施行する。椎間板造影上，変性像があり，椎間板内注入により放散痛と症状の軽快を認めれば，椎間板の変性が痛みに関与しているものと疑われる。

合併症：感染（椎間板炎，椎体炎），神経損傷，局所麻酔薬による嗄声（1～2時間で消失），血腫形成，嚥下痛。

i. 神経根ブロック

椎間孔を通って脊柱管の外に出た脊髄神経の神経根またはその周囲への，局所麻酔薬とステロイド剤の混合液の注入により症状を消失させるブロックである。神経根穿刺は放散痛（再現性疼痛）によって罹患枝が同定され，その後の造影剤注入により確認できる。頸部のこりと痛みにC_3，肩部より三角筋部の痛みにC_4，肩甲骨上角部，肩甲骨棘下部，肩甲間部，上腕から前腕にかけての痛みにはC_5の神経根ブロックを行う。X線透視下に22G 6cmのブロック針を局所麻酔後に刺入し，頸椎の前結節外側か後結節外側に当てる。神経孔内へ針先を滑り込ませて，放散痛が得られたところで造影剤1～2ml注入し，神経根が造影されて血管内やくも膜腔内に注入されていなければ，局所麻酔薬とステロイドの混合液を注入する。

放散痛はC_3で後頸部・後頭部に，C_4で肩から三角筋部へ，C_5で上腕から肘部へ走る。

合併症：血管内注入，くも膜下腔内注入，脊髄穿刺，神経損傷，筋力低下，知覚低下，痛みの増強，椎間板穿刺。

j. 深頸神経叢ブロック

頸椎症や頸椎椎間板ヘルニア，頸肩腕症候群などによって起こる肩こりに対して行われる。頸の僧帽筋は$C_{2～4}$の深頸から作られる深頸神経叢の神経支配を受けるため，頸と肩の強いこりに対して深頸神経叢ブロックを行う。盲目的に行うときには，第3，第4の横突起の後結節上縁を指で触れて，25G 2.5cmもしくは3.2cm

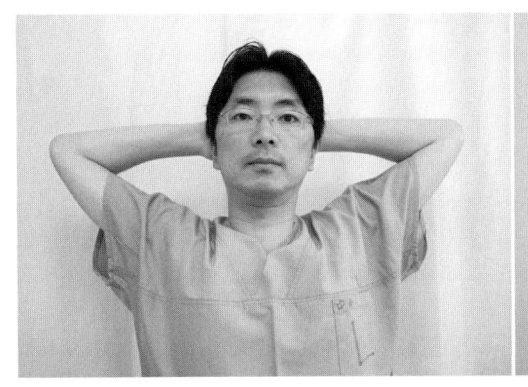

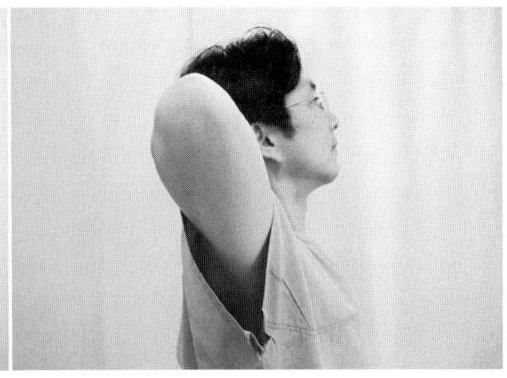

図4 肩こり体操1
両手を頭の上で組んで頭を反らす.

の針を突起に当たる位置までゆっくり進め，横突起に接触したら局所麻酔薬を2～3ml注入する。

合併症：硬膜外およびくも膜下ブロック，局所麻酔薬中毒，血腫，横隔膜神経・舌咽神経・迷走神経ブロック，神経損傷。

2) 光線照射療法[18～20]

低反応性レベルレーザー治療（low reactive level laser therapy：LLLT），直線偏光近赤外線治療，キセノン光。

抗凝固薬服用中や重度の全身疾患をもつ患者にも，安全に治療できる。鎮痛機序として抗炎症作用，末梢血流改善作用，生体膜安定化作用，神経刺激伝導や神経終末からの伝達物質放出抑制作用，下行性疼痛抑制系の賦活化などが推定される。

3) 神経調節療法

経皮的電気神経刺激（transcutaneous electrical nerve stimulation：TENS），経皮的電気的鍼刺激（transcutaneous electrical acupuncture point stimulation：TEAS），SSP療法（silver spike point therapy：SSP）など。

末梢を経皮的に通電刺激し鎮痛を得る方法で，重篤な合併症を起こすことなく施行可能である。鎮痛機序は，内因性オピオイド受容体が関係し，そのほかには下行性疼痛抑制系の賦活，ゲートコントロール機構などが関与していると考えられる。

4) 理学療法

a. 鍼治療

鍼による鎮痛作用は体表面のツボ（経絡）に刺激を加え，それによって生じる生体反応を利用したものである。鎮痛機序は下行性疼痛抑制系の賦活，ゲートコントロール機構，末梢神経遮断効果などが考えられている。

b. 温熱療法

末梢血流を改善し，筋緊張をやわらげ，発痛物質を洗い流す。温湿布以外には，蒸しタオルやホットパック，インスタントカイロ，ドライヤーなど使い，患部を温める。

c. 肩こり体操（図4，5）

頸椎周囲近群のストレッチは，頸の屈伸運動，側屈運動，回旋運動，回転運動があり，肩甲体周囲近群のストレッチは，肩甲帯の挙上・下制，回転，頸部背部の屈曲＋肩甲骨の外転，頸部背部の伸展＋肩甲骨の内転，腕回し，肩の前回し・後ろ回し，両腕を横に振り上げ，前に振り下ろすなど，さまざまである。

5) 薬物療法

a. 内服薬

消炎鎮痛薬，中枢性筋弛緩薬，抗不安薬，抗うつ薬，ビタミン剤など。

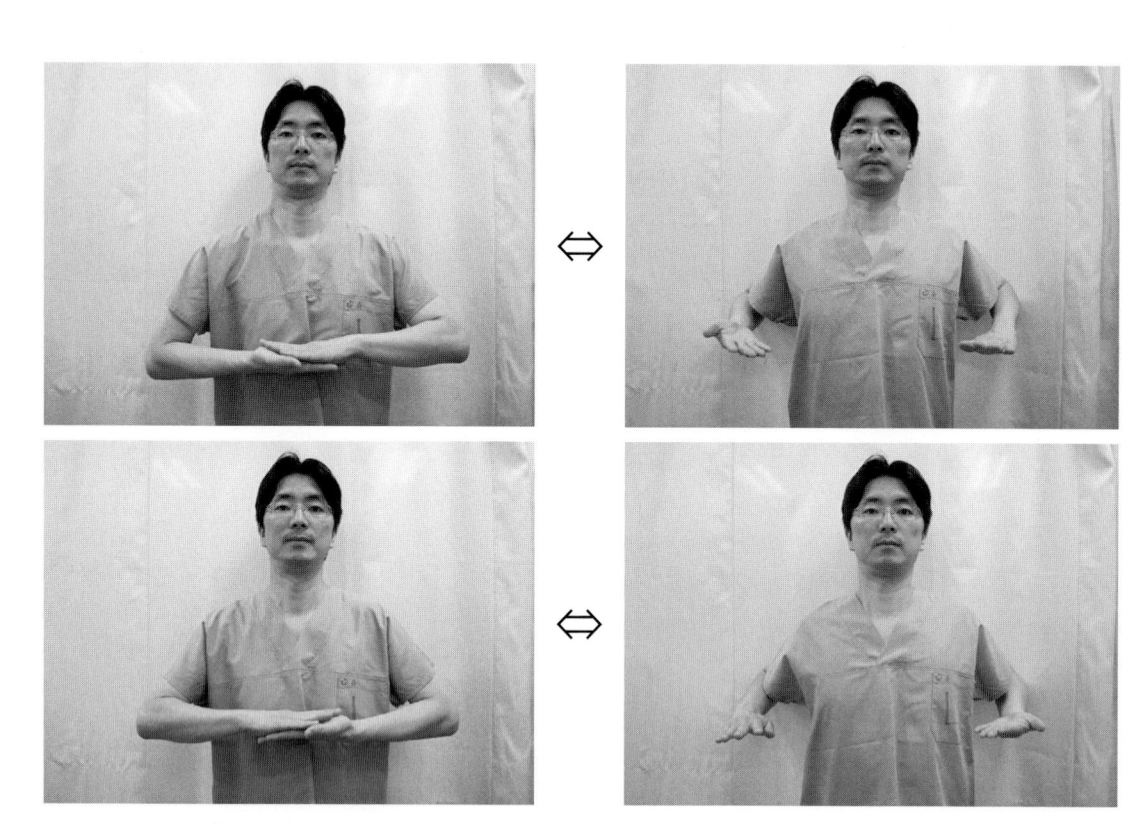

図5 肩こり体操2
手の平は水平に，数字を数えながら20回ずつ施行．

b. 漢方薬[21]

　肩こりは肩の血流の低下により局所の微小循環が悪化し，静脈血がうっ滞することにより，さまざまな発痛物質が産生されて生じる．東洋医学でいうと，瘀血の血行動態と似ている．瘀血は，血液やリンパ液が停滞して起こる諸種の病的状態のことをいう．漢方医学では，病態を把握するために，「陰陽」，「虚実」，「寒熱」，「表裏」などの「証」に分類し，それぞれの証に合った漢方薬を処方していく．詳細は成書[21]に譲る．

6) 自立訓練法[22]

　自立訓練法は，自己催眠による緊張緩和を目的とした段階的な訓練法である．ストレス緩和や健康増進，慢性疼痛に対するリラクゼーションの一つに位置づけられ，段階的に練習を行うことにより，心身全般の弛緩を自分自身で獲得していく．自立訓練法により，疲労回復，過敏状態の鎮静化（イライラせず，穏やかになれる），自己統制力が増し，衝動的行動が少なくなる，仕事や勉強の能率が上がる，身体的な痛みや精神的な苦痛が緩和される，内省力がつき，自己向上性が増すなどの効果が挙げられる．方法は，まず静かな部屋で，ベッドに仰向けに寝る（椅子でも可）．軽く目を閉じて，体の力を抜く．**表3**の7つから成る公式を繰り返し心の中で唱える．頭の中でイメージしながら，何回か繰り返す．

　自律訓練法を終えるとき，自己催眠状態から醒めるよう，最後に**表4**の「消去動作」を行い，体をほぐす．

　練習時間は1回3〜5分とし，毎日2・3回ずつ必ず続ける．毎日の生活の中で自律訓練法を実行することにより，心身の機能を正常に保っていくことができる．

7) 認知行動療法

　肩こりも長期にわたると慢性化し，うつ的になり活動性が低下してくる．認知行動療法により，現在の状態を把握し，問題点を整理し，治

表3 自律訓練法の標準練習

基礎公式	「気持ちがとても落ち着いている」
第1公式	手足の重感「手足が重たい」
第2公式	手足の温感「手足が温かい」
第3公式	「心臓が静かに規則正しく打っている」
第4公式	「楽に呼吸している」
第5公式	「お腹が温かい」
第6公式	「額が心地よく涼しい」

表4 自律訓練法の消去動作

両手を強く握ったり，開いたりする
両手を組んで大きく伸びをする
首や肩をよく回す

療のための具体的目標行動を設定したうえで，実際に実践していくことにより活動性を高めていく方法である。

8) 日常生活指導

運動不足や悪い姿勢，過度の運動，ストレス，肥満，過度の痩せ型，足に合わない靴やハイヒール，長時間のデスクワークやパソコン作業による眼精疲労などは肩こりの誘因となり，さらに肩こりを悪化させるため，可能なかぎり誘因を避けることに努める。

4. 予後，経過，次の手段

本態性肩こりの予後は良好であり，生命が脅かされることはない。肩こりがあると，自分で肩をもんだり，マッサージを受けることがあるが，強いマッサージにより，筋肉の線維が断裂し，細胞を破壊して，時間の経過とともに痛みが出てしまうケースがある。これを「もみ返し」という。マッサージは血流を回復させる程度ということで，硬い筋肉に対して垂直な圧を，気持ちが良い程度にとどめておくよう，指導する。

症候性肩こりは，原因疾患の治療により軽快するが，循環器疾患による肩こりは早急な治療が必要になることがあり，注意が必要である。

心因性肩こりでは，強い肩こりの持続でうつ病を発症し，自殺に至ることもある。

【文 献】

1) 矢吹省司，菊池臣一．肩こりの病態第3報：鍼・灸治療院で治療を受ける肩こりと病院で治療を受ける肩こりの比較．臨整外 2005；40：9-12.
2) 永田勝太郎．肩こり―心身医学の立場から（漢方も含めて）―．ペインクリニック 1990；11：333-9.
3) 山鹿眞紀夫．上肢・肩甲帯 3)肩こり・胸郭出口症候群．整形外科 2005；56：929-35.
4) 宇野洋史．トリガーポイント注射 3.適応となる代表疾患 1)筋・筋膜性疼痛症候群．森本昌宏編著．トリガーポイント―その基礎と臨床応用―．東京：真興交易医書出版部；2006. p.100-7.
5) Gravin-Nielsen T, Mense S. The peripheral apparatus of muscle pain：evidence from animal and human studies. Clin J Pain 2001；17：2-10.
6) Cloward RB. Cervical diskgraphy. A contribution to the etiology and mechanism of neck, shoulder and arm pain. Ann Surg 1959；150：1052-64.
7) 大瀬戸清茂．頚椎椎間関節症．小川節郎編著．整形外科疾患に対するペインクリニック―一歩踏み出した治療―．東京：真興交易医書出版部；2003. p.48-55.
8) 信原克哉，松本真一，杉山大典．"肩こり"について―整形外科の立場から―．ペインクリニック 1990；11：319-24.
9) 岡村 博．肩こり患者の画像診断 整形外科疾患を中心に．JIM 2009；19：266-70.
10) 紺谷 真．肩こりをきたす病態と診断・治療のポイント 循環器疾患．JIM 2009；19：282-6.
11) 兵頭正義，森川和宥，小田博久．肩こりのペインクリニック．ペインクリニック 1990；11：311-8.
12) 宮本俊和．筋筋膜性疼痛 1)筋・筋膜性疼痛症候群 ③鍼灸治療の実際．森本昌宏編．ペインクリニックと東洋医学．東京：真興交易医書出版部；2004. p.491-3.
13) 森本昌宏．特集／筋・筋膜性疼痛の病態と治療 トリガーポイント注射による治療．ペインクリニック 2003；24：789-94.
14) 大瀬戸清茂．ペインクリニックからみた「肩こり」の治療．リウマチ科 2003；30：470-7.
15) 森本昌宏．トリガーポイント注射．小川節郎編著．痛みの概念が変わった 新キーワード100+α．東京：真興交易医書出版部；2008. p.232-3.
16) 伊達 久，大瀬戸清茂．項部・腰背部の末梢神経ブロック．若杉文吉監修．大瀬戸清茂，塩谷正弘，

長沼芳和ほか編．ペインクリニック（第2版）神経ブロック法．東京：医学書院；2003．p.101-3．
17) 岡田　弘．肩甲上神経ブロック．高崎眞弓編．高崎眞弓，弓削孟文，稲田英一ほか責編．麻酔科診療プラクティス12 ペインクリニックに必要な局所解剖．東京：文光堂；2003．p.120-1．
18) 細川豊史．低反応レベルレーザー．ペインクリニック 2005；26：662-70．
19) 細川豊史．特集/難治性慢性疼痛患者への治療と対処 インターベンショナルな鎮痛法の適応とその実際．麻酔 2008；57：1379-87．
20) 細川豊史，大森美佐子，河端恭代．低反応レベルレーザーによる疼痛治療．小川節郎編．痛み診療のアプローチ．東京：真興交易医書出版部；2005．p.191-204．
21) 寺澤捷年．絵でみる和漢診療学．東京：医学書院；2001．
22) 児玉謙次．自律訓練法．小川節郎編著．痛みの概念が変わった 新キーワード100＋α．東京：真興交易医書出版部；2008．p.238-9．

〔大西佳子，細川豊史〕

6 胸郭出口症候群

1. 疾患の概要，痛みの原因

　胸郭出口症候群（thoracic outlet syndrome：TOS）は，腕神経叢と鎖骨下動静脈からなる神経血管束が胸郭出口領域の狭小部を通過する際，過度に圧迫あるいは牽引されることにより神経症状や血流障害を生じる病態をいう。TOSは，同様の症状を生じる頸肋症候群，斜角筋症候群，肋鎖症候群，過外転症候群などを総括する概念として，1956年Peetにより初めて提唱された[1]。

　腕神経叢および鎖骨下動静脈で構成される神経血管束は，胸郭出口部から腋窩部に至るまでに3つの狭小部を通過する（図1）。

❶ 斜角筋三角部

　斜角筋三角部（scalene triangle）とは，第1肋骨を底辺とし，前・中斜角筋を2辺とする三角部位であり，この部位を腕神経叢と鎖骨下動脈が通過する。鎖骨下静脈は前斜角筋の前方を通過するためこの三角部を通過せず内側を走っている。斜角筋三角部の狭窄は斜角筋症候群と呼ばれ，第1肋骨の形態異常，斜角筋付着異常などが原因となる。狭窄により腕神経叢や鎖骨下動脈が圧迫・絞扼を受ける。

❷ 肋鎖間隙

　上方を鎖骨および鎖骨下筋，下方を第1肋骨で形成される間隙を肋鎖間隙（costoclavicular space）という。この部位は腕神経叢，鎖骨下動静脈が通過する。間隙の大きさは体型や姿勢によっても変化し，上肢の下垂，なで肩体型などで間隙の狭小化が起こる。この部位での狭窄は肋鎖症候群と呼ばれる。

❸ 小胸筋下間隙

　次いで神経血管束は烏口突起の下方で小胸筋と胸壁の間の関門を通過して，腋窩に至る。この関門を小胸筋下間隙（pectoralis minor space）という。上肢を過外転させるとこの関門は狭くなり，神経血管束が圧迫を受ける。この病態は

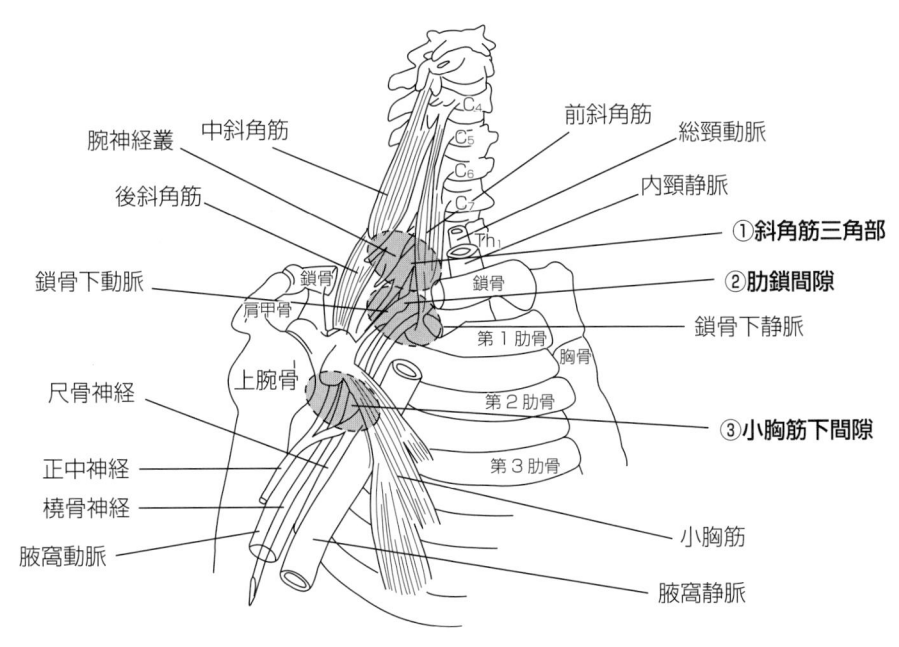

図1　胸郭出口部の解剖

表1 胸郭出口症候群の発症・症状増悪因子

1. 先天的要因
   頸肋，第1肋骨異常，異常索状物，鎖骨下動静脈異常など
2. 外傷性要因
   鎖骨・第1肋骨骨折，鎖骨偽関節，斜角筋・腕神経叢・上部胸郭損傷・手術など
3. 非外傷性要因，その他
   姿勢不良，職業，心因的要因，腫瘍，炎症，血栓など

表2 NTOSの病因

1. 頸部外傷：86%
   自動車事故（後方，側方，前方からの衝突事故）：56%
   職業的要因（作業による反復的なストレス）：22%
   その他の頸部外傷：8%
2. 頸肋，第1肋骨異常：2%
3. 不明，その他：12%

過外転症候群と呼ばれる。

これらのいずれかの部位で，神経血管束が圧迫され症状が出現することが多いが，下垂肩症候群（droppy shoulder syndrome）に代表されるようないわゆるなで肩で首が長い体型では腕神経叢の牽引所見がみられ，これも神経症状の原因と考えられている[2]。

1) 胸郭出口症候群の発症，症状増悪要因（表1）

胸郭出口症候群の発症にはさまざまな要因が指摘されている。これらを表1にまとめた。これらは，先天的要因，外傷性要因，その他の要因の3つに分類すると理解しやすい。

❶ 先天的要因

先天的要因では頸肋，第1肋骨異常，異常索状物（anomalous fibrous bands）などが主な原因と考えられている。しかし，頸肋は0.5%に存在するといわれているが，なんらかの神経症状を呈するのはそのうち10%にすぎないという報告もあり[3]，画像上胸郭出口部になんらかの異常構造物が指摘できても必ずしもTOSの症状を示すとは限らない。

❷ 外傷性要因

外傷を契機として，本症を発症するものでその原因には，交通外傷によるむち打ち損傷，スポーツ外傷，手術などが挙げられる。

❸ その他の要因

上記以外の要因としては，腫瘍，炎症によって症状が出現するもの，血栓による脈管性TOS，職業に起因するもの[4]（VDT作業従事者，チェロ奏者など），不良姿勢，なで肩体型が挙げられる。また，症状増悪因子としては不安，抑うつなどの心理的要因も考慮する必要がある[5]。

2) 分類

胸郭出口症候群は腕神経叢，鎖骨下動静脈からなる神経血管束が物理的障害を受けて症状を呈するものであるから，障害を受ける要素によって分類するのが最もシンプルである。

まず神経性TOS（NTOS），脈管性TOSに分類され，さらに脈管性TOSは動脈性TOS（ATOS）と静脈性TOS（VTOS）に分類される[6]。

当然二者以上の要素が障害を受ける混合型も想定されるが，後述するようにほとんどがNTOSであり，ATOS，VTOSは非常にまれである。

ATOSは，頸肋や第1肋骨異常が原因となり鎖骨下動脈の狭窄，血栓形成を伴う動脈瘤が形成され，その結果末梢の塞栓症を生じることで症状が出現する場合が多い。これに対してVTOSは，鎖骨下動脈の狭窄・閉塞が実態であるが，血栓を伴う場合と伴わない場合がある。NTOSの原因を表2に示すが，外傷（VDT作業なども含む）が最も多く，次いで先天的要因となっている。

本稿では，以下NTOS，ATOS，VTOSの分類に従って解説を進める。

3) 疫学

すべてのTOS症例のうち，95%以上はNTOSであり，VTOSは2～3%程度，ATOSは1%以下であるとされている[6]。また，男女比にはほぼ差がないとされているが，片岡によるとNTOSでは腕神経叢造影で，圧迫型は男女比（2：1）で男性に多く，牽引型は男女比（1：7）で

女性に多いとされている[2]。

2. 症状，検査，診断

1) 症状

神経性では，上肢の疼痛（特に手指への放散痛），知覚異常，しびれ感，倦怠感，無力感，脱力感（持っているものを落とす），肩，背部痛，後頭部痛，前胸部圧痛（小胸筋下間隙部狭小化の場合）などが生じる。

動脈性では，1期には症状がないことも珍しくない。手および指先の2期以降は動脈圧の低下による血流不全により手指の冷感や色調変化（Raynaud現象），指先の疼痛，さらには血栓による細動脈閉塞により指壊疽を生じることもある。静脈性では，静脈閉塞が機転となるため上肢の腫脹，チアノーゼ，疼痛，緊満感が主症状となる。神経性とは異なり，血管性のTOSでは頸部や肩に症状を訴えることはまれである。

2) 検査

a. 理学所見

❶ Adsonテスト

頸部を患側に回旋させ伸展位をとらせた状態で深呼吸をさせ，患側の橈骨動脈の拍動の変化をみるものである。深呼吸により斜角筋群が弛緩・収縮し，斜角筋三角の狭窄が生じることで鎖骨下動脈が圧迫され，橈骨動脈の拍動が減弱・消失すれば陽性とする。

❷ Edenテスト

両上肢を後下方に牽引し，肩を後下方に引き下げることで橈骨動脈の拍動が変化するかどうかをみるものである。この動作で肋鎖間隙が狭小化するため，鎖骨下動脈が圧迫を受け橈骨動脈の拍動が減弱・消失すれば陽性とする。

❸ Wrightテスト

両上肢を90°外転外旋，肘関節90°屈曲位をとり，さらに過外旋させたときに橈骨動脈の拍動が変化するかどうかをみるものである。この動作によって小胸筋下間隙，肋鎖間隙が狭小化し鎖骨下動脈が圧迫され，橈骨動脈の拍動が減弱・消失すれば陽性とする。

❹ Morleyテスト

鎖骨上窩で斜角筋三角部を圧迫することで圧痛および上肢への放散痛を調べるものである。斜角筋三角上部まで腕神経叢の走行にそって圧迫することにより，腕神経叢に起因するものかどうかの鑑別が可能となる。神経性胸郭出口症候群の診断に有用なテストである。

❺ Roosテスト

両上肢を90°外転外旋，肘関節90°屈曲位をとり，その状態で手の掌握運動を3分間続けさせるテストである。不可能な場合を陽性とする。この肢位により小胸筋下間隙，肋鎖間隙が狭小化した状態となるため，神経血管束の圧迫がある場合には，3分間の運動負荷に耐えられない。

これらの診断テストの問題点は，やはり偽陽性症例の鑑別である。3つの脈管テストは健常者でも陽性に出る場合があり，その中でもWrightテストは健常者の陽性率が高いとされている。また，Morleyテストは頸椎疾患でも陽性に出る場合があること，Roosテストは筋肉易疲労性であれば陽性に出るため特異性に欠けることは知っておく必要がある。これらのテストの限界を念頭に置き，症状の再現性，陽性症状の程度を重点的に評価し，診断の一助とすべきである。

b. 画像所見

■ 単純X線画像

胸部，頸椎の単純X線画像では，頸肋やC₇横突起の突出の有無などが確認できるため，診断に有用である。

■ MRI

頸椎MRIでは，頸髄および頸部神経根の状態を詳細にとらえることが可能で，頸椎椎間板ヘルニア，変形性頸椎症，頸椎症性神経根症などとの鑑別診断に有用である。

■ 血管造影検査

鎖骨下動静脈およびその分枝の血流状態を把握することが可能で，脈管性TOSの診断に有用である。ATOSでは動脈造影で鎖骨下動脈よ

表3 TOSの診断基準

腕神経叢圧迫型	腕神経叢牽引型
1. 肩甲背部から上肢にかけての神経血管圧迫症状が存在し，長時間持続するか反復性である． 2. Adson, Wright, Eden各脈管圧迫テストが，レーザードップラー上で少なくとも一つが陽性であり，かつ，その際症状の再現あるいは増悪が認められる． 3. Morleyテストで，圧痛や上肢から手指，背部への放散痛が認められることが多い． 4. Roosの3分間運動負荷テストが陽性である．	1. 肩甲背部から上肢にかけての神経血管牽引症状が存在し，長時間持続するか反復性である． 2. 上肢の下方ストレスで症状が増悪し，上肢・肩甲帯を挙上保持することにより即座に症状の改善ないし消失が認められる． 3. 斜角筋三角上方部で，圧痛や上肢から手指，背部への放散痛が認められる．

（高木克公，北村歳男．胸郭出口症候群とは（定義，解剖および動向）．MB Orthop 1998；11：1-6より引用）

り末梢の圧迫・狭窄，狭窄後拡張，動脈瘤などの所見が得られる．VTOSでは鎖骨下静脈，腋窩静脈レベルでの狭窄・閉塞像が見られる．しかし，血管造影検査所見はNTOSの診断には役立たない．

■ 腕神経叢造影

腕神経叢造影は腕神経叢周囲に造影剤を注入し，肢位を変えてX線撮影を行い，腕神経叢の形状の変化を評価するものである．

鎖骨上窩から穿刺し第1肋骨上で造影剤を注入する方法と斜角筋三角外側から刺入する方法があるが，斜角筋三角部や肋鎖間隙での腕神経叢の通過状態を把握しやすい後者の方法が推奨される．X線透視下に造影剤（イオヘキソールなど），局所麻酔薬の混合液（30ml程度）を腕神経叢周囲に注入するが，その際造影剤の広がりに偏りがないかどうか，血管内誤注入がないかどうかを確認しながら行う．その後，肢位を上肢下垂位，90°外転外旋位，最大挙上位で撮影する．

造影所見から圧迫所見，狭小部での通過障害，上肢下垂時の牽引所見から診断および治療方針決定の一助とする．高木らはNTOSの圧迫型と牽引型の診断基準を示している[7]（表3）．

■ 筋生検

NTOS症例の前斜角筋組織所見では，正常の筋組織と比較すると筋線維間の結合織の増加と，type II 線維（速筋線維，白筋）の減少と萎縮が見られる．こうした筋線維の変化は外傷との因果関係が想定されている．つまり，外傷による前斜角筋の過伸展により微少な出血，梗塞が生じ，その治癒機転としてこうした変化が生じると考えられている[8]．

c. 診断に有用なその他の検査

■ 電気生理学的検査

NTOSでは神経伝導速度の遅延，筋電図での神経障害性変化を認める場合があるがいずれも特異的ではなく，有用性は低い．

■ 斜角筋ブロック

斜角筋症候群の診断法として1939年に初めて報告された方法である．前斜角筋内に数mlの局所麻酔薬を注入し，症状の変化をみるものである．上肢の疼痛，しびれなどの症状が改善すれば斜角筋三角部が主因となるNTOSの可能性が高い．また，本ブロックに良好に反応する症例ほど外科的治療（前斜角筋切除術など）に対する治療効果が高いとされている．最近では，超音波ガイド下に穿刺を行うことで前斜角筋に確実に薬液の注入が可能となり，NTOSの診断の確実性が高まったという報告もある[9]．

■ 心理テスト

本症候群においては特に症状が遷延し慢性疼痛となっている場合，疼痛に心因性要因が関与していることもまれではない[5]．精神神経科にコンサルトのうえミネソタ式多面的人格検査（Minesota multiphasic personality inventory：MMPI）などの心理テストを行い，不安，抑うつ状態の程度を評価することも，治療効果を改善するうえで重要である．

d. 鑑別診断

NTOSは，頸椎性疾患（頸髄症，頸椎椎間板ヘルニアなど）と類似の症状を呈することが多い。脈管性TOSでみられる血流障害は血管自体が原因になるものとの鑑別が必要になる。また，頸部，肩，背部は内臓疾患に起因する関連痛が出現しやすい部位であることも念頭に置く必要がある。**表4**にTOSの鑑別診断をまとめた[10]。

3. ペインクリニックにおける治療

TOSは，理論的には動脈，静脈，神経のうちのいずれかまたは複数が圧迫，牽引などの物理的障害を受けて発症すると考えられる。しかし，症状や理学的診断テストが陽性であるにもかかわらず画像上所見では神経血管束の異常を指摘できないケースが多く存在するのも事実である。このため，TOSの分類を，脈管性TOS（ATOS，VTOS），神経性TOS（NTOS）の3つのほかに，非特異的TOSというカテゴリーを設ける場合もある[10]。

症状との因果関係がはっきりしており，運動・感覚麻痺が存在する症例，症状が強い症例などは外科的治療の適応となる（後述）。しかし，症状がそれほど強くない症例や，原因が特定できないいわゆる非特異的TOSの症例がペインクリニックでの治療対象となる。ペインクリニックでの治療は基本的には保存的治療であり，神経ブロック療法を中心に薬物療法，理学療法などを適宜組み合わせて行うことが多い。

1）神経ブロック療法

a. 腕神経叢ブロック

NTOSによる頸部，肩，背部，上肢痛に対して有効である。腕神経叢が圧迫障害を受けている部位の中枢側でブロックを行うのが症状緩和に効果的である。アプローチは，斜角筋間，鎖骨上，鎖骨下，腋窩の4つが考えられるが，NTOSの障害部位から考えると斜角筋間および鎖骨上アプローチが有用である。従来，腕神経叢ブロックはX線透視下に鎖骨上アプローチで施行していた（**図2**）。最近は超音波装置の小型化が進み，簡便かつ放射線被曝もないので，腕神経叢ブロックは超音波ガイド下に施行することがほとんどである（**図3**）。

腕神経叢はまわりを軟部組織に囲まれていることから超音波での描出が比較的容易であり上記の4つのアプローチをすべて行うことが可能である。ブロックには通常，1〜2％リドカイン，もしくは0.2〜0.75％ロピバカインを15〜30mlを使用する。局所の炎症・浮腫が強い場合はベタメタゾン2〜4mgを添加することもある。薬液にイオヘキソールなどの造影剤を混合することで，ブロックと同時に無痛状態で腕神経叢造影を行うことも可能である。外傷が機転となっている症例，炎症が強い症例などでは本ブロックを短期間に集中的に施行することで，疼痛寛解状態が得られる場合があるが，ブロック針で神経組織にダメージを与える可能性もあるため頻繁のブロックは慎重に行うべきである。

b. 星状神経節ブロック

TOSの中でも疼痛に交感神経が関与していると考えられる症例には効果的なブロックである。ブロックには通常1％リドカインを8ml程度使用する。頸部，肩，上肢の血流を増加させ，腕神経叢の血流も増加するため炎症や浮腫の改

表4　TOSの鑑別診断

- 頸椎椎間板，骨棘形成
- パンコースト腫瘍
- 神経鞘腫
- 尺骨・正中神経の絞扼性傷害
- 腕神経叢炎
- 脊髄腫瘍，脊髄空洞症
- 肩腱板断裂
- 線維筋痛症
- 多発性硬化症
- Raynaud病
- 急性冠症候群
- 血管炎
- 血管攣縮性疾患
- 複合性局所疼痛症候群

（Huang JH, Zager EL. Thoracic outlet syndrome. Neurosurgery 2004；55：897-902より引用）

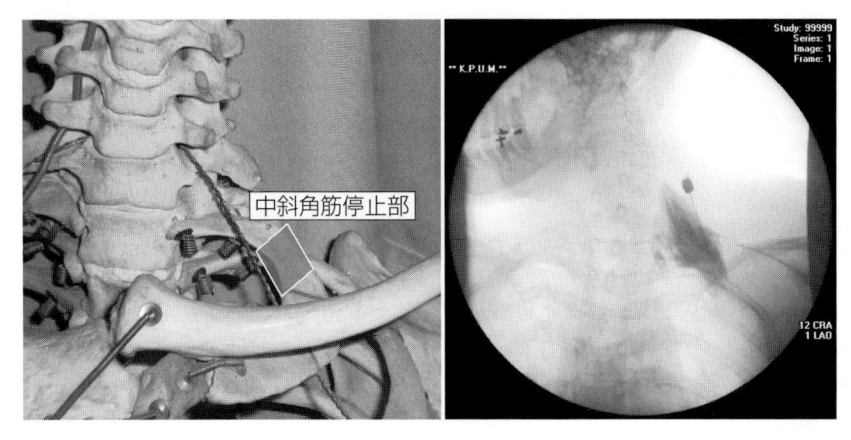

図2 X線透視上透視下腕神経叢ブロック
X線上で第1肋骨と第2肋骨の重なる部位に向かって穿刺する．この部分が中斜角筋停止部と一致する．

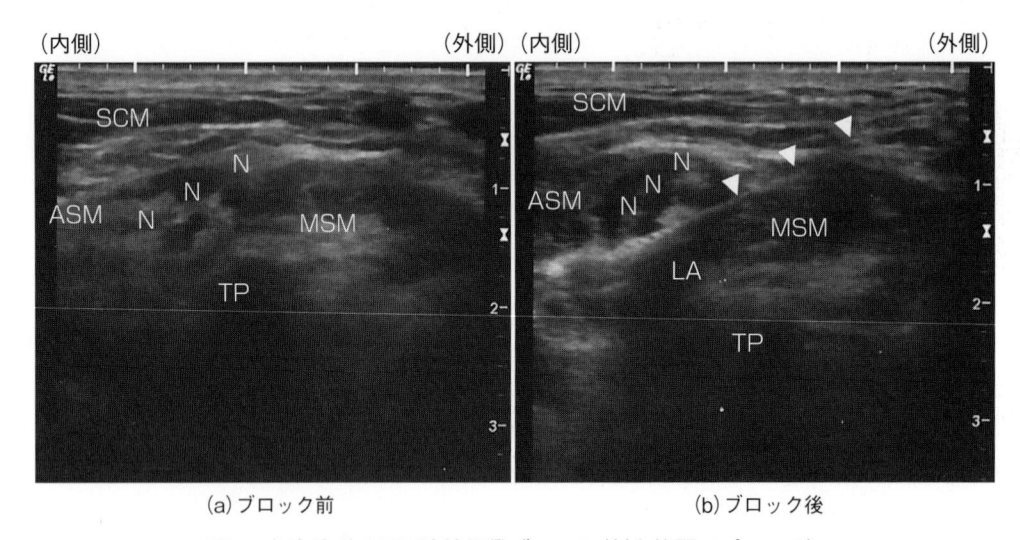

図3 超音波ガイド下腕神経叢ブロック（斜角筋間アプローチ）
SCM：胸鎖乳突筋，ASM：前斜角筋，MSM：中斜角筋，TP：頸椎横突起，N：神経，LA：局所麻酔薬

善が望めると考えられる。ブロックの効果が認められれば，短期間に反復して施行すると効果的である。

c. 胸部交感神経節ブロック

星状神経節ブロックで効果を認めるが，効果の持続性に乏しい場合に適応となる。特に症状，経過からみて複合性局所疼痛症候群（complex regional pain syndrome：CRPS）が疑わしい症例には積極的に施行すべき処置である。

d. 頸部神経根ブロック

Roosらは，神経圧迫型NTOSを上部圧迫型（C_5, C_6, C_7）と下部圧迫型（C_8, Th_1）に分類している。症状としては，前者は後頸部から肩にかけての疼痛，緊張が中心である。後者は正中神経，尺骨神経の症状が前面に出るため前腕から手指の疼痛，しびれ，脱力感を呈する。神経根症状が強い症例では責任部位の神経根ブロックが有効である場合がある。

神経根ブロックは，X線透視下，超音波ガイド下のいずれでも行えるが，より中枢でブロックを行いたい場合はX線透視下ブロックのほう

が有利である．ブロックには通常，2％リドカインあるいは0.75％ロピバカインに適宜ベタメタゾン2～4mgを添加した薬液を1か所につき3～4mlを使用する．

e. 頸部硬膜外ブロック

NTOSの中でも強い痛みを訴える症例に適応になる．頸部の比較的広範囲にブロック効果が及ぶので，一時的な疼痛緩和が可能となる．また，カテーテルを挿入して持続的なブロックを行うことができるのが本ブロックの最大の利点である．ブロックには通常，1回法では0.5％リドカイン6～8mlと適宜ベタメタゾン2mgを添加，持続硬膜外ブロックでは0.2％ロピバカインを2～4ml/hr投与する．しかし，強い疼痛が持続したり運動・感覚麻痺が高度あるいは進行性の症例は，外科的処置を急ぐ場合もあるので注意が必要である．

f. トリガーポイント注射

筋筋膜性疼痛の要素が強く，頸部，背部が過緊張状態でトリガーポイントを多く認めるような症例には有効であることが多い．星状神経節ブロックなどと併用することも多い．

g. ボツリヌス注射

NTOSの診断にも使用される斜角筋ブロックを神経毒であるボツリヌス毒素を用いて行う方法である．局所麻酔薬でのブロックが有効な症例に適応となる．前斜角筋ブロックに要するボツリヌス毒素は約4～16単位である．また，ボツリヌス毒素の神経遮断効果は通常4ヶ月程度持続する．

2) 薬物療法

薬物療法は非ステロイド性抗炎症薬（non-steroidal anti-inflammatory drugs：NSAIDs）を中心として対症療法となる．筋緊張の症状が強い場合は，中枢性筋弛緩薬の投与も有効である．また，上述のように心因性要因が疼痛増悪因子となっている場合もあるので抗不安薬，抗うつ薬，睡眠薬の投与も考慮する．しかし，心因性要因の判断に苦慮する場合は，精神神経科の専門医にコンサルトし判断を仰ぐべきである．

3) 理学療法

a. 運動療法

VDT作業，姿勢不良などが原因となっている場合は，姿勢の矯正を行う．また，軽症例では肩甲帯周囲の筋肉を強化することで症状が軽快する場合がある．

b. 装具療法

NTOSの中で牽引型については装具による肩甲帯の挙上が有効である．また肩甲帯の挙上は肋鎖間隙を広げるように働くため，同部が圧迫されている症例にも効果的である．

4. 予後，経過，次の手段

症状と画像所見との因果関係が明らかであり，疼痛，血行障害の強い症例や麻痺を伴う症例，保存的治療では改善をみない症例は手術適応となる．TOS全体としての手術適応率は10～30％程度とされている[11]．ただ，NTOSのうち腕神経叢造影所見によって牽引型が主体のものでは手術適応はなく，装具療法などの保存療法の適応となる．

手術は，第1肋骨切除，頸肋などの異常骨完全切除，第1肋骨付着部の前斜角筋切除，異常筋・靱帯・線維束の切除が基本となる．アプローチは，Roosらによって提案された腋窩アプローチと前方鎖骨上アプローチがある．手術の成功率は両者で変わりないとされている[6]．また，合併症は神経損傷と血管損傷が主なものである．美容上は腋窩アプローチのほうが優れるが，前方鎖骨上アプローチのほうが良好な手術視野が得られ確実性が高いとされる．手術手技の詳細については成書を参照されたい．

予後：手術の予後については，アプローチや術式によって複数の成績が報告されているが，術後の症状改善率は40～90％までと非常にばらつきが大きい．手術の適応基準の違いもばらつきの原因になっていると考えられる．予後不

良因子としては，急性虚血，運動麻痺，系統的でない神経症状，広範囲切開による第1肋骨完全切除，術後合併症（血胸，乳び胸，手術による神経損傷）が挙げられる[12]。

【文　献】

1) Peet RM, Henriksen JD, Anderson TP, et al. Thoracic-outlet syndrome：evaluation of a therapeutic exercise program. Proc Staff Meet Mayo Clin 1956；31：281-7.
2) 片岡泰文．胸郭出口症候群の病態―腕神経叢造影を用いて―．日整会誌 1994；68：357-66.
3) Cuetter AC, Bartoszek DM. The thoracic outlet syndrome：controversies, overdiagnosis, overtreatment, and recommendations for management. Muscle Nerve 1989；12：410-9.
4) 西田　淳，一戸克明，加藤貞文ほか．職業関連の胸郭出口症候群．日災医会誌 1999；47：296-300.
5) 田邊　豊，井関雅子，宮﨑東洋ほか．心因的要因が発症契機となった胸郭出口症候群．ペインクリニック 2001；22：1422-7.
6) Sanders RJ, Hammond SL, Rao NM. Thoracic outlet syndrome：a review. Neurologist 2008；14：365-73.
7) 高木克公，北村歳男．胸郭出口症候群とは（定義，解剖および動向）．MB Orthop 1998；11：1-6.
8) Machleder HI, Moll F, Verity MA. The anterior scalene muscle in thoracic outlet compression syndrome. Histochemical and morphometric studies. Arch Surg 1986；121：1141-4.
9) Torriani M, Gupta R, Donahue DM. Sonographically guided anesthetic injection of anterior scalene muscle for investigation of thoracic outlet syndrome. Skeletal Radiol 2009；11：1083-7.
10) Huang JH, Zager EL. Thoracic outlet syndrome. Neurosurgery 2004；55：897-902.
11) 高木克公．胸郭出口症候群の臨床．外科治療 1993；68：85-93.
12) Degeorges R, Reynaud C, Becquemin JP. Thoracic outlet syndrome surgery：long-term functional results. Ann Vasc Surg 2004；18：558-65.

〔上野博司，細川豊史〕

7 上腕骨内・外上顆炎 (テニス肘・ゴルフ肘・野球肘)

[テニス肘・ゴルフ肘・野球肘とは？]

　テニスのバックハンド時(図1)には上腕骨外側上顆付近に付着する伸筋群が重要な働きをする。そのためバックハンドを多用する選手には外上顆炎が起こりやすく外上顆炎はバックハンドテニス肘と呼ばれる。一方，フォアハンド時(図2)には内側上顆に付着する屈筋群が活動するため，フォアハンドを多用する選手は肘の内側に痛みを起こすことが多く，内上顆炎はフォアハンドテニス肘と呼ぶ。しかしフォアハンド，バックハンド時ともに外側上顆より起始している短橈側手根伸筋が一番障害を受けやすく，テニスの症状としては上腕骨外上顆炎のほうが多くみられる。そのため狭義のテニス肘は外上顆炎のことを意味する。

　一方，ゴルフ愛好者には内側部に痛みを起こすことが多い。特に肘の伸ばしすぎや，ダフることが原因になる。そのため内上顆炎をゴルフ肘とも呼ぶ。

　しかし利き手でない腕には外上顆炎が起こることもあり，単純に言い切れない一面をもっている。

　野球では投球動作時に腕が前方に振り出されると，強い力が肘関節の外反方向に加わる。ボールを投げ出すとき(アクセレレーション期)からボールリリース，ボールを投げ終わったとき(フォロースルー期)にかけて，手首は反らせた状態から曲げた状態へ，前腕は回外する。この動作時に上腕骨の内側上顆に過剰な力がかかり内上顆炎を引き起こすことが多い。

　内上顆炎は外上顆炎に比べ発生頻度は少ない。これは日常の生活動作で，前腕の屈筋群が伸筋群より使用頻度が少ないためと考えられている。

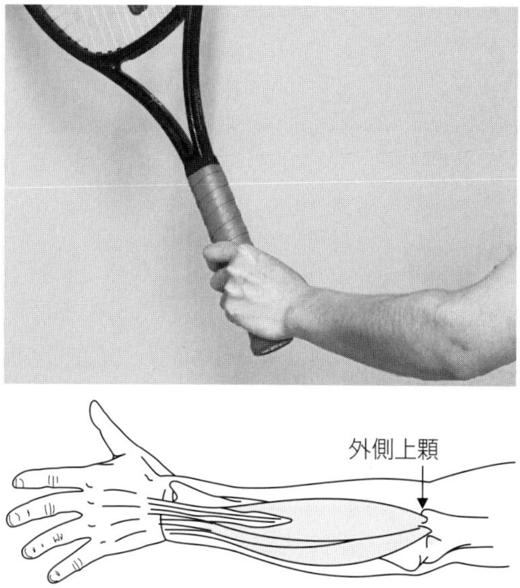

図1　バックハンド

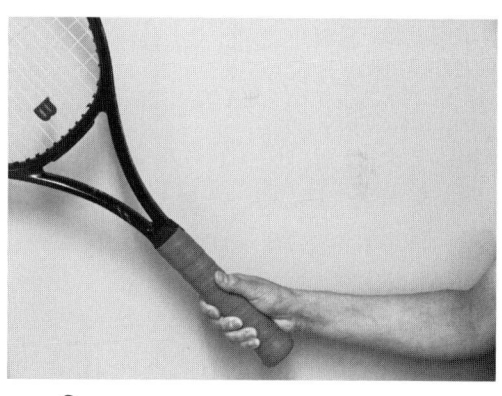

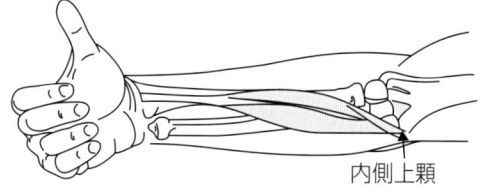

図2　フォアハンド

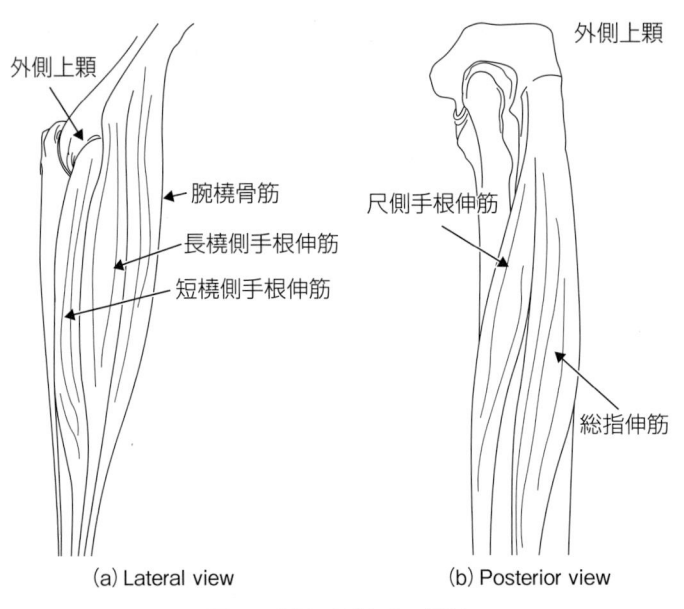

図3 外側上顆付近の解剖

A 上腕骨外上顆炎

1. 疾患の概要，痛みの原因

上腕骨外上顆炎（lateral epicondylitis）は，肘関節外側の腱の付着部炎として古くから知られている疾患である。

テニスをはじめとするボールを打つ競技選手に多く見られ，はっきりとした原因が見いだせない肘外側部の慢性痛を「テニス肘」と総称されることが多い。しかし若年者のテニス部での本疾患の発症率を調査した結果では，あまり高くない報告が多く，スポーツを全くやっていない家庭の主婦や，大工などの前腕を反復して酷使する職業に多発し，加齢を背景とした中年以降の患者が多い。松本ら[1]の報告によると主婦が過半数を占めている。

テニスのバックハンドの時には上腕骨外側上顆およびその付近に付着する伸筋群（長橈側手根伸筋，短橈側手根伸筋，総指伸筋，尺側手根伸筋など）が重要な働きをするため，バックハンドテニス肘ともいう。

短橈側手根伸筋，総指伸筋，尺側手根伸筋らの伸筋群は上腕骨外側上顆では共通腱をもっている（図3）。短橈側手根伸筋は外側上顆の最外層にありこの疾患の発症に最も関係しているといわれ，使用過多による損傷およびわずかな断裂（microtearing）が生じている。外上顆炎患者の病理組織標本は，膠原線維の変性断裂，炎症細胞浸潤を伴わない線維芽細胞と毛細血管の増生が見られる（angio-fibroblastic hyperplasia）。

不完全に修復された組織は，正常な結合組織よりも脆弱で通常の機能を果たすには強度が不足している。

2. 症状，検査，診断

1）症状

痛みの部位（図4）は肘の外側，後方，前腕部である。

自発痛，把握時痛が特徴で，本棚から重い本を取り出す，雑巾を絞れない，ドアノブを握れないなど，把握と手関節の背屈を同時に行う動作時に増悪する。

2）検査，診断

a. 触診

外上顆部の短橈側手根伸筋の腱性起始部に圧

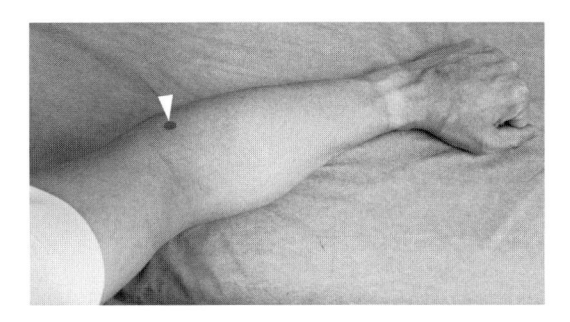

図4　疼痛部位

痛点を認める。

b. 疼痛誘発テスト
外側上顆部に疼痛が出現する。
■ Chair test
　肘関節を伸展したまま椅子の挙上動作。
■ Thomsen test
　抵抗下での手関節背屈。
■ Middle finger test（中指伸展テスト）
　抵抗下で中指伸展動作。
■ Grip test
　肘関節伸展位での把握動作で痛みが出現し，肘関節屈曲位で痛みが減弱する。これは非常に陽性度が高い検査とされる[2]。

c. 画像所見
■ 単純X線
　特異な所見はないが，上腕骨外側上顆に骨棘や変形，伸筋腱部に石灰化を認めることがある。
■ 超音波（図5）
　外側上顆部付近に付着する長橈側手根伸筋，短橈側手根伸筋，総指伸筋を観察する。外側上顆表面はなだらかな曲線で描出される。慢性型の外上顆炎，変形性の肘関節症などでは外側上顆部の骨棘，曲線の不正などが見られる。外側上顆より近位からは長橈側手根伸筋，外側上顆よりは短橈側手根伸筋，総指伸筋，尺側手根伸筋の共通腱が放射状に起始している。共通腱の層状構造は解像度のよい超音波診断装置では区別して観察することが可能である。深層には回外筋が観察される（図6～8）。

　外上顆炎では，伸筋腱の腫大，腱全体の輝度

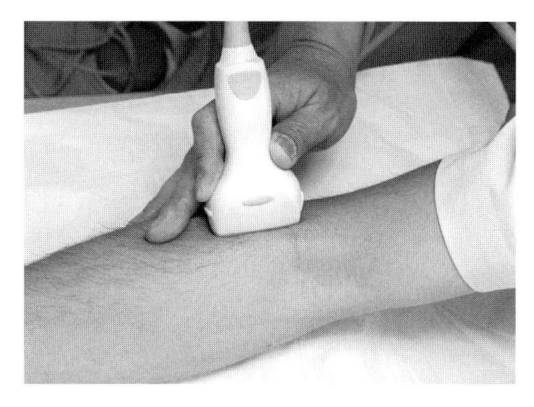

図5　超音波検査風景

低下，線維構造の不連続，内部輝度の低信号化や高信号化，周囲の浸出液などが観察される（図9，10）。また滑膜ひだ，ガングリオンが発見される場合がある。

　しかし画像上では明らかな所見がみられない場合も多い。その時は超音波で外側上顆付近の筋を描出して，圧痛を加えどの筋が痛みの原因になっているか確認する。
■ MRI
　T_2強調画像で総指伸筋，短橈側手根伸筋腱の起始部に高信号部位が見られる場合は腱の浮腫や部分断裂が考えられる。また上腕骨小頭の骨軟骨の骨折，関節水腫，滑膜ひだ，ガングリオンなどが発見される場合がある。

d. 鑑別疾患
①Radial tunnel syndrome（橈骨神経管症候群，後骨間神経症候群）（図11）
　橈骨神経深枝の絞扼性神経障害。ほぼ外上顆炎と主訴は同じである。
　モンテジア骨折に続発する場合が多い。鑑別は圧痛部位がradial tunnel syndromeのほうがやや末梢で，運動障害や下垂指（母指の伸展，外転，示～小指のMP関節の伸展が不能になる）などの麻痺が見られる。回外筋近位の線維性アーチ（Frohse arcade）に圧痛が見られ，この付近に局所麻酔薬を入れると痛みが消失する。
②頸椎症性神経根症
③肘関節内病変

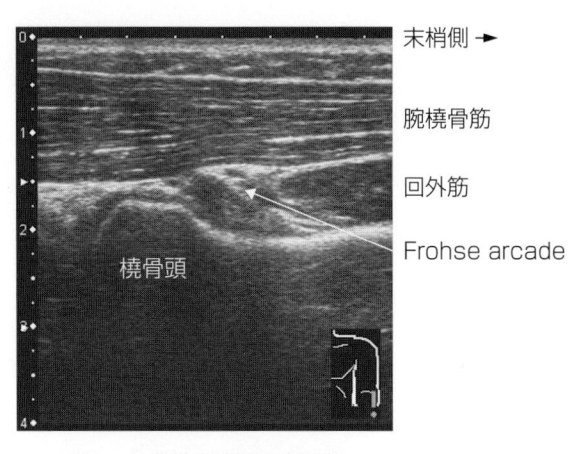

図6 正常超音波画像（長軸）

このレベルでは最外層に腕橈骨筋，深層に回外筋が見える．回外筋近位に見られるFrohse arcadeを橈骨神経深枝が通る．

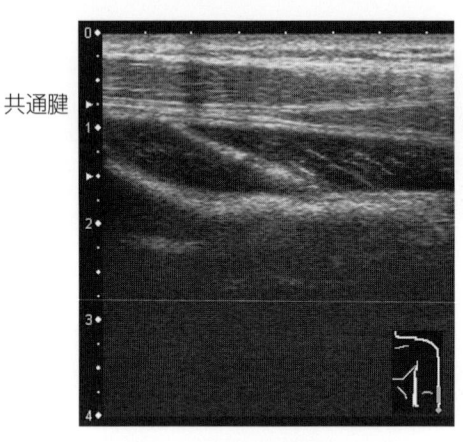

図7 正常超音波画像（長軸）

図6より外側．最外層に長橈側手根伸筋，短橈側手根伸筋，深層には回外筋が見られる．

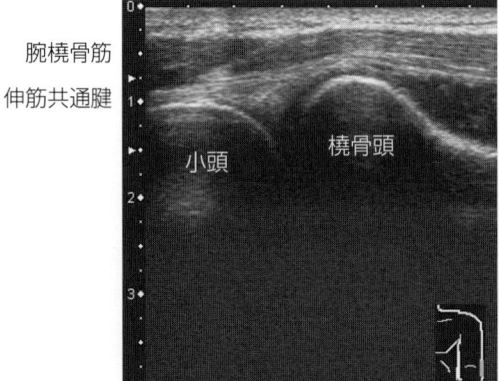

図8 正常超音波画像（小頭，橈骨頭部）

図7より近位へ移動．外側上顆部へ伸筋腱群が付着している．その外層を走行するのは腕橈骨筋と長橈側手根伸筋．

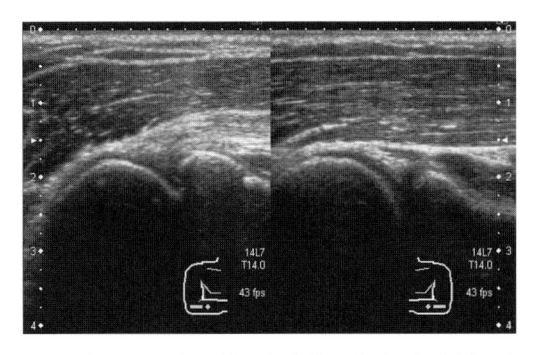

図9 症例：66歳男性，超音波画像（図左患側・右健側）

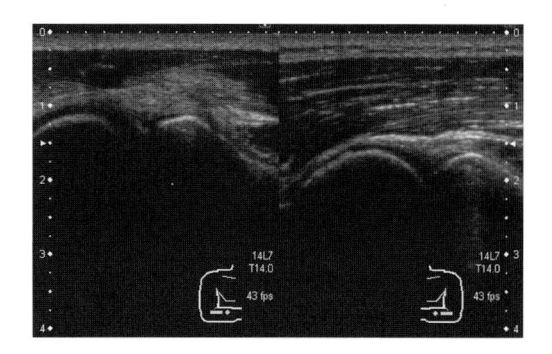

図10 症例：33歳男性，超音波画像（図左患側・右健側）
両症例とも伸筋腱の不整，腫大が見られる．

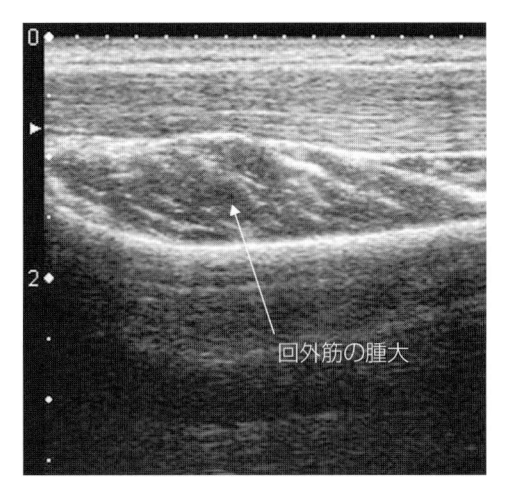

図11 超音波画像（radial tunnel syndrome）
回外筋のfrohse arcade付近の筋の腫大が見られる．

3. ペインクリニックにおける治療

基本は，保存的治療が優先される．

1) 安静

テニスなどのスポーツで症状の強いものは完全休養．症状の軽い患者にはプレー時間の短縮を指導する．週3回以上，1回4時間以上のプレーで外上顆炎の発症頻度が上昇するという報告がある．

2) 生活指導

脇を締めて，そばに寄ってから物を持ち上げるよう心掛ける．

3) 理学療法

a. 温熱療法

ホットパック，レーザー，超音波など．

b. 寒冷療法

痛みが強い時期は患部を冷却する．スポーツでは練習や試合の直後にアイシングをする．長時間連続して行うと凍傷にもなるので20〜30分程度．

c. 薬物療法

鎮痛薬：内服薬，軟膏，パップ剤の使用．

d. 装具

肘90°屈曲，手関節背屈．

e. テニス肘バンド（図12）

腱付着部を圧迫固定し，伸筋群の動きを抑える．

f. ストレッチ

特に伸筋群のストレッチを行う．健側の手で患側の手部を保持し手関節をゆっくりと掌屈させながら上肢全体を前方挙上させる．

g. 筋力強化

筋力強化は症状の再燃予防効果が高い．ダンベルや弾性バンドなど使用する．

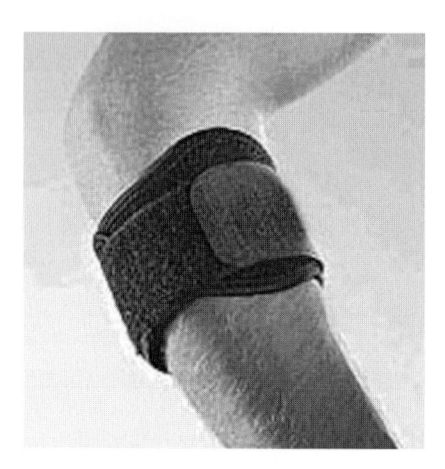

図12　テニス肘バンド

4) 注射療法

　上腕骨外上顆炎で知覚神経や交感神経の神経ブロックの必要性はほとんどないと思われる。
　ステロイド入りの局所麻酔薬を筋表面や，腱の周囲に注入する方法が最も効果的である。
　ステロイドはトリアムシノロン10～40mg，ベタメタゾン2～4mg，デキサメソゾン2～8mgなどを使用する。全量は局所麻酔薬を含めて5ml程度を使用する。
　どの筋のどの部位に注射するかは超音波ガイド下に，圧痛点を見つけながら行うのが望ましい。障害を受けている筋を同定するのが難しいときは，筋を他動的に収縮させてみると分かりやすい（表1，図13）。
　超音波下で正確に注射された場合は，1～2mlの少量の薬液でも直後より疼痛軽減効果がみられる。
　回数は3～4回で治らない場合は中止して保存的治療を進める。特に若年者のスポーツ選手では注射は頻繁にならないよう注意する。頻繁に注射を希望する場合も多いが，必要以上には施行せず，安静，生活指導，装具の使用などの適切な教育が必要である。
　保存的治療の中で患者からの評価の高いものはステロイド注射とテニス肘バンドの装着との報告がある。一般に外用薬や内服薬の有効率は高くない。

表1　筋の確認方法

	確認の方法
長橈側手根伸筋	手首を伸展して，示指のみを伸展する．
短橈側手根伸筋	手首を伸展して，中指のみを伸展する．
総指伸筋	手関節の背屈と同時に指を伸展させる．

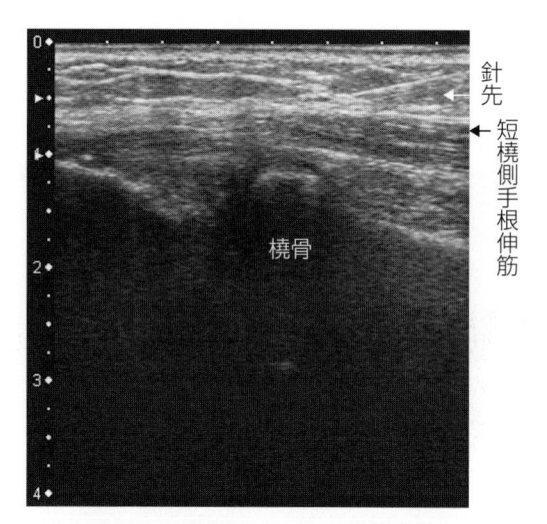

図13　超音波ガイド下注射（平行法）
短橈側手根伸筋表面に針先が確認できる（画面右より刺入）．

4. 予後，経過，次の手段

1) 予後判定

a. KraushaarとNirschlの分類と治療方針[3]

■ phase1 (benign pain)
　動作後の張り，軽度の痛みが24時間以内に消失する．

■ phase 2 (benign pain)
　動作後の張り，軽度の痛みが48時間以上持続するが72時間以内に消失する．
　ウォームアップで改善，動作中は消失．

■ phase 3 (semibenign pain)
　活動前より張りや軽度の痛みがありウォームアップでやや改善．動作中も痛み軽度あり．一応スポーツはできるが調整が必要．鎮痛薬を必

要とすることもある。

■ phase 4 (semiharmful pain)
Phase 3より疼痛が強くスポーツや仕事の内容変更が必要。日常生活中にも中程度の痛みあり。腱損傷が示唆される。

■ phase 5 (harmful pain)
活動前，中，後に中から強度の疼痛がある。日常生活に痛みはあるが影響ない。完全休息で改善できる。永久の腱損傷がある。

■ phase 6 (harmful pain)
日常生活の障害がある。完全休息でも改善しない。

■ phase 7 (harmful pain)
疼痛は持続し日常生活障害，睡眠障害がある。

b. 治療方針，予後判定

■ phase1～2
自然治癒が期待できる。

■ phase3～4
保存的治療が期待できる。

■ phase5～7
手術を必要とする可能性が高い。

2) 外科的治療

欧米に比べわが国では手術例は多くはないが難治性には行われている。特に筋，腱内の病巣がMRIや超音波で確認できる場合は切離術や病巣の摘出術が必要となる。

① Nirschl法：変性断裂した腱および肉芽組織を切除し，外側上顆の掻爬，ドリリングを行う。
② ECRB腱延長術。
③ 上腕骨外上顆筋起始部切離術。
④ 鏡視下手術：ECRB腱起始部の掻爬，ドリリングに加えて関節内病変の観察処理を低侵襲で行える。

3) 予後

1年の自然経過で70～80％は治癒する場合が多い。

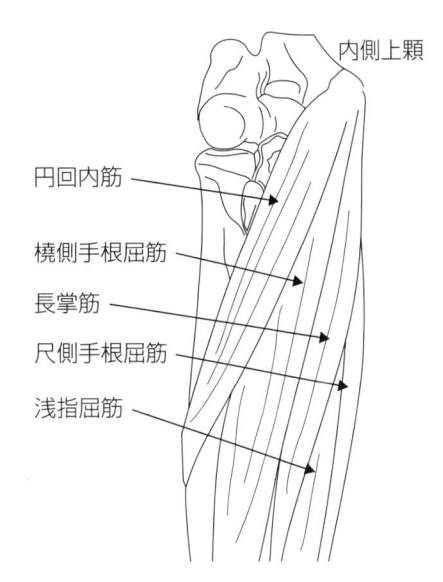

図14 内側上顆周囲の解剖

B 上腕骨内上顆炎

1. 疾患の概要，痛みの原因

上腕骨内側上顆を起始とする筋は円回内筋，橈側手根屈筋，長掌筋，尺側手根屈筋，浅指屈筋である（図14）。

円回内筋は前腕の回内，肘関節の屈曲，橈側手根屈筋と長掌筋は手根の屈曲，手首の固定時に働く。尺側手根屈筋は手関節の屈曲，尺屈に働く。これらの筋の過剰な使用が繰り返し行われると，内側上顆を中心とした痛みが生じる。これを上腕骨内上顆炎（medial epicondylitis）という。

2. 症状，検査，診断

1) 症状

通常，肘関節，内側上顆部に痛みを訴えるが，安静時にはほとんど痛みはなく，動作時に痛みが出現する。また内側上顆に著しい圧痛を認める。手の平を上に向けて肘を伸ばしたときや，肘を曲げて重いものを抱えたとき，電車やバスの吊り革を引き寄せるときなど痛みが強くなる。

誘発試験は特に名前がついたものはなく，外上顆炎と逆の方法を用いると痛みが誘発される。特に，肘を伸展位で手関節を抵抗に反して手首を屈曲させると内側上顆に痛みを生じる。

2) 検査

a. 画像診断

■ 単純X線

X線では特徴的な所見はないが慢性化すると，内側上顆付近の腱の石灰化，骨棘形成を見ることがある。

■ 超音波

内側上顆の付近の観察で内側側副靱帯前斜走線維やその付着部の内側上顆の異常を認める場合がある。外側の上腕骨小頭の超音波検査を含めて学童期の野球肘の早期発見の検診が最近行われている（図15）。

〈上腕骨内側上顆付近の解剖〉

尺側の屈筋群は3層からなる。浅層は円回内筋，橈側手根屈筋，長掌筋，尺側手根屈筋より構成され，これらに加えて中間層の浅指屈筋が内側上顆から起始している。その他深層には深指屈筋が尺骨より起始し，この付近に確認できる。

超音波検査では内側上顆表面の骨はなめらかな曲線を描きそれに付着する筋が高エコーで描出される。長軸像（図16）では尺骨遠位部で尺側手根屈筋が見える。短軸像（図17）では尺骨遠位部で尺側手根屈筋，深指屈筋，浅指屈筋が確認される。尺側手根屈筋は尺骨神経をメルクマールにすると確認しやすい。外側へ走査していくと長掌筋，橈側手根屈筋，円回内筋などが確認できる。

3. ペインクリニックにおける治療

1) 安静

痛みの誘因となった作業やスポーツ活動は約2週間一時中止させる。

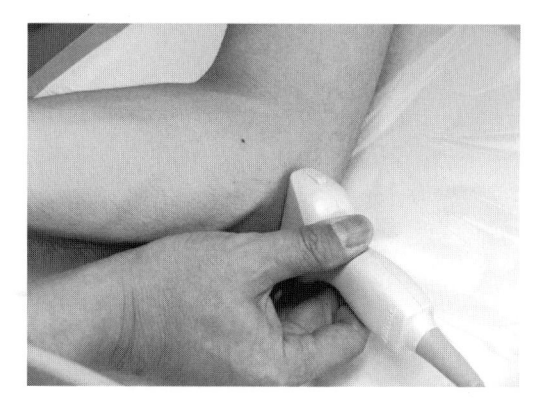

図15　内側上顆エコー

2) 理学療法

a. 装具，リハビリテーション

作業中や運動時にはできるかぎりサポーターを着用するように指導する。痛みに対しては非ステロイド性抗炎症薬（nonsteroidal anti-inflammatory drugs：NSAIDs）や外用薬を処方し，リハビリテーションとして温熱療法や電気刺激療法，ストレッチング，筋力強化訓練を指導する。

b. ストレッチ

手背を下に向けて，肘を伸ばす，他方の手で指先よりゆっくりと手関節を伸展しながら腕の前面を伸ばしてゆくのを30秒程度行い，次は手背を上にして同様に行う。これを3回くらい繰り返す。

c. 上腕骨内上顆炎の理学療法，筋肉強化

テーブルを用意する。坐位で患側の前腕を，手掌を上にして肘を伸展し，手首と手がテーブルの端から出た状態にしてテーブルの上にのせる。手に約500gのウエイトを持ち，ゆっくりと手首の伸展屈曲を繰り返してウエイトを上下させる。これを10回行って1分間休憩する。これを数回行う。徐々に回数を上げるが痛みを感じたら中止する。痛みなくできるようになったらウエイトの重さを増やす。この方法は手掌を下に向ければ外上顆炎の患者に用いることができる。

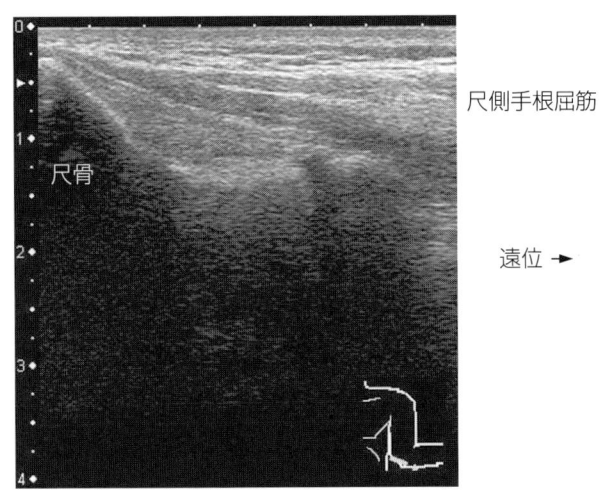

図16　長軸像（尺骨遠位端付近）
最外層は尺側手根屈筋，深層は深指屈筋が見えている．

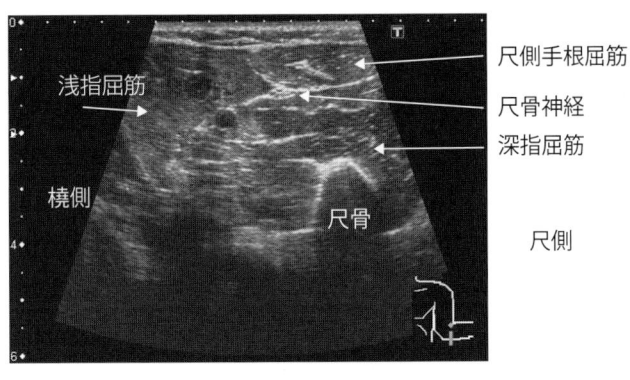

図17　短軸像（尺骨遠位部）
浅指屈筋，深指屈筋，尺側手根屈筋，尺骨神経が見えている．

簡易法としては，柔らかい軟式テニスのボールを持ち，ゆっくりと握ったりゆるめたりする運動を1日に数回行うのも有効である．

3) 注射療法

以上の治療にも反応しない難治例ではステロイド入り局所麻酔薬の筋肉表面，腱周囲への注射を検討する．注射は超音波ガイド下に行うと正確に行うことができる．筋に圧痛を加えるとどの筋が炎症を起こしているかが分かり，ガイド下に針先を進め薬液を注入する．またこの方法によって尺骨神経の誤穿刺も防ぐことができる．

a. ステロイド局所注射の副作用

❶ 局所の軟部組織の萎縮

脂肪萎縮，皮膚萎縮などが報告されている．長時間作用性で脂溶性の低いステロイドに多くみられる．同一部位への繰り返し注射で起こりやすい．

❷ 腱の脆弱化

コルチコステロイドはコラーゲンやグリコサミノグリカンの産生を抑制するので腱の強度が低下することが知られている．

腱断裂を防止するため注射後の安静は必要である．また腱実質に注射をしないことが大切である．そのためには超音波下注入法が望ましい手技である．

❸注意

感染への抵抗性の減弱が起こりえる。また感染部位に注射することは禁忌である。

4. 予後，経過，次の手段

一般に外科的治療はごくまれである。

内上顆炎は外上顆炎に比べて発症頻度は低く，症状も軽いことが多い。6ヶ月〜1年間くらいの保存的治療や，数回の注射が無効な場合は手術療法も行うこともあるがごくまれである。

【文　献】
（A 上腕骨外上顆炎）

1) 松本治之，津下健哉，水関隆也ほか．当科における上腕骨外上顆炎の疫学調査．中部整災誌 1993；36：543-4.
2) 薄井正道．テニス肘の診断と治療．Orthopaedics 2003；16：35-41.
3) Kraushaar BS, Nirschl R, Robert P. Current concepts review：tendinosis of the elbow (tennis elbow). J Bone Joint Surg 1999；81：259-78.

〔赤間保之〕

8 手根管症候群，肘部管症候群

A 手根管症候群

1. 疾患の概要，痛みの原因

1）解剖

手根管（carpal tunnel）とは，手掌近位中央，母指球と小指球との間にある管である。掌側には屈筋支帯，背側には近位では尺側より豆状骨，三角骨，有鈎骨，有頭骨，舟状骨，遠位では有鈎骨，有頭骨，小菱形骨，大菱形骨の手根骨列に囲まれて構成されている（図1）。

屈筋支帯の表層は，前腕筋膜から手掌腱膜へと移行する筋膜からできている。深層には横手根靱帯があり，この靱帯の橈側は舟状骨結節と大菱形骨稜，尺側は豆状骨と有鈎骨鈎に付着し，長掌筋腱膜が混入している。屈筋支帯の厚さは一番厚いところで約2.5mmある。屈筋支帯は硬い線維組織で柔軟性に乏しい。長母指屈筋と4本ずつの浅指屈筋，深指屈筋の屈筋腱群は腱鞘に覆われたまま正中神経とともにこの管内を走行している。

2）疾患の概要

手根管症候群（carpal tunnel syndrome）はこの管内の圧力が上昇することによって，正中神経が圧迫されて起こる絞扼性神経障害である。

Gelbermanら[1]の報告によると，手根管症候群の手関節中間位での平均手根管内圧は32mmHgに達し，正常の2.5mmHgより有意に高かったとされる。

3）原因

約半数は特発性である。キーボード作業者など上肢作業関連骨格系障害による非特異的炎症，糖尿病患者の約10～30%，関節リウマチ患者の約10%に見られ，長期人工透析，甲状腺機能低下症，ホルモン療法中，卵巣摘出，アミロイドーシス，橈骨遠位端骨折，腫瘍，肥満（BMI 30%以上）などが原因になる。

また女性に非常に多く発症し（男女比1：2～5），妊娠中，閉経後に発症するので女性ホルモンとの関連もある。妊娠によるものは保存的治療法が有効で分娩後自然消退することが多い。臨床診断による有病率は男性3%，女性5%。50代半ばを中心として40～60歳代に多く見られる。

2. 症状，検査，診断

1）症状

初期の症状として正中神経支配域の示～中指のしびれ，痛み，まれに母指，環指に起きることもある（図2）。

痛みは夜間痛が特徴で，特に明け方に増強することが多い。手を振ると楽になる場合がある。手根管部に圧痛，Tinel徴候を認める。

運動障害は母指の掌側外転と対立運動障害によるつまみ動作の困難が特徴である。

知覚異常，筋力低下は症状の進行に伴い出現し，徐々に母指球筋の萎縮も認める（図3）。両側性発症も多くみられる。

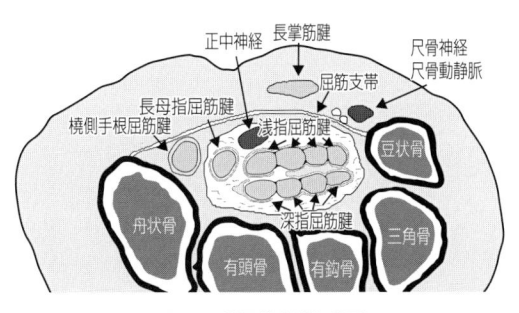

図1 手根管部模式図

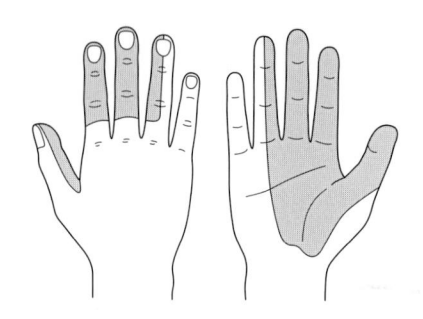

図2 正中神経支配領域

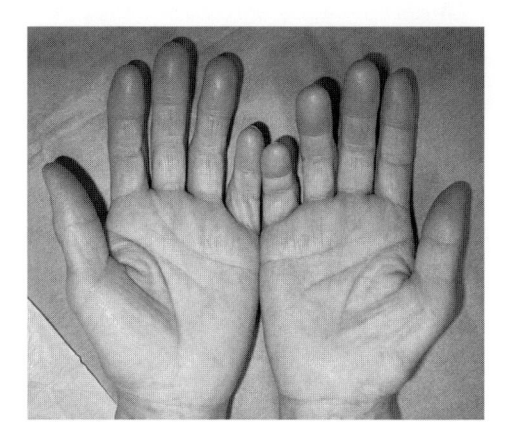

図3 右手根管症候群(母指球筋の萎縮)

2) 検査

a. 疼痛誘発テスト

■ Phalen's test

手関節を最大掌屈することで手根管内の圧力を高める。60秒以内に正中神経領域がしびれ，異常感覚が出現すると陽性。陽性率の高い検査である。

■ Carpal-compression test

手根管部の直上を，検者の指で圧迫する。

■ Compression & Wrist flexion test

Phalen's test と Carpal-compression test を同時に行う。

■ Flick test

症状出現時に手を振り症状の軽快がみられたら陽性。

その他，母指，示指できれいな円を作れずアルファベットのDのようになってしまうときは手根管症候群の可能性が高い。

b. 補助画像所見

■ 単純X線

手関節の骨性の異常の有無を確認する。

■ 超音波

外来で初診時にすぐ施行でき有効な検査である。

占拠性病変，滑膜炎の有無，骨折，月状骨軟化症などを見ることができる。

正中神経の絞扼部および偽神経腫の診断が可能である。中道[2]によると超音波診断の診断能は神経伝導速度検査と同等と評価している。

〈 測定方法 〉

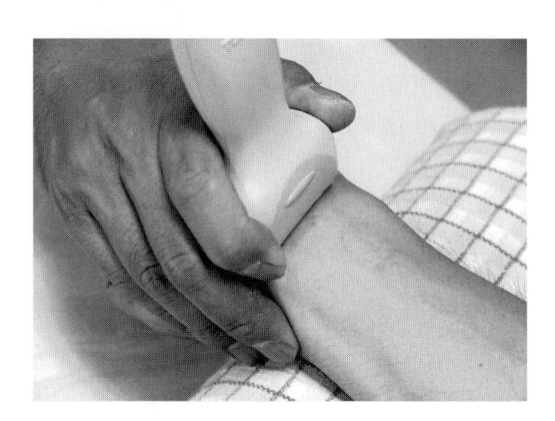

図4 超音波検査

体位・坐位・前腕回外位，手関節中間位(図4)。

短軸走査：手根管部の近位から遠位まで観察する。舟状骨結節と豆状骨結節を結ぶラインを中心に走査する。9本の腱（長母指屈筋腱，4本ずつの浅指屈筋腱，深指屈筋腱）と正中神経が観察される(図5)。

正中神経は遠位に行くほど見づらい。前腕部では筋肉内を走行し見やすいため，前腕部で確認してから遠位にプローブをずらしてゆくと確認しやすい(図6)。

正中神経は楕円形で葡萄の房状に見える。

手根管内容量の増加は横手根靱帯の膨隆となって観察される(図7)。舟状骨と豆状骨の頂点を結ぶラインと横手根靱帯頂点の距離を測り健常部との差を比較する（正常では0.1±1.7mm)[3](図8)。

手根管内の腱の周囲の滑膜炎による滑液包の腫大も超音波で見られる(図9)。

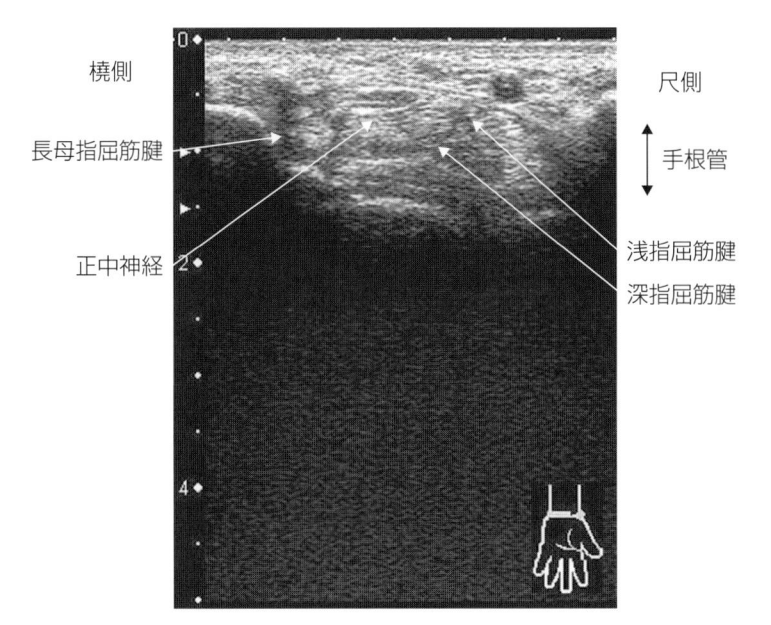

図5 手根管近位部

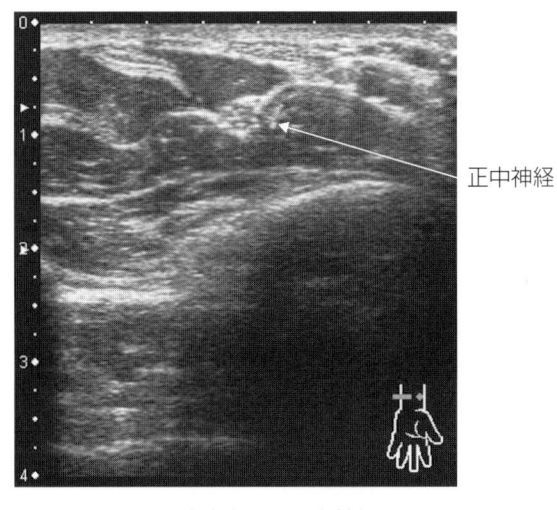

図6 前腕筋内での正中神経

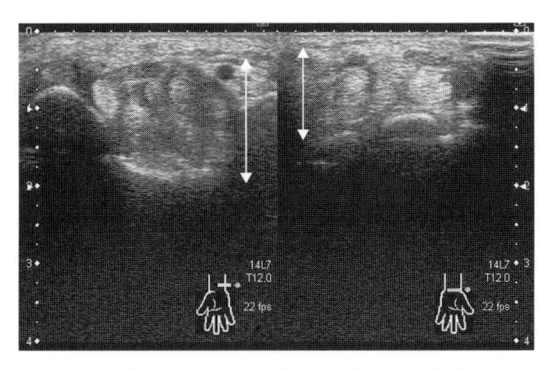

図7 手根管症候群(画面左)，健側(右)

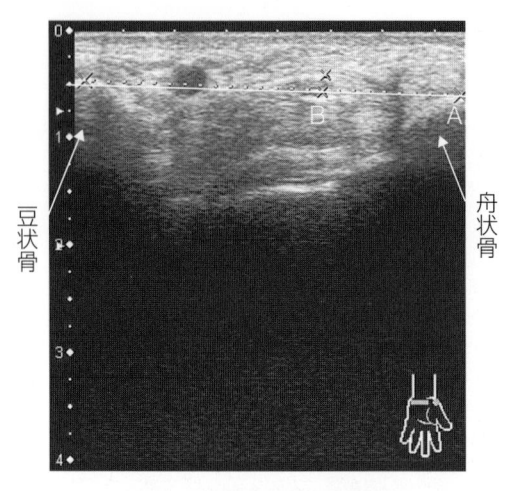

図8 手根管の膨隆の測定
豆状骨頂と舟状骨頂を結んだラインから手根管頂上までの距離を測定する．この症例では1.6mm．

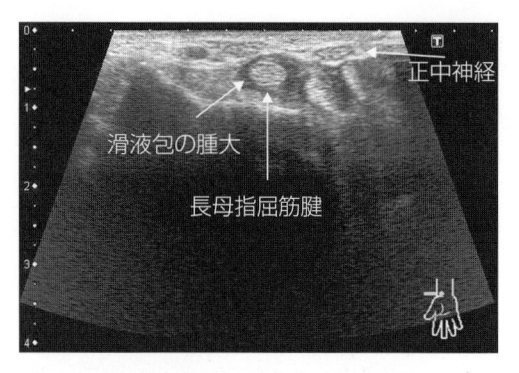

図9 長母指屈筋腱の滑液包の腫大

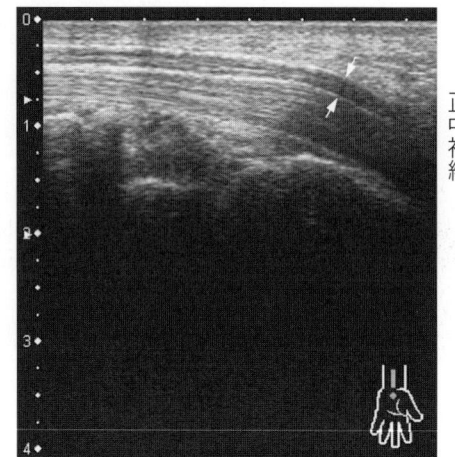

図10 正中神経（長軸像）
←：正中神経

　長軸像では正中神経は低エコー状の索状像に見える（図10）。周囲の屈筋腱は神経に比べて高エコーに描出されることが多い。近位部では正中神経の最大前後径は1.97±0.45mmとの報告がある[4]。手根管症候群では近位部で神経の腫大が見られ偽神経腫が形成されている場合が多い。

　筋の確認方法：
①長母指屈筋腱：母指のIP関節を屈曲する。
②浅指屈筋：示～小指のPIP関節を屈曲する。
③深指屈筋：示～小指のDIP関節を屈曲する。

■ MRI所見

　手根管内での正中神経の扁平化，腫大。T_2強調画像での正中神経の高信号，横手根靱帯の掌側への張り出し，屈筋腱の腱鞘炎などが見られる。ただしMRIの所見は特異性が低く偽陽性率も高いので臨床所見と合わせて評価する必要がある。

c. 電気生理学的検査

■ 知覚機能検査

　Semmes-Weinstein monofilament test（SWM test）：
　太さの異なる20本のナイロンフィラメントをたわむくらいに圧を加えながら知覚閾値を検査する方法。検出率が高く有用な検査である。

SWM testができない場合は簡易的な音叉での検査も有用である。

■ 知覚神経伝導速度，運動神経終末潜時

　示指，中指から手関節までの知覚神経伝導速度（正常45m/秒以上），手首刺激で運動神経終末潜時（正常4.2msec以下）を測定する。

　手根管前後の神経を1cm間隔で刺激し逆行性指神経電位を逐次記録するinching法を用いると神経圧迫部位が同定できる。

　電気生理学検査所見は疼痛などの自覚症状と異なり，臨床症状の重症度を示さないことも多いので注意が必要である。

3）診断

　手根管症候群は絞扼性神経障害の中で一番頻度が高い疾患である。診断基準にはgold standardはない。関節リウマチ，人工透析，外傷，妊娠など既往歴があり，示～中指の痛み（夜間痛），しびれがあり，知覚異常，筋力低下および萎縮（短母指外転筋，母指対立筋）が認められ，手根部の圧痛，Tinel徴候があれば診断はほぼ確実である。Phalen's testが陽性のことが多い。また，母指球筋の萎縮は早期では分かりづらいので健側との比較が大切である。

4) 鑑別疾患

頸髄症，頸椎症性神経根症，胸郭出口症候群，円回内筋症候群，糖尿病性ニューロパチー。

3. ペインクリニックにおける治療

保存的治療の適応は発症3ヶ月以内。母指球筋萎縮がなく，電気生理学的所見上，軽度の障害にとどまる軽症例に適応がある。

1) 生活指導

手を必要以上に掌屈背屈しない。把握動作を制限する。

2) 理学療法

a. 装具療法

手関節中間位固定。母指球萎縮のない例では効果がある。

3) 注射療法

a. ステロイド注射の実際

❶ 部位

正中神経を穿刺しないように細心の注意が必要である。ステロイドには神経に直接注射した場合神経毒性がある。そのため超音波ガイド下注入法が望ましい（図11）。

刺入は交叉法を用いる。ごく浅い穿刺で手根管内に入るので針先はゆっくり刺入する。針先が横手根靱帯を越えたら，腱，正中神経を穿刺しないように針先をそれらの間隙に進め薬液を注入する。このように行えば神経，腱の直接損傷やステロイドなどによる薬物による神経毒性を最小限に抑えることが可能である。

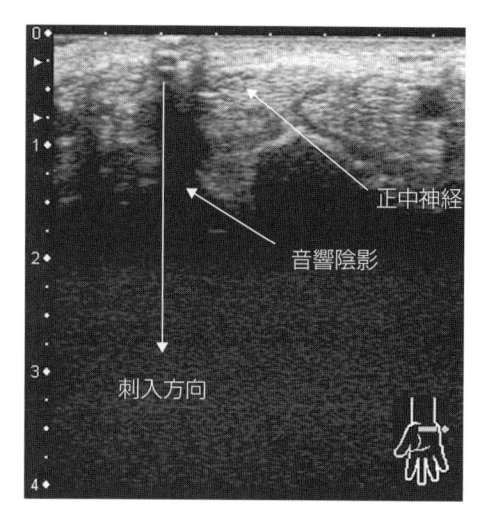

図11 手根管部注射
正中神経を画面の中央に描出し，やや橈側（画面左）に針先を置き，音響陰影を出し刺入点を決める．

超音波装置を使用せず盲目的に刺入する場合，どのあたりに刺入点を取るかは議論のあるところである。手根管内で注射するのがベストであるが，正中神経を穿刺する確率が高い。それより近位で刺入すると正中神経の穿刺の確率は減少するが，手根管内に十分に薬液が浸潤しない可能性が出てくる。そのあたりを考慮して一般には近位手首皮線から2cm近位までの間で，長掌筋腱のやや尺側を刺入する。このあたりで注入すると，手根管内に薬液は十分に到達し効果も同等である。しかしこの部位に偽神経腫ができている場合もあるので放散痛の出現には注意する。手根管外であるが尺骨神経も付近を走行しているので誤穿刺に注意する（図12）。

❷ ステロイドの種類，量

使用するステロイドの種類や量によって効果の差はあまりみられない。

デキサメソゾン2～8mg，メチルプレドニゾン20～40mg，ベタメタゾン2～4mg，トリアムシノロン10～40mgなど。

局所麻酔薬を含めて約3～5mlの液量になれば手根管内に浸透するとされる。

❸ 穿刺針

神経損傷の危険性からみれば27Gなどの細い針が望ましいが，超音波ガイド下で穿刺の危険性が低ければ25G針でも問題はないと思われる。

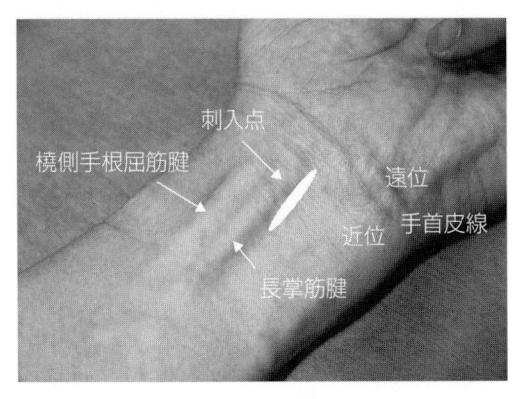

図12　盲目的刺入法
近位手首皮線から2cm近位の間で，長掌筋腱のやや尺側を刺入する．

❹ 注射回数

1回目は劇的な効果があるが2回目からはそれほどでない場合も多い．

手術を望まない症例では数回の注入を繰り返す．

4. 予後，経過，次の手段

ステロイド注射は短期的には有用性があるが長期的な効果がみられず，頻繁に注射が必要になる場合は手術を勧めるほうがよい．

〈 外科的治療 〉

特に，透析性のものは保存的治療に反応が悪く，観血的治療になることが多い．

手術は夜間痛など改善を目的にする場合が患者の満足度が高いとされる．

術式：

①観血的手根管開放術(open carpal tunnel release：OCTR)

合併症
- 動脈損傷
- 浅指屈筋腱損傷
- 神経損傷：掌枝，母指球枝，正中神経本幹，尺骨神経

透析患者の，特に再発例では神経剥離，滑膜切除，腱肥厚切除が必要になる場合が多い．

②鏡視下手根管開放術(endoscopic carpal tunnel release：ECTR)

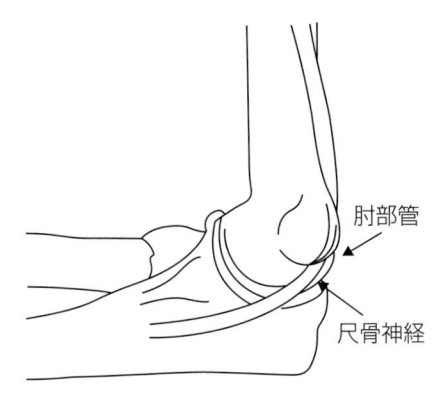

図13　尺骨神経(肘部での走行)

B 肘部管症候群

1. 疾患の概要，痛みの原因

1) 概要

肘部管症候群(cubital tunnel syndrome)は上肢の絞扼性神経障害のうち手根管症候群の次に多くみられる疾患である．

1878年，Panasが肘関節部病変による尺骨神経麻痺を報告した．尺骨神経麻痺は上腕骨外顆骨折後の外反肘で発症する例が多く，遅発性尺骨神経麻痺と呼ばれてきた．

Osborneは尺側手根屈筋の上腕骨，肘頭両頭にまたがるOsborne靱帯の圧迫が麻痺の原因と報告．

1958年にFeindelとStratfordはこのOsborne靱帯と内側側副靱帯および内上顆後壁で構成される管を肘部管と命名した(図13)．

以後，外傷のみならず，肘関節部おける尺骨神経の絞扼性神経障害をまとめ，肘部管症候群と呼ぶようになった．

絞扼部位は大部分が内側上顆からOsborne靱帯周囲に起こる．肘部管症候群では病変部位から支配筋である手の筋群までの距離が長いため，罹病期間も長く，神経再生までの時間も長くなるために予後不良の症例が多いのが特色である．

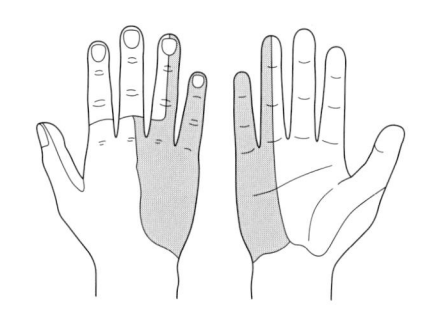

図14　尺骨神経支配領域

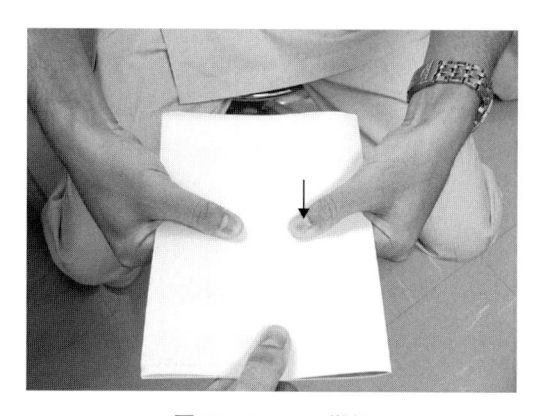

図15　Froment徴候

2) 原因

肘の外傷（肘関節脱臼・上腕骨顆上骨折・上腕骨外顆骨折・橈骨頸部骨折・肘頭骨折など）に続発した変形による内反肘，外反肘や変形性肘関節症，野球肘，腫瘍（ガングリオン・神経腫など）。

2. 症状，検査，診断

1) 症状

初期は痛みをあまり伴わず，環指尺側と小指のしびれ感を訴える（図14）。また箸の使用やボタン掛けがしづらいなどの巧緻運動障害を主訴とする例も多い。初期には骨折後の変形性肘関節症が原因の症例以外は肘関節部の痛みがないことも多い。

進行するにつれて小指球筋の萎縮，握力の低下，脱力，そして重症例では環指，小指の虫様筋，背側骨間筋が萎縮，麻痺し特有の鷲手変形を呈する。また指の内転，外転不能となり，指の交叉はできなくなる。

肘関節部の所見としては外反・内反変形，可動域制限が認められることが多く，尺骨神経は触診上，尺骨神経溝部で硬く膨大している場合もある。

2) 検査

a. 疼痛誘発テスト
■ Tinel 徴候

肘部管の尺骨神経上を軽く叩くと環指，小指へ放散痛がある。

■ 肘関節屈曲テスト（elbow flexion test）

手関節背屈，肘関節最大屈曲時，弓状靱帯が緊張して尺骨神経の圧迫が強まり，手指のしびれが増強する。1分間以内に症状の悪化するものを陽性とする。

■ 指交叉試験

指を伸展させた状態では指の内・外転運動が不能となる。

■ Froment徴候

紙を母指と示指で挟ませて引っ張ると，母指内転筋麻痺のため，それを補うため母指IP関節が屈曲する（図15）。

b. 画像所見
■ 単純X線

2方向撮影2R，必要ならば肘部管撮影を行う。肘関節の変形，内側上顆に骨棘を認める場合が多い。

■ CT，MRI

必要に応じて行う。3D CTは骨の変形の理解が容易であり，MRIでは触知不能な腫瘤でも診断可能でガングリオン，腫瘍などの鑑別に非常に有用である。

■ 超音波

プローブはリニアの7.5MHz以上の高周波プローブを用いる。

座位で行う場合が多い。肩関節を45～60°屈曲。肘関節は伸展位を基本にして必要に応じて屈曲させる。短軸像では内側上顆を描出し，こ

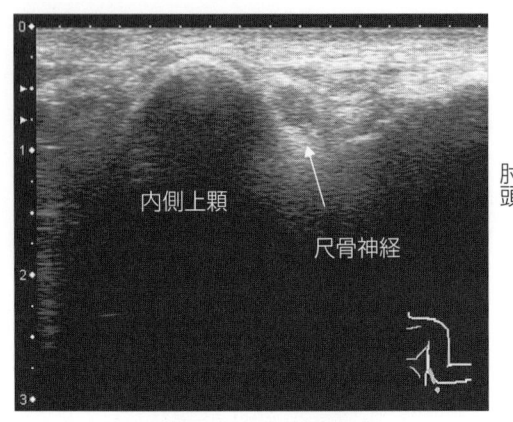

(a) 肘部管での尺骨神経短軸像. 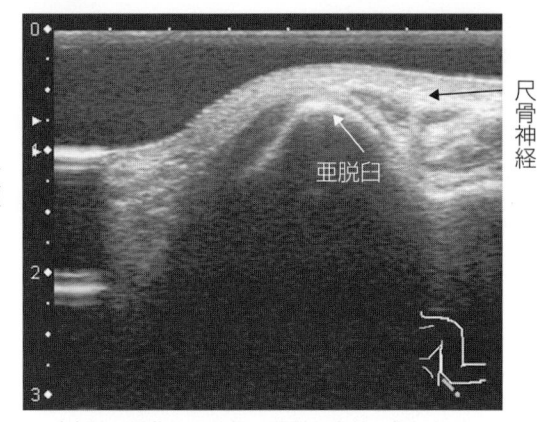　　(b) 肘を屈曲した状態. 亜脱臼直前の像である.

図16　超音波画像（短軸）

の部位を支点にしてプローブを回転させ尺骨神経が最もはっきりと描出できる部位を探す．次に患者の肘関節を屈曲させて短軸像の尺骨神経の肘部管内からの脱臼の有無を確認する（図16a, b）．

尺骨神経は短軸像では楕円形の低エコーで描出される．内側上顆部での正常の尺骨神経の大きさは，長径で3.1±0.5mm，短径は1.9±0.4mmとされる[5]．

肘部管症候群の病期が進行するに従って径は増大して予後も不良になる[6]．

肘を屈曲しながら行う動態超音波検査では，肘の最大屈曲位で神経が内側上顆頂点を乗り越える脱臼，頂点に達する亜脱臼などの有無を観察する．正常でも50％近くに亜脱臼，脱臼が見られるため，神経の腫大が併発しているかが病的かの判断となる．

脱臼のパターンでは，
① 腫脹した神経が内側上顆から単独で乗り越えるタイプ．
② 腫脹した神経が上腕三頭筋内側頭に押され内側頭とともに脱臼するタイプ．
③ 腫脹した神経が上腕三頭筋内側頭に押され内側上顆に騎乗するタイプ．
に分けられる[6]．

①の場合は保存的治療で治癒する場合が多いといわれている．尺骨神経の内側上顆での脱臼と肘部管症候群の重症度との関連性はまだ不明

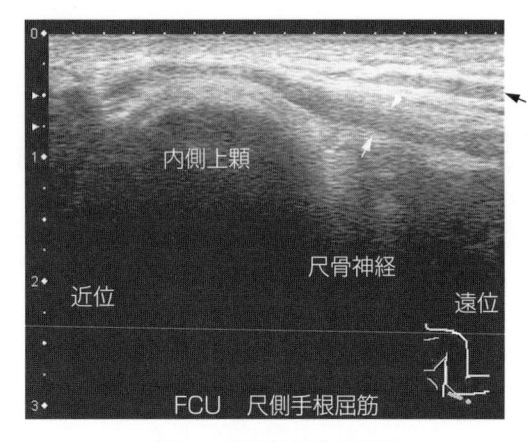

図17　超音波画像（長軸）
内側上顆から前腕近位部にかけての尺骨神経長軸像（正常像）．◄：FCU

な点が多い．

一般に神経腫大の程度が大きいものほど予後不良傾向にある．

長軸像はプローブを90°回転し，尺骨神経全体が写るようにプローブを調節する．遠位側は尺骨神経が尺側手根屈筋内を走行するあたりまで走査する．

尺骨神経は低エコーの索状像で観察される（図17）．内側上顆部から尺側手根屈筋近位までの前後径の増大やfibrous bandでの圧迫による狭窄などを観察する．前後径は必ず健側と比較することが必要である．

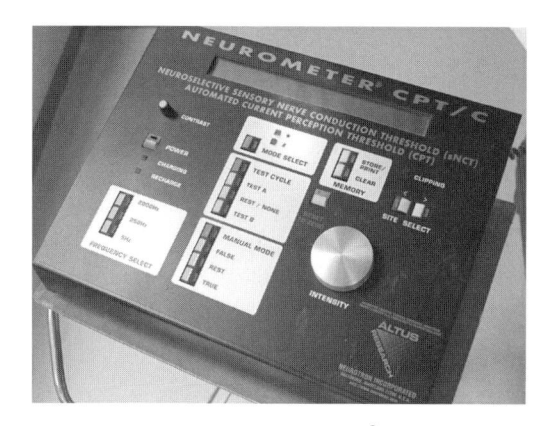

図18　Neurometer®

■ 神経伝導速度検査
　神経損傷の程度を確認するため筋電図，神経伝導速度の測定を行う．神経伝導速度が診断に非常に有用である．
　尺骨神経の正常の伝導速度は40m/秒以上であり，肘関節の遠位，近位で10m/秒の遅れがある場合を陽性とする．またinching法を用いるとより正確な絞扼部位が特定できる．

■ Current perception threshold
　Neurometer®を用いる（図18）．Aβ，Aδ，C線維の障害を区別して検査できる．
　絞扼性神経障害ではAβ線維が障害されるのが特徴である[7]．

3）診断

　幼少児期の肘関節部の骨折の既往，肘を酷使する仕事をしているかを問診する．肘関節部での尺骨神経の圧痛，Tinel徴候陽性，尺骨神経高位麻痺の所見および肘関節屈曲試験が陽性なら診断はほぼ確実である．原因を確定させるためにはX線撮影，超音波検査，CT，MRI，CPTなどの検査，神経損傷の程度を知るために電気生理学的検査を行う．
　重症度のグレード分類としてはDellon scale，McGowan scale（Modified McGowan），Gabel/Amadio scaleなどが用いられている．

a. 鑑別診断
　頸部脊椎症，胸郭出口症候群，脊髄空洞症，尺骨神経管症候群，手根管症候群，筋萎縮性側索硬化症，糖尿病性末梢神経炎．
　頸部脊椎症，胸郭出口症候群でC₈神経根障害を来しても尺骨神経領域のしびれが出現するが，鷲手変形を来すことはない．

b. 尺骨神経管症候群とは
　同じ尺骨神経の麻痺を来す疾患で名前が似ていて紛らわしいのは尺骨神経管症候群である．尺骨神経管症候群はGuyon管症候群とも呼ばれる．Guyon管は手首に存在し，豆状骨，有鈎骨鈎，屈筋支帯，掌側手根靱帯に囲まれている．位置は遠位手首皮線から末梢へ4cmくらいの範囲である（図19）．
　この管内圧が外傷，炎症，ガングリオンなどが原因で上昇することによって起こる絞扼性神経障害である．尺骨神経背側枝はGuyon管を通過しないため，この疾患では肘部管症候群とは異なり小指背側のしびれはない．小指筋肉の痩せ，しびれがないのに，指がうまく伸ばせない，顔を洗うときに水が漏れるなどの症状がみられる．絞扼がどこで生じるかで症状は多彩になる．
　尺骨神経管症候群の発症頻度は肘部管症候群より少ない．

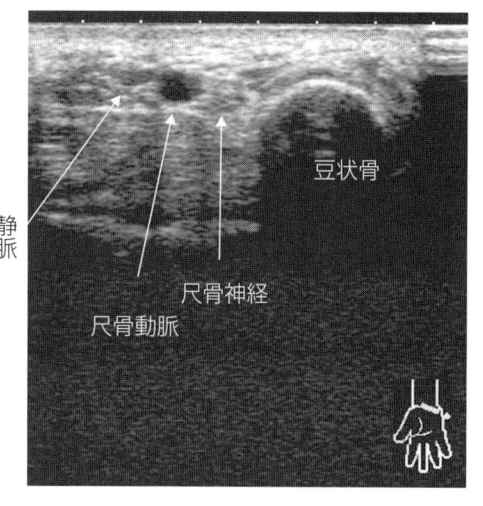

図19　Guyon管（超音波短軸像）
静脈／尺骨動脈／尺骨神経／豆状骨

3. ペインクリニックにおける治療

保存的治療は，①若い症例で，②肘の過度の使用などが原因によるもので症状が一過性，③画像的に絞扼が見られず，④尺骨神経の形態が正常で，⑤伝導速度も異常がないものに限定される．

1) 生活指導

日常生活動作の注意点指導．

2) 薬物療法

非ステロイド性抗炎症薬（nonsteroidal anti-inflammatory drugs：NSAIDs）やビタミンB_{12}製剤．

3) 理学療法

リハビリテーション，温熱療法．

4) 神経調節療法

電気刺激療法（神経刺激療法）．

5) 注射療法

a. 肘部管内へのステロイド注射の実際

注射法：超音波下で内側上顆，肘頭を確認し尺骨神経を同定したうえで，神経を穿刺しないように肘部管内にステロイド入り局所麻酔薬を数ml注入する．

4. 予後，経過，次の手段

〈保存的治療に反応しない難治例〉

肘部管症候群はごく軽症例で一過性の神経伝導障害のものを除いては早期より手術を選択したほうがよい場合が多い．経過とともに進行するために多くは最終的には外科的治療を必要とする．

早期手術の理由としては，一般に神経の回復は約1mm/日程度である．肘部管症候群の場合は，神経の障害部位の肘から手首，指先まで30cm以上もあるため，回復には長期間を要するからである．年齢も40歳を超える症例は予後不良の場合が多くなる．

術式は症例に応じて，高度な外反肘には尺骨神経前方移行術（Learmonth法）を，骨棘を有する高度な変形性肘関節症には内上顆切除術（King原法），単純除圧術（Osborne法）などが用いられるが，King原法のみを行うことは少なくOsborne靱帯の切離を必要とする場合が多い．また最近は低侵襲の鏡視下手術を行う場合もある．シーネ固定期間も1週間以内となっている．手術成績は適応を十分に選んで行えば良好で80〜90％の満足度となっている．

【文 献】

（A 手根管症候群）

1) Gelberman RH, Hergenroeder PT, Hargens AR, et al. The carpal tunnel syndrome. A study of carpal canal pressures. J Bone Joint Surg 1981；63：380-3.
2) 中道健一．手根管症候群に対する超音波検査．Orthopaedics 2007；20：21-31.
3) 野々村淳．手根管症候群における超音波診断（横断像での検討）．日整超研誌 1992；4：12-5.
4) 野々村淳．手根管症候群における超音波診断．日手会誌 1991；8：150-3.

（B 肘部管症候群）

5) 岡本雅雄．肘部管内における尺骨神経の形態および動態（第2報）—超音波断層法を用いた正常例の観察．日手会誌 1997；13：1149-52.
6) 清水弘之，中島浩志，別府諸兄．肘部管症候群に対する超音波診断．Orthopaedics 2009；22：90-5.
7) 石井英樹，浅見昭彦，北島 将ほか．健常人での神経選択的電流知覚域値（CPT値）による知覚神経機能の電気生理学的評価．整形外科と災害外科 2001；50：499-501.

〔赤間保之〕

9 ばね指

1. 疾患の概要，痛みの原因

指の屈筋腱の狭窄性腱鞘炎。MP関節にある靱帯性腱鞘（A_1 pulley）と屈筋腱との間で狭窄が生じ，指の屈曲位から伸展位の移行時にばね現象が起こる疾患をばね指（弾発指）と呼ぶ。日常診察でよく見られる疾患である。

1）解剖，病態

指の屈曲に関与する筋は浅指屈筋と深指屈筋である。両筋腱は指の掌側にある共通腱鞘の中を走行する。浅指屈筋腱は基節骨で2本に分かれて深指屈筋の腱の両側を走り掌側に至り中節骨近位に停止する。深指屈筋腱は腱交叉を通過し末節骨近位に停止する（図1）。

線維よりなる腱鞘は屈筋腱を取り囲む，その形態から輪状部と十字部の2つに分けられる。輪状部（annular pulley）は$A_1 \sim A_5$，十字部（cruciate pulley）は$C_1 \sim C_3$と呼ばれる。これらをpulley systemといい屈曲運動の際に腱を安定させる働きがある（図2）。

A_1 pulleyはMP関節部にある。この腱鞘の狭窄や腱自体の肥厚により引っかかりが生じる。これがばね指の病態である。A_1以外ではA_2，C_1に起こる。利き手の母指，環指，小指に多く発症するが特に母指が多い。

2）原因

手の酷使，妊娠時，産後，更年期，関節リウマチ。

2. 症状，検査，診断

1）症状

MP関節掌側に疼痛があり，PIP，DIPにも広がる。主に運動時痛であり，ばね現象を伴う場合がある。症状は朝一番が強く，動かしているうちに楽になることが多い。

診断はMP部位での圧痛を確認し，ばね現象が見られれば容易に診断できる。

2）検査

■ 超音波

肉眼的に，ばね現象があまり顕著でない場合は確定診断のため超音波診断装置が有効である。手指の屈筋腱はごく浅いところを走行しているので，超音波診断装置で明瞭な画像を容易に得ることができる。また動かしながらばね現象も見ることが可能である。

腱線維にプローブから垂直に音波が入ると内部が密な高エコー像が索状に見られる。MP付近は腱の傾斜が強くなり，音波が斜めに入り低エコー像となりやすいので注意が必要である。また肥厚した腱鞘の中ではエコーレベルが上昇する。腱鞘の大きさは健側と比較して評価する。

プローブはリニアの7.5MHz以上の高周波プローブを用いる。指の凹凸によりプローブが指に密着しないと空気層によってきれいな像が得

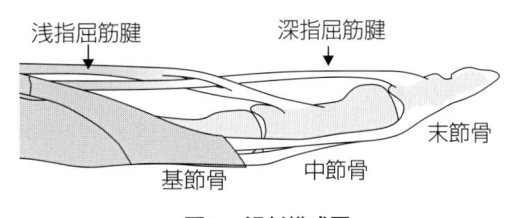

図1　解剖模式図

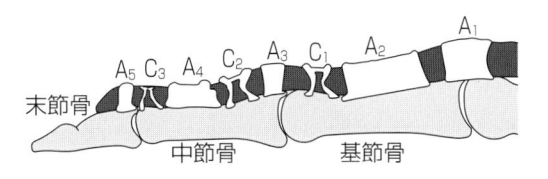

図2　Pulley system

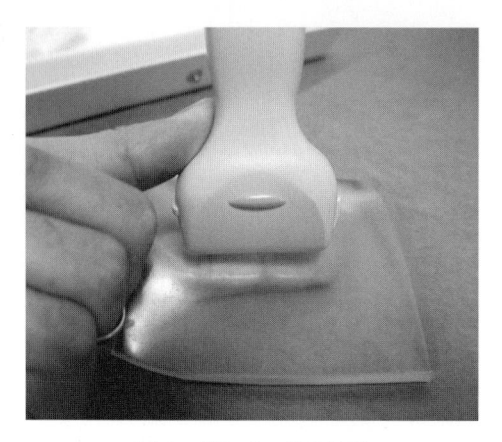

図3 ゲルパッドの使用

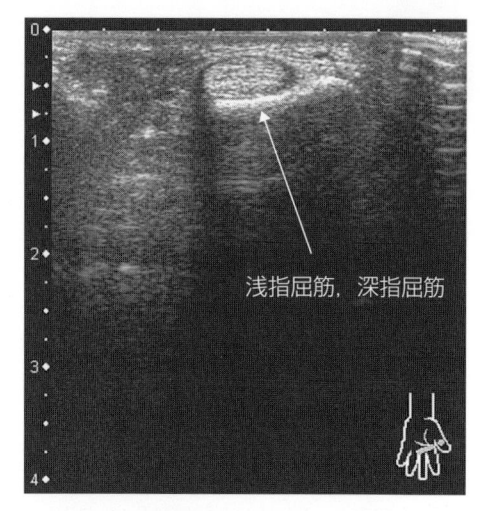

図4 超音波検査(示指，短軸像)

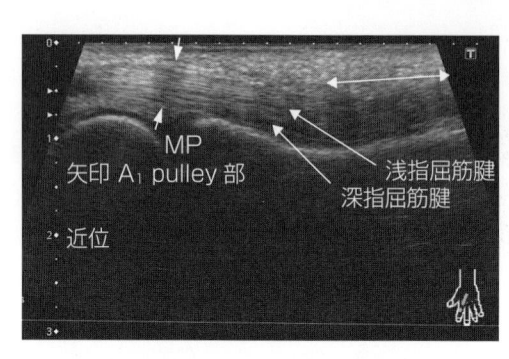

図5 超音波検査(示指，長軸像)

られない。そのためゼリーを多めに使用したり，ゲルパッドを用いるとよい(図3)。

短軸像(図4)では屈筋腱が高エコーで描出され，その周囲には腱鞘内容が低エコー域で観察される。患側ではその低エコー域が健側より腫大する。

長軸像(図5)では動的検査を行い，A_1 pulley の部位でばね現象が見られるか観察する。腱鞘の肥厚や腱の膨隆やfibrillar patternの不整がないか観察する。

まれに腱鞘内にガングリオンが存在する場合もある。

3) 手指の腱に起因する疾患，鑑別疾患

a. ド・ケルバン病

ド・ケルバン(de Quervain)病では，母指の付け根のあたりの手首の痛みを訴える。短母指伸筋腱と長母指外転筋腱が通過する第1区画に圧痛や腫張を見る。Eichhoff test (図6)がこの疾患を診断するに有用である。

b. 尺側手根伸筋腱腱鞘炎

第6伸筋腱鞘区画(手関節の最も尺側)にある尺側手根伸筋腱の腱鞘炎。手関節を背屈，尺側させる仕事に発症しやすい。キーボードを長時間打ったりすると発症しやすい。

c. 腱交叉症候群

腱交叉症候群(intersection syndrome)では，前腕遠位1/4の母指背側で第1区画の長母指外転筋と短母指伸筋が第2区画の長・短橈側手根伸筋腱と斜めに交叉しているため，手首の使いすぎにより腱鞘炎を起こす。前腕の回旋，手関節の背屈・掌屈，母指の伸展・屈曲で疼痛と軋

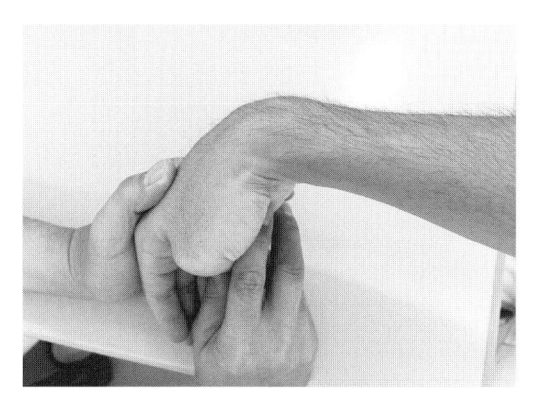

図6 Eichhoff test
患者は母指を手掌の中に入れ拳を作る．検者はその拳を把持し手関節を尺屈する．橈骨茎状突起の末端の痛みは，長母指外転筋腱と短母指伸筋腱の狭窄性腱鞘炎を示唆する．

軋音を発する場合がある．

〈伸筋腱鞘区画とは（図7, 8）〉
第1区画　長母指外転筋，短母指伸筋
第2区画　長橈側手根伸筋，短橈側手根伸筋
第3区画　長母指伸筋
第4区画　総指伸筋，固有示指伸筋
第5区画　固有小指伸筋
第6区画　尺側手根伸筋
の各腱が通過する．

3. ペインクリニックにおける治療

治療は腱の腫れを抑え，腱鞘を広げることを目的とする．

1）安静

腫れが引くまで指の使用を軽減させることが重要である．

2）注射療法

炎症を抑えるには消炎鎮痛薬の内服，鎮痛薬含有の軟膏，経皮剤などを使用するが有効でない場合も多い．そのため病巣への直接投与を目的に，腱鞘内注射を行う．ステロイドを腱鞘内に注入すれば大部分の症例で症状は軽減する．ステロイドは懸濁液の製剤が水溶性のものよりも有効である場合が多いので，トリアムシノロン10～40mg，メチルプレドニゾン20～40mgなどを用いるとよい．

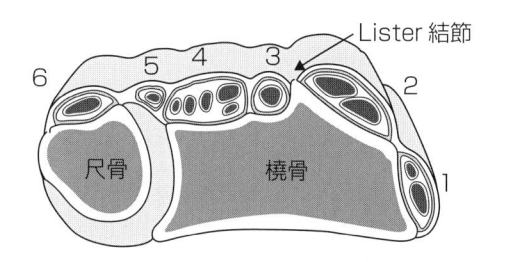

図7　伸筋腱鞘区画
（Grant's atlas of anatomy（Williams and Wilkins）より改変引用）

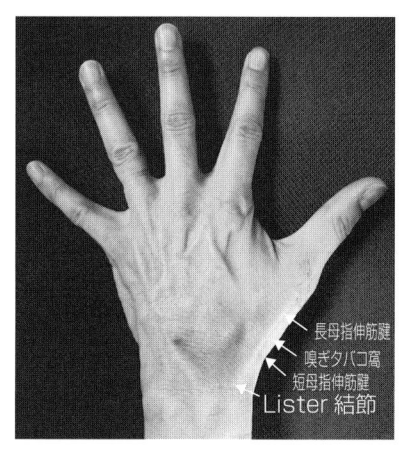

図8　体表解剖
Lister結節は第2，第3区画の境になる．

a. 超音波ガイド下腱鞘内注射

最初に，超音波診断装置でばね現象が生じる場所を確認する．

交差法，平行法どちらでもよいが，見やすいほうで腱，腱鞘を確認したうえで針を進める．針先はすぐに皮膚から腱まで到達するので，慎重に進め，腱を可能なかぎり穿刺しないようにする．針先が腱鞘内の適当な部位に達したらゆっくりとステロイド入り局所麻酔薬を入れる．薬液量は1～2mlの極少量で十分である．施行後症状の軽減を確認する．

ばね指に関しては，知覚神経や交感神経系の神経ブロックは必要としない．正確な腱鞘内注射を行い，効果がない場合や再発例には，いたずらに保存療法に固執しないことが大切である．

4. 予後，経過，次の手段

〈保存的治療の限界〉

注射の回数には論議があるが1週間ごと，3〜4回くらいまではよいと思われる。ただし効果のない場合は早期に外科的治療に移行すべきである。熟練した整形外科医であれば，ほとんど合併症なく短時間で終わる手術であり，術後の局所の安静も1日前後ですむ。

手術法は腱鞘切開術が用いられる。

〔赤間保之〕

III 腰・臀部疾患

1 腰椎椎間関節症（ぎっくり腰も含む），仙腸関節症
2 腰椎椎間板ヘルニア
3 圧迫骨折による痛み
4 腰部脊柱管狭窄症
5 非特異的腰痛症

1 腰椎椎間関節症（ぎっくり腰も含む），仙腸関節症

1. 疾患の概要，痛みの原因

1) 疫学

椎間関節性疼痛が腰痛に占める頻度はわが国では約15％で[1]，米国の慢性腰痛では15～25％が椎間関節性疼痛，リウマチ患者の慢性腰痛では40％が椎間関節性疼痛といわれている[2~4]。

仙腸関節由来の痛みの腰痛に占める頻度はわが国では約10％で[5]，米国では20～30％程度といわれている[6,7]。男性：女性の割合は約1：2，若年者から高齢者までの男女に起こりうる，決して珍しくない痛みである[5~7]。

2) 病態

a. 椎間関節症[1,3,8,9]

脊椎を支持する後方要素である腰椎椎間関節に由来する腰臀部から大腿外側部，後部にかけての痛みである。急性捻挫などの原因による関節構造物の一部が関節内で絞扼されて発症する一時的な急性痛と，関節包の慢性炎症，関節への過重負担および関節の退行変性によって起こる慢性痛とがある。その中でも退行性変化による関節自体の炎症など椎間関節単独の変化によって起こるものと，二次的に椎間関節に過剰負荷，変性が生じることによって起こるものがある。

大部分は椎間板狭小などの前方要素の破綻によって二次的に椎間関節に過剰負荷，変性が生じることによって起こる。椎間関節痛の原因としては変形性脊椎症，腰椎分離すべり症，腰椎変性すべり症，骨粗鬆症，椎骨骨粗鬆症による陳旧性圧迫骨折や急性圧迫骨折，癌の脊椎転移による圧迫骨折，腰椎手術後failed back syndrome，椎間板ヘルニアなどがある。変形性脊椎症の慢性腰痛，脊椎圧迫骨折による腰痛は椎間関節由来の疼痛が多い。脊柱管狭窄症は椎間関節痛と神経根症の両者を有していることが多い。椎間関節症は日常多くみられ，腰痛の主要な痛みの発生源と考えられる。

b. 仙腸関節症[10]

仙腸関節は体幹から下肢への加重を分散，伝達する。関節面に水平に加重がかかるため，ストレスを受けやすく，外傷，妊娠，分娩，腰椎疾患などにより関節症を生じる。

c. ぎっくり腰[10]

一般に物を持ち上げようとしたときや腰をひねったときなど突然腰痛が生じて動けなくなった状態のことをいう。原因として椎間板後方線維輪への放射状断裂，腰椎椎間板ヘルニア，椎間関節症，筋肉線維の断裂などがある。椎間関節症の場合は関節が絞扼されて発症する場合がある。

3) 椎間関節症の痛みの原因[10,11]

椎間関節は，1つの椎骨の下関節突起とその1つ下位の椎骨の上関節突起からなり，脊柱の後方支持機構を構成している。関節内には滑膜が存在し，その外側を関節包が覆っている。

椎間関節の関節包，関節周囲の筋肉，腱などの周囲組織には侵害受容器が豊富に存在する。侵害受容器からの求心性の刺激は，軸索反射により他の侵害受容線維末端よりサブスタンスPのような神経ペプチドを放出させ，慢性疼痛を形成すると考えられる[8]。

4) 神経支配

a. 椎間関節（図1）[12~14]

脊髄神経は前枝と後枝に分かれ，椎間孔を出るとすぐに後枝を分枝する。L_1からL_4までの後枝は下位横突起の上縁に向かって走行する。

後枝は椎間孔を出たのち，上関節突起の外側面にそって，斜めに後下方へと走る．横突起の背側に出たところで後枝は，内側枝と外側枝に分かれる．外側枝は腰腸肋筋に分布する．内側枝は乳様副靱帯（mamilloaccesory ligament）の下をくぐり，まず隣接する椎間関節包の下部に第一の枝を送る．第二の枝は多裂筋を支配し，第三の枝は1つ下位の椎間関節包の上部へと向かう．後枝内側枝は，同一レベルと1つ下位レベルの2つの椎間関節を支配する．腰椎椎間関節は，同側性の上下2つの後枝内側枝から支配を受け，$L_{3/4}$椎間関節は$L_{2,3}$後枝内側枝に支配される[12,13]．後枝は著しく細く，その直径は2mm以下である．

L_5後枝は仙骨翼を横切り，仙骨翼と仙骨の上関節突起基部との接合部によって形成される溝の中を走行し，L_5/S_1の椎間関節へ枝を送る．その後，枝内側枝，中間枝に分岐する．外側枝はない．最近の研究ではこれら神経は複雑に枝を伸ばし，椎間関節は分節の異なる後枝からの多重支配を受けているといわれている[14]．

b. 仙腸関節

仙腸関節の神経支配は複雑で，後面はL_4後枝内側枝，L_5後枝，$S_{1～3}$外側枝に支配されている．関節前面は$L_{4,5}$, S_1前枝が，下面は上臀神経，$S_{1,2}$後枝外側枝が分布する[12,13,15]．

2. 症状，検査，診断

1）症状

a. 椎間関節症[1,9]

腰部・臀部から大腿後面，大腿外側にかけて広がる痛みがあり，限局した圧痛が罹患関節部に一致した傍脊柱部にある．腰椎の伸展，捻転，後屈時などによって疼痛が増強することが多い．後屈時，寝返り，起立時および正坐位，椅坐位のように椎間関節に負荷が増大する動作や姿勢で痛みが増強し，立位，前屈，歩行時の腰痛は少ない．急性痛時には，腰部の前後屈，回旋運動不能，いわゆる「ぎっくり腰」を呈する

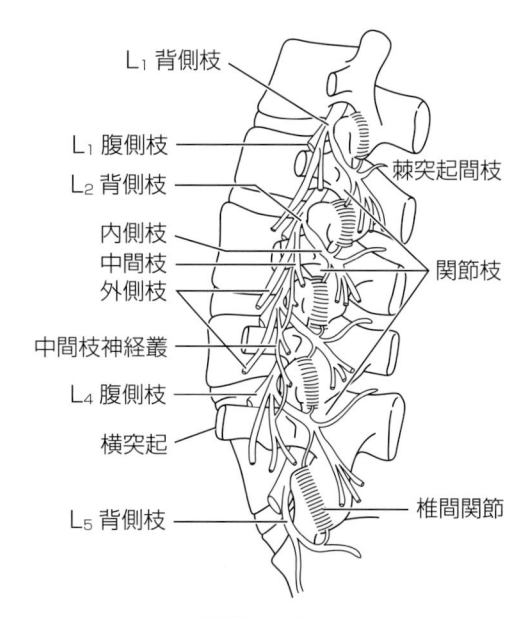

図1 腰椎椎間関節の神経支配

L_1からL_4までの後枝内側枝は対応する横突起の上を横切って走行し，横突起の基部と上関節突起基部との接合部の骨にそって走行する．上関節突起基部を内側に屈曲して走り同一高位の椎間関節を下方から取り囲むように分布する．もう一つの枝は1椎体下の椎間関節に分布する．腰椎椎間関節は，同側性の上下2つの後枝内側枝から支配を受ける．

L_5後枝は仙骨翼を横切り，仙骨翼と仙骨の上関節突起基部との接合部によって形成される溝の中を走行し，L_5/S_1の椎間関節へ枝を送る．

（Bogduk N. Nerves of the lumbar spine. In：Bogduk N, editor. Clinical anatomy of the lumbar spine and sacrum. 3rd ed. London：Churchill Livingstone；1997. p.123-40より改変引用）

こともある．

b. 仙腸関節症[5,15]

疼痛部位は仙腸関節裂隙の外縁部を中心とした腰臀部が多く，鼠径部に痛みが放散する場合もある．多くの例でdermatomeに一致しない臀部から大腿後部，大腿外側部の痛みを伴う．圧痛が上後腸骨棘およびその周辺，仙結節靱帯，腸骨筋部で多くみられ，圧痛の最も強い部位が上後腸骨棘およびその腸骨側の近傍，すなわち仙腸関節の直上であることが多い[15～17]．立位や歩行で増強する腰痛が大半で，坐骨神経痛と股関節疾患との鑑別を要する．

2) 検査

a. 画像所見

■ 腰椎単純X線

関節の硬化像，関節裂隙の狭小化，上下関節突起の肥大硬化像などが見られることもあるが，大部分の症例では著明な変化はなく，正常な場合もある。

■ MRI，CT

関節の変性硬化，骨棘形成，関節腔の狭小化，関節包の肥厚などを認めることがあるが，画像診断で退行性変化が認められても，それは特徴的な所見ではない。画像所見と臨床症状が一致しないことも多い。

b. 仙腸関節症の理学所見[16〜19]

仙腸関節痛を誘発する手技として一般的なものにNewtonテスト，Gaenslenテスト，Patrickテストがある。Newtonテストは原法の仙骨中央でなく，患側の仙腸関節部に圧迫を加えると疼痛が誘発されやすい（Newtonテスト変法）。これらの誘発テストで70％程度の患者に疼痛が誘発される。また下肢伸展挙上テスト（straight-leg raising test：SLR）で仙腸関節部から大腿後面の痛みが誘発され，しばしば挙上困難な例がある。坐骨神経痛と異なり，下腿後面に放散する例は少なく，この点で区別する。

3) 診断

a. 椎間関節ブロック，後枝内側枝ブロック（図2）[2,3,20]

椎間関節症は，明確に診断できるような臨床症状，神経学的所見，画像診断はなく，X線透視下の椎間関節ブロック，後枝内側枝ブロックが唯一の診断手段，診断的治療である。傍脊柱部の椎間関節に一致した部位に圧痛のみられる患者において，椎間関節ブロック，後枝内側枝ブロックの効果の高いものは椎間関節由来の疼痛と診断される。しかし腰椎椎間関節症では診断的ブロックの32％がfalse positiveであるといわれており，国際疼痛学会の診断基準では，生理食塩液と局所麻酔薬，またはリドカインとブピバカインの除痛期間の比較で確定診断される[2,21]。わが国では，椎間関節ブロックが一過性効果であれば，二次性椎間関節症を疑い，後枝内側枝ブロックを施行し，一過性効果であれば，高周波熱凝固法を施行するというのが，診断的治療の流れである[20]。

❶ 腰椎椎間関節ブロックの手技（図2）[9,20]

腰椎椎間関節の矢状面に対する角度は上位腰椎では小さく，下位腰椎では大きい。斜位が最も椎間関節裂隙を明瞭に見ることが可能なため，腹臥位でX線透視下に目的とする椎間関節面が一線となりはっきり見えるように，20〜30°管球の入射角を斜位に調整する。透視下で圧痛点に一致した椎間関節を確認し，25Gカテラン針で目的関節よりやや内側，尾側寄りから目的関節裂隙に向けて針を刺入する。上関節突起基部下縁と下関節突起下縁下外方の間を目標にする。やや内側下方から下極を目標にすると容易に穿刺できる場合が多いが，変性が強い関節では針が入らないこともある。0.5〜1.5mlの1％リドカインまたはメピバカイン，水溶性デキサメサゾン0.5mgを注入する。

❷ 後枝内側枝ブロックの手技（図2）[9,20]

後枝内側枝は必ず乳様突起と副突起の間の溝（M-A溝）を通って椎間関節に分枝するので，針先のターゲットポイントは神経の通り道である横突起基部上縁の溝，またはいわゆるスコッチテリアの目にあたるところとする。1つの椎間関節をブロックするためには，その椎間関節を挟む上下の後枝内側枝をブロックする。例えば$L_{3/4}$の椎間関節であれば，L_2とL_3の腰神経後枝内側枝より支配を受けているので，この2本の神経をブロックする。

実際のブロック手技では，ブロック高位は椎間関節ブロックと同様に，触診による圧痛を参考にする。X線透視下に25Gカテラン針を用いて，1神経に対して0.5〜1.5mlの1％リドカインまたはメピバカインを用いる。

b. 仙腸関節ブロック（図3）[16,19,22]

仙腸関節痛ではX線透視下の仙腸関節ブロックが診断的治療である。自覚疼痛部位，one

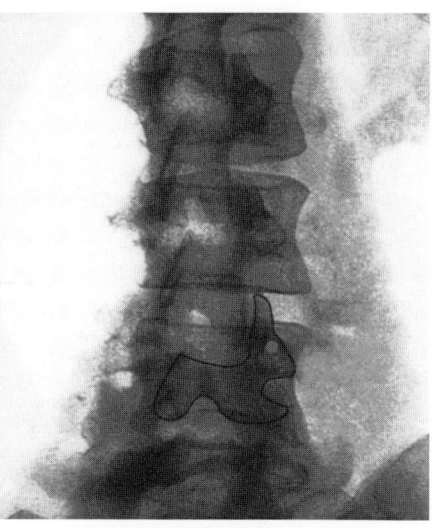

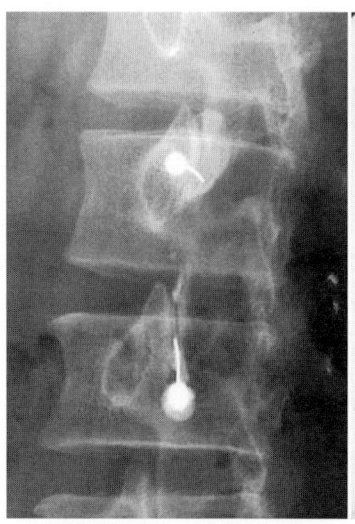

(a) 腰椎椎間関節に対する斜位法によるブロック．斜位法による典型的な腰椎椎間関節造影・ブロック像．斜位の関節造影では上極，下極が嚢状に膨隆している解剖学的構築がよく分かる．

(b) 後枝内側枝は必ず乳様突起と副突起の間の溝（M-A溝）を通って椎間関節に分枝するので，針先のターゲットポイントは神経の通り道である横突起基部上縁の溝，またはいわゆるスコッチテリアの目にあたるところとする．

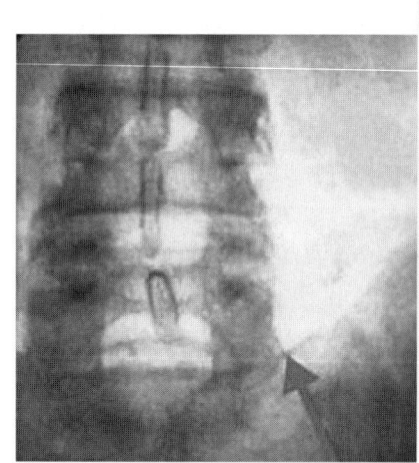

(c) L₅後枝のターゲット．

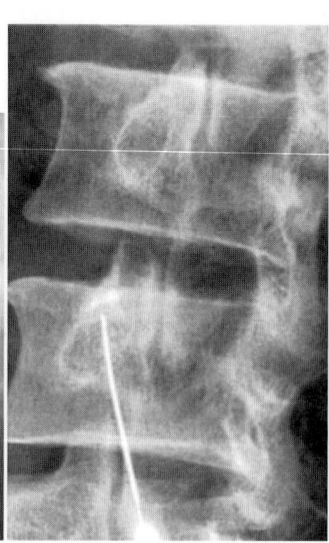

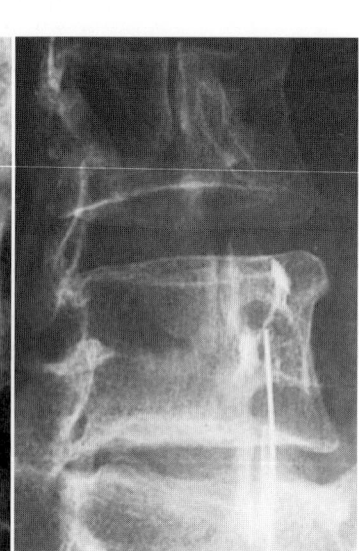

(d) 横突起基部上縁で造影剤を注入したところ．

(e) 乳様突起と副突起の間の溝（M-A溝）が造影されている．

図2 椎間関節ブロックと後枝内側枝ブロックのターゲット，実際

（a〜d：福井弥己郎．腰椎疾患に対する診療の実際「ブロック療法の実際」．リウマチ科 2006；34：618-27より一部改変引用）

finger test，仙腸関節への疼痛誘発テストから仙腸関節痛を疑い，ブロックの効果で診断する。腹臥位で，X線透視下で患側仙腸関節裂隙の尾側，下端をターゲットに刺入すると容易に関節腔内に刺入できる（図3）。斜位にする必要はない。3～5mlの1％リドカインまたはメピバカインを注入する。25Gカテラン針よりも22G神経ブロック針のほうが関節に入った感触が分かりやすい。造影剤2～5mlで関節造影を確認する。

c. 仙腸関節痛の鑑別診断

仙腸関節痛では，脊椎，仙腸関節，股関節など靱帯付着部に炎症を生じ，脊椎，関節の強直に至る強直性脊椎炎の初期の場合がある。血液のHLA検査で，90％の患者がHLA-B27型を示す。

3. ペインクリニックにおける治療

治療は神経ブロック療法，消炎鎮痛薬などの薬物療法と理学療法による治療が主体になる。また仙腸関節症の治療の基本は神経ブロック療法と端正体操である。

1）神経ブロック療法

a. 後枝内側枝高周波熱凝固法（図4）[2, 4, 9, 20, 23]

椎間関節ブロックが一時的に有効であるが長期的効果が認められない場合は，後枝内側枝高周波熱凝固法（radiofrequency facet denervation）を施行する。椎間関節はその高位の上下の後枝内側枝の二重支配を受けているので，一般にX線透視下に責任関節の上下の後枝内側枝に対して施行する。

❶ 手技（図4）[4, 9, 23]

透視台上に腹臥位で，X線透視下に目的とする椎弓根が見えるように管球の入射角を調整し，斜位の程度を調節する。ブロックを正確に行うためには局所麻酔は皮下までにとどめておく。次いでスライター針を横突起基部上縁，または椎弓根の中心部を目標として刺入する。針先が横突起基部上縁の溝，またはいわゆるス

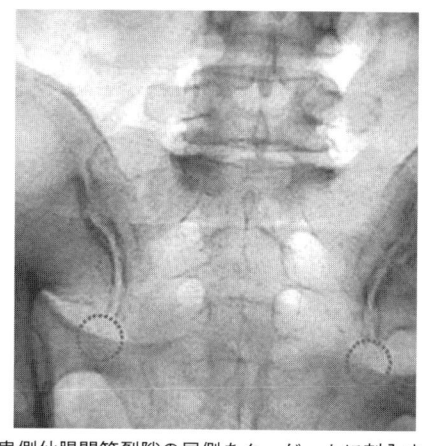

(a) 患側仙腸関節裂隙の尾側をターゲットに刺入すると容易に関節腔内に刺入できる．

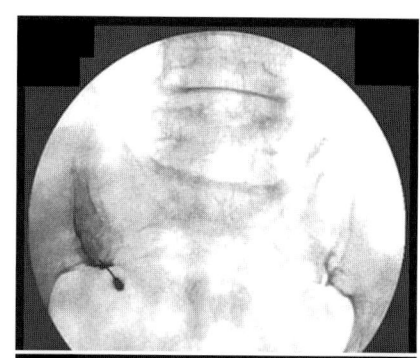

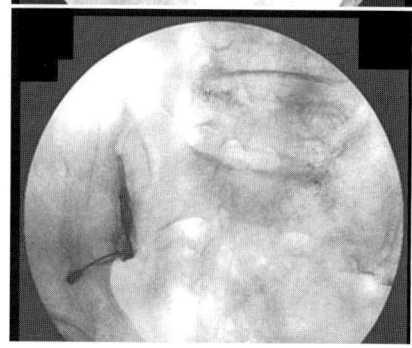

(b) 患側仙腸関節裂隙の尾側から造影剤を注入し，仙腸関節造影になっていることを確認する．

図3 仙腸関節ブロックの刺入ポイント，仙腸関節造影

コッチテリアの目にあたるところで目的とする放散痛が得られる部位を探す。後枝内側枝は必ず乳様突起と副突起の間の溝（M-A溝）を通るので，スライター針は，M-A溝を通る神経に接触面を大きくするような角度で，スライター針をやや内側下方から刺入する。

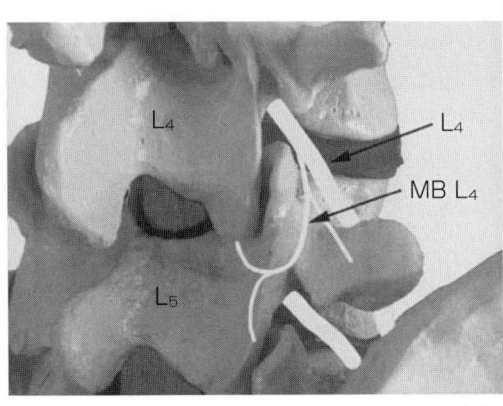

(a) 後枝内側枝と針先のターゲットポイントの横突起基部上縁.
(b) 骨模型での針先のターゲットポイント. 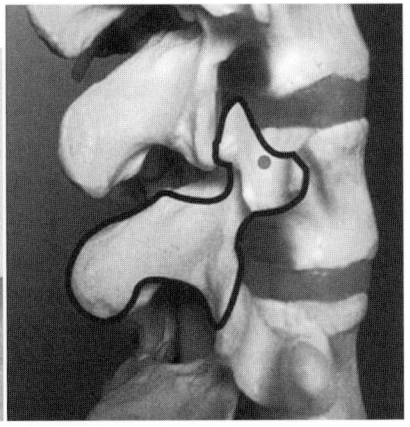
(c) 後枝内側枝高周波熱凝固のシェーマ．スライター針をM-A溝を通る後枝内側枝にできるだけ接触面を大きくするような角度で，針先をやや内側下方から刺入する． 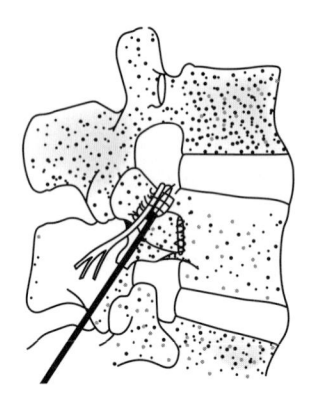
(d) L_3後枝内側枝の高周波熱凝固. 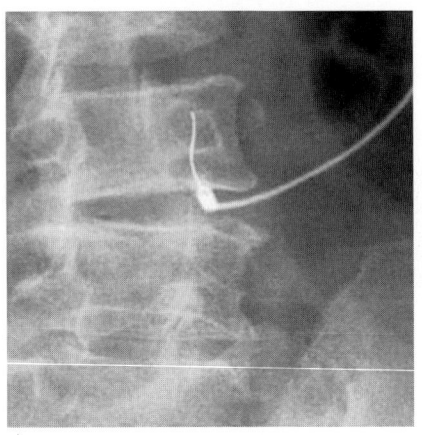
(e) L_5後枝の高周波熱凝固. 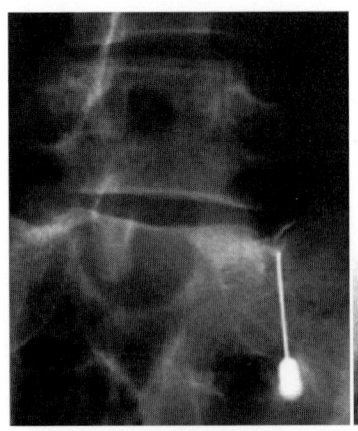
(f) 現在の医療情勢では，高周波熱凝固するまえに，側面像を撮ることが望ましい． 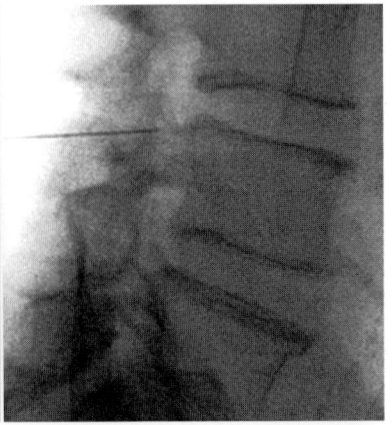

図4 後枝内側枝高周波熱凝固のターゲットと実際，シェーマと側面像
(福井弥己郎．腰椎疾患に対する診療の実際「ブロック療法の実際」．リウマチ科 2006;34:618-27より一部改変引用)

目的とする部位に当てたのち，目的とする放散痛が得られる部位を探す。0.3～0.5V程度の電圧，2Hzまたは5Hzの電気刺激で傍脊柱筋の攣縮，もしくは「トントン」する感覚，同電圧の50～100Hzの電気刺激で愁訴部位に再現性疼痛が得られれば，針先が適正な位置すなわち後枝内側枝神経の部位である。次に造影剤を0.3mlほど注入し血管内注入，神経根造影，関節造影となっていないことを確認したのち，2％，0.3～0.5ml塩酸メピバカインまたはリドカインを注入し，70～90℃，90～120秒間で凝固する[8, 12]。わが国ではスライター針はSluijter-Mehta Kitの22Gディスポーザブル針（長さ9.9cm，先端非絶縁部0.4cm）を使用している。電気刺激によって下肢に筋の攣縮，放散痛が出現する場合は前枝に針が当たっていることを意味し，修正が必要となる。

最近ようやく腰椎椎間関節性疼痛に対する後枝内側枝高周波熱凝固法の無作為化臨床試験（randomized controlled trials：RCT）による報告がなされ，有効性が確立した[4]。

安全に施行するためには，高周波熱凝固をはじめるまえに，側面像を撮ることが望ましい。また数か所施行すると時間がかかることが難点であったが，最近は同時に数か所の後枝内側枝高周波熱凝固が可能な機器も用いられている。

b. 後枝内側枝パルス高周波法（図4）[24～26]

熱凝固法と同様の方法で神経を探し，先端を42℃以下に保ちながらターゲットの神経にパルス状に120秒間，高周波をかけることで，鎮痛を図る方法である。施行時に痛みが強いときは0.5％リドカインまたはメピバカイン0.3ml程度注入して行う。安全性，副作用がない点から優れた治療法で，神経質な患者や症状が軽症の場合にパルス高周波法を選択することも一つの方法である。

c. 仙腸関節症の高周波熱凝固法（図5）[27～30]

仙腸関節ブロックで50％以上の疼痛軽減が得られ，仙腸関節ブロックが一時的に有効であるが長期的効果が認められない重症例に対しては，仙腸関節の支配神経に対して高周波熱凝固を行う。

仙腸関節性疼痛に対する高周波熱凝固法も最近RCTによる報告がなされ，有効性が確立した[28]。

❶ 手技（図5）[28, 29]

$S_{1, 2, 3}$外側枝は，$S_{1, 2, 3}$仙骨孔の外側から図5のように神経が走行しているので，ていねいに電気刺激しながら外側枝を探し，高周波熱凝固する。L_4後枝内側枝，L_5後枝の高周波熱凝固も上記の方法で同時に施行する。$S_{1, 2, 3}$外側枝，L_5後枝の組み合わせでも，効果を認めている[29]。実際にはL_5後枝，$S_{1, 2}$外側枝の高周波熱凝固で奏功することが多い。最近は$S_{1, 2, 3}$外側枝をまとめて，1本の針で凝固できる高周波熱凝固針が開発され，欧米で施行されている。

d. 仙腸関節症のパルス高周波法（図5）[31]

熱凝固法と同様の方法で神経を探し，パルス高周波で刺激することにより鎮痛を図る。安全性，副作用がない点から優れた治療法である。

e. 仙腸靱帯への浸潤ブロック[22]

上後腸骨棘上方内側に圧痛があれば，診断的治療として仙腸靱帯に浸潤ブロックを施行する。仙腸関節後方の靱帯（後仙腸靱帯，骨間仙腸靱帯）への浸潤ブロックは，圧痛点を見ながら仙腸関節ブロックと使い分ける。この部分が痛みの原因であることも多い。

f. 神経ブロック療法の合併症[9]

局所の細菌感染，出血傾向は禁忌となるので施行前の注意が必要である。最近は抗凝固療法が行われている高齢者が非常に多く，注意を要する。感染のリスクにも注意して行う。

後枝内側枝高周波熱凝固法では，後枝が支配する皮膚背部の知覚低下は大なり小なり起こりえるが，1～3ヶ月で消失する。神経根を熱凝固する危険は，電気刺激による下肢筋の攣縮やX線透視下の造影所見で防止できる。放散痛の部位，症状をよく聞きながら行い，決して無理をしないのが，鉄則である。パルス高周波法で

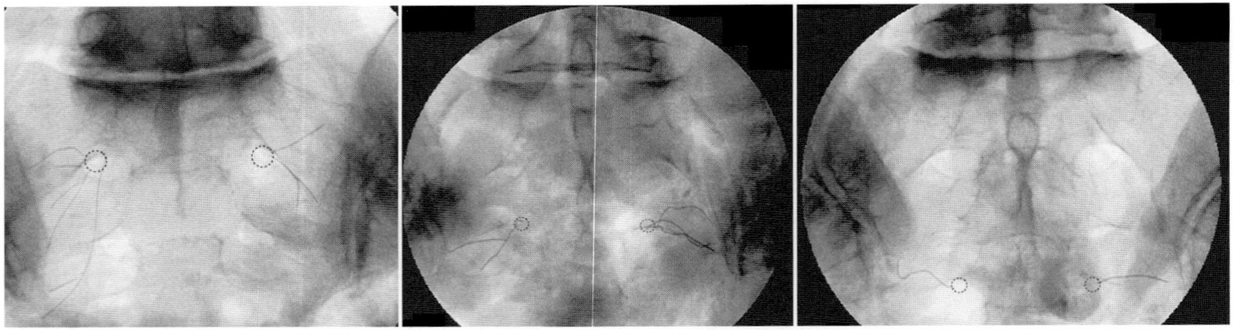

図5 S₁〜₃外側枝の走行と仙腸関節高周波熱凝固のシェーマ，新しい方法

(a) 仙腸関節の神経支配は複雑で，後面はL₄後枝内側枝，L₅後枝，S₁〜₃外側枝に支配されており，S₁,₂,₃外側枝は，S₁,₂,₃仙骨孔の外側70〜110°の間に神経が走行している．

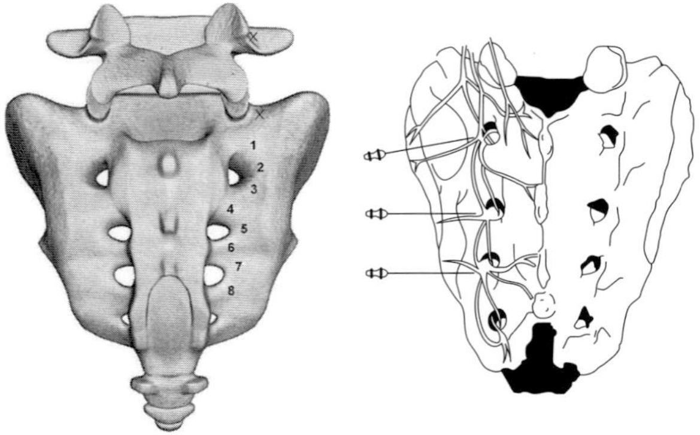

(b) S₁,₂,₃外側枝の走行している番号の場所をていねいに電気刺激して探してみる．L₄後枝内側枝，L₅後枝もターゲットにする．

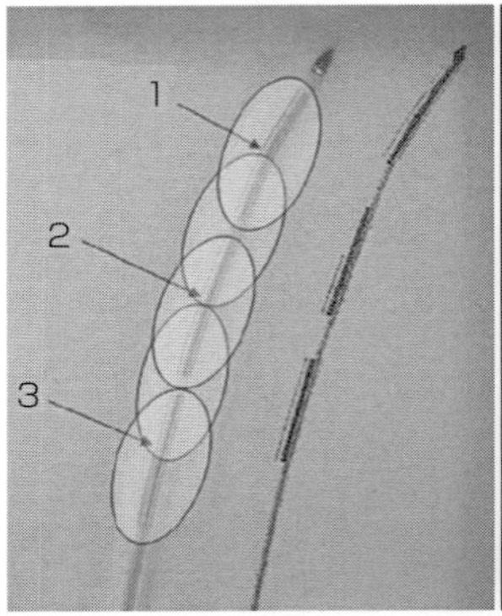

(c) S₁,₂,₃外側枝高周波熱凝固のシェーマ．

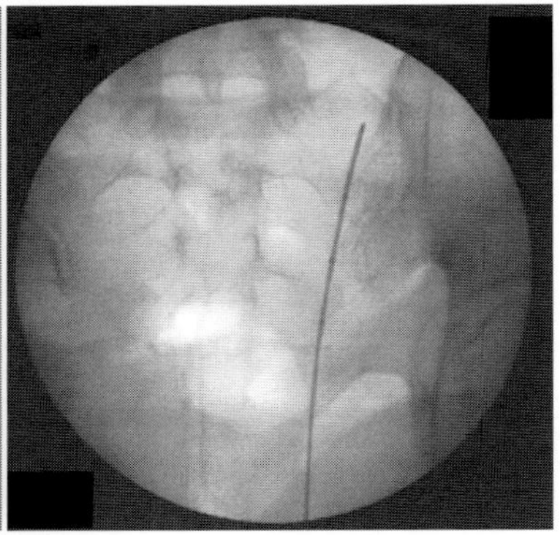

(d) 最近はS₁,₂,₃外側枝をまとめて，1本の針で凝固できる高周波凝固針が開発され，欧米で施行されている．

(a：Yin W, Willard F, Carreiro J, et al. Sensory stimulation-guided sacroiliac joint radiofrequency neurotomy：technique based on neuroanatomy of the dorsal sacral plexus. Spine 2003；28：2419-25, b左：Cohen SP, Hurley RW, Buckenmaier CC, et al. Randomized placebo-controlled study evaluating lateral branch radiofrequency denervation for sacroiliac joint pain. Anesthesiology 2008；109：279-88, b右：Cohen SP, Abdi S. Lateral branch blocks as a treatment for sacroiliac joint pain：a pilot study. Reg Anesth Pain Med 2003；28：113-9より改変引用)

はこの危険がない。よくトレーニングされたテクニックをもった術者の下で施行することが必要である。

また同側で3か所以上施行すると腰背筋の筋力が低下して支持としての役割が低下する可能性がある。穿刺部や熱凝固した部位が，一時的に痛みが強くなることがあるが，あまり問題となることはない。重篤な合併症の報告は少ないが，十分なインフォームドコンセントの下で行うべきである。

2) ぎっくり腰の治療[11]

数日の安静を基本にするが，体動不能の場合は入院のうえ，精査を行う。

ぎっくり腰患者が訴える痛みには，主に椎間関節からの痛みと，筋筋膜性の痛みがあり，圧痛点を探すことで，鑑別できる。また急性の椎間板ヘルニアとの鑑別も重要である。正中型ヘルニアでは両側の痛みがあり，片側の根性腰痛症では下肢痛を伴う。

圧痛点の位置が，椎間関節直上に近い場合は椎間関節性の痛みが多く，椎間関節の痛みでは痛みの範囲が比較的一定している。

筋筋膜性の痛みではトリガーポイント注射，椎間関節からの痛みでは，椎間関節ブロックが劇的な効果を示すものが多い。

3) 薬物療法

急性期は消炎鎮痛薬，筋弛緩薬などを投与する。慢性期には抗うつ薬（アミトリプチリン，ノリトリプチリン；10〜75mg）などを投与する。非ステロイド性抗炎症薬（nonsteroidal anti-inflammatory drugs：NSAIDs）は，胃腸障害，腎障害，血小板機能障害などの副作用があるので，年齢や既往歴など個人の感受性を考慮に入れて投与する。COX-2選択的阻害薬なども適宜選択する。

4. 予後，経過，次の手段

後枝内側枝高周波熱凝固法では効果期間は平均6ヶ月であるが，有効な症例は1年以上効果がみられることも多く，長期効果が期待できることが実証されている[4,9]。後枝内側枝高周波熱凝固法の成功率に一番影響したのが，さまざまな因子の中で，傍脊柱部の椎間関節に一致した部位の圧痛であったと報告されている[23]。後枝内側枝パルス高周波法では，鎮痛効果は同じであるが，効果期間が半年ほどであったと報告されている[26]。

仙腸関節痛の高周波熱凝固法では，$S_{1〜3}$外側枝，L_4後枝内側枝，L_5後枝の高周波熱凝固を施行したところ，約70〜90％の患者で9ヶ月以上の効果を得たと報告されている[27,28]。関節の後下方面だけを凝固する方法では効果が少ない[30]。

仙腸関節痛のパルス高周波法では，$S_{1,2}$外側枝，L_4後枝内側枝，L_5後枝のパルス高周波法で，約70％の患者が50％以上の疼痛減少，QOL（quality of life）の改善を得て，2〜10ヶ月の効果期間を得たと報告されている[31]。

〈別の手段〉

❶ AKA-博田法[32]

関節運動学的アプローチ（AKA），博田法は仙腸関節の機能障害を改善させる手技である。関節面のすべり，回転，回旋などの関節包内運動の異常を治療する方法，および関節面の運動を誘導する方法と定義され，医師や理学療法士が実践し，治療効果をあげている。

❷ 運動療法[33]

腰椎椎間関節症に対する腰椎屈曲運動は，腰椎の可動域が増す患者で効果が得られる傾向にあり，80％程度の患者に有効であると報告されている。

【文献】

1) 山下敏彦. 椎間関節性腰痛の基礎. 日本腰痛会誌 2007；13：24-30.

2) Bogduk N, Barnsley L. Clinical approach to spinal pain. In：IASP Committee on refresher courses, Mitchell Max, editor. Pain 1999-updated review. Seattle：IASP press；1999. p.367-9.

3) Cohen SP, Raja SN. Pathogenesis, diagnosis, and treatment of lumbar zygapophysial

(facet) joint pain. Anesthesiology 2007 ; 106 : 591-614.
4) Nath S, Nath CA, Pettersson K. Percutaneous lumbar zygapophysial (facet) joint neurotomy using radiofrequency current, in the management of chronic low back pain. A randomized double-blind Trial. Spine 2008 ; 33 : 1291-7.
5) 村上栄一. 仙腸関節由来の腰痛. 日本腰痛会誌 2007 ; 13 : 40-7.
6) Schwarzer AC, Aprill CN, Bogduk N. The sacroiliac joint in chronic low back pain. Spine 1995 ; 20 : 31-7.
7) Dreyfuss P, Dreyer SJ, Cole A, et al. Sacroiliac joint pain. Am Acad Orthop Surg 2004 ; 12 : 255-65.
8) 田口敏彦. 腰椎椎間関節由来の腰痛の病態と治療. 日本腰痛会誌 2007 ; 13 : 31-9.
9) 福井弥己郎(聖). 外来でできる整形外科疾患神経ブロックマニュアル 頸椎, 胸椎, 腰椎椎間関節ブロック, 後枝内側枝高周波熱凝固法(頸部, 胸部, 腰部). MB Orthop 2003 ; 16 : 64-72.
10) 大瀬戸清茂. 急性腰痛 いわゆる"ぎっくり腰". 大瀬戸清茂編. ペインクリニック診断・治療ガイド―痛みからの解放とその応用―(第4版). 東京 : 日本医事新報社 ; 2009. p.289-92.
11) 立山俊朗. ぎっくり腰の治療. 宮崎東洋編. ペインクリニシャンのための痛み診療のコツと落とし穴. 東京 : 中山書店 ; 2007. p.308-9.
12) Bogduk N. Nerves of the lumbar spine. In : Bogduk N, editor. Clinical anatomy of the lumbar spine and sacrum. 3rd ed. London : Churchill Livingstone ; 1997. p.123-40.
13) Bogduk N, Wilson A, Tynau W. The human dorsal rami. J Anat 1982 ; 134 : 383-97.
14) 須貝 肇, 高橋 弦, 高橋和久ほか. 腰椎椎間関節の神経支配について. 臨整外 1996 ; 31 : 503-8.
15) 橋爪圭司, 仲西信乃. 仙腸関節痛. 大瀬戸清茂編. ペインクリニック診断・治療ガイド―痛みからの解放とその応用―(第4版). 東京:日本医事新報社 ; 2009. p.342-3.
16) 村上栄一. 急性腰痛における仙腸関節性疼痛の診断. 骨・関節・靱帯 2004 ; 17 : 571-5.
17) 村上栄一, 菅野晴夫, 奥野洋史ほか. 仙腸関節性腰殿部痛の診断と治療. MB Orthop 2005 ; 18 : 77-83.
18) Cohen SP. Sacroiliac joint pain : A comprehensive review of anatomy, diagnosis, and treatment. Anesth Analg 2005 ; 101 : 1440-53.
19) Foley BS, Buschbacher RM. Sacroiliac joint pain anatomy, biomechanics, diagnosis, and treatment. Am J Phys Med Rehabil 2006 ; 85 : 997-1006.
20) 福井弥己郎. 腰椎疾患に対する診療の実際「ブロック療法の実際」. リウマチ科 2006 ; 34 : 618-27.
21) Kleef MV, Haspeslagh S. Radiofrequency technique for chronic pain. In : IASP committee on refresher courses, Justins DM, editor. Pain 2005―an updated review. Seattle : IASP press ; 2005. p.131-6.
22) 大野健次. 2つの仙腸関節ブロック―仙腸関節注入と仙腸靭帯への浸潤. 宮崎東洋編. ペインクリニシャンのための痛み診療のコツと落とし穴. 東京 : 中山書店 ; 2007. p.169-70.
23) Cohen SP, Hurley RW, Christo PJ, et al. Clinical predictors of success and failure for lumbar facet radiofrequency denervation. Clin J Pain 2007 ; 23 : 45-52.
24) Mikeladze G, Espinal R, Finnegan R, et al. Pulsed radiofrequency application in treatment of chronic zygapophyseal joint pain. Spine 2003 ; 3 : 360-2.
25) Lindner R, Sluijter ME, Schleinzer W. Pulsed radiofrequency treatment of the lumbar medial branch for facet pain : a retrospective analysis. Pain Medicine 2006 ; 7 : 435-9.
26) Tekin I, Mirzai H, Ok G, et al. A comparison of conventional and pulsed radiofrequency denervation in the treatment of chronic facet joint pain. Clin J Pain 2007 ; 23 : 524-9.
27) Cohen SP, Abdi S. Lateral branch blocks as a treatment for sacroiliac joint pain : a pilot study. Reg Anesth Pain Med 2003 ; 28 : 113-9.
28) Cohen SP, Hurley RW, Buckenmaier CC, et al. Randomized placebo-controlled study evaluating lateral branch radiofrequency denervation for sacroiliac joint pain. Anesthesiology 2008 ; 109 : 279-88.
29) Yin W, Willard F, Carreiro J, et al. Sensory stimulation-guided sacroiliac joint radiofrequency neurotomy : technique based on neuroanatomy of the dorsal sacral plexus.

30) Ferrante FM, King LF, Elizabeth A, et al. Radiofrequency sacroiliac joint denervation for sacroiliac syndrome. Reg Anesth Pain Med 2001 ; 26 : 137-42.
31) Vallejo R, Benyamin RM, Kramer J, et al. Pulsed radiofrequency denervation for the treatment of sacroiliac joint syndrome. Pain Med 2006 ; 7 : 429-34.
32) 住田憲是. AKA-博田法. 日本腰痛会誌 2005 ; 11 : 69-78.
33) 青木一治, 友田淳雄, 上原 徹ほか. 腰椎椎間関節症に対する腰椎屈曲運動の効果. 日本腰痛会誌 2002 ; 8 : 135-40.

〔福井弥己郎(聖)〕

2 腰椎椎間板ヘルニア

1. 疾患の概要，痛みの原因

1) 疫学

腰椎椎間板ヘルニアの好発年齢は20〜40歳代で，椎間板の変性が進行して椎間板内圧が低下した60歳代から少なくなる。好発高位は$L_{4/5}$，L_5/S_1間である[1,2]。

2) 病態

椎間板ヘルニアとは線維輪に亀裂が生じ，髄核が脱出した状態，もしくは線維輪や軟骨終板を伴って脱出した状態で，形態から膨隆型，後縦靱帯下脱出型，後縦靱帯外脱出型，遊離型の4つに分類される（図1a）[1]。

3) 痛みの原因

a. 機械的要因

後側方に脱出したヘルニアは，神経根を圧迫し，デルマトームに一致した領域の障害，神経根症状（radiculopathy）を生じ，後方に脱出したヘルニアは馬尾を圧迫し脊髄症状（myelopathy）を生じる。

b. 化学的要因

椎間板ヘルニアによる神経根障害においては，多彩な炎症性サイトカインが関与することが証明され[3]，このことは物理的圧迫が残存しても，神経の炎症が消退すれば軽快する可能性を示している[3〜5]。

症状のある椎間板ヘルニアには物理的要因と化学的要因の両方が関与すると考えられている。このことは形態異常の解消が，必ずしも治療の究極目標でないことを示唆している。

c. 心理・社会的要因

椎間板ヘルニアの患者群と無症状群の間の相違点の詳細な検討で，神経根圧迫のほかに，仕事上のストレス，仕事への集中度，仕事への満足度，失職など社会的要因や不安，抑うつ，自制心，結婚生活といった心理的要因において，有意な相違がみられることが分かっている[6,7]。

2. 症状，検査，診断

1) 症状

椎間板が神経根や馬尾を圧迫し，腰臀部，下肢の疼痛，下肢のしびれ感，冷感，知覚障害，筋力低下，筋萎縮などの症状を呈する。脊髄症状により膀胱直腸障害を呈する場合がある。

2) 検査，診断

a. 神経学的所見

疼痛部位などの的確な問診，FHL；長母趾屈筋（$S_{1,2}$），EHL；長母趾伸筋（L_5），TA；前脛骨筋（$L_{4,5}$）などの筋力テスト，知覚検査，反射，下肢伸展挙上テスト（straight leg-raising test：SLRT）などにより，ヘルニアを疑うことや，ヘルニア高位の推定を行うことは可能である[1]。

b. 画像所見

■ 腰椎単純X線

椎間板の狭小化が見られる場合があるが，特徴的な所見はない。移行椎の有無をチェックする。

■ MRI

画像検査の中でMRIは椎間板ヘルニアの診断に最も優れた検査法である。しかし，MRI上，無症候性のヘルニアが存在するのでその解釈には注意を要する[2]。

■ ガドリニウム造影MRI

後縦靱帯を穿破しているかどうかの正確な鑑別は困難であるが，自然退縮の可能性を検討す

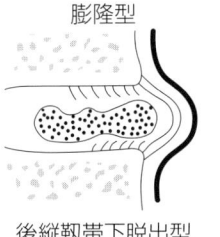

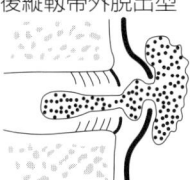

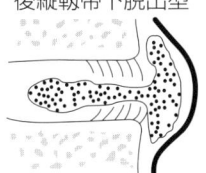

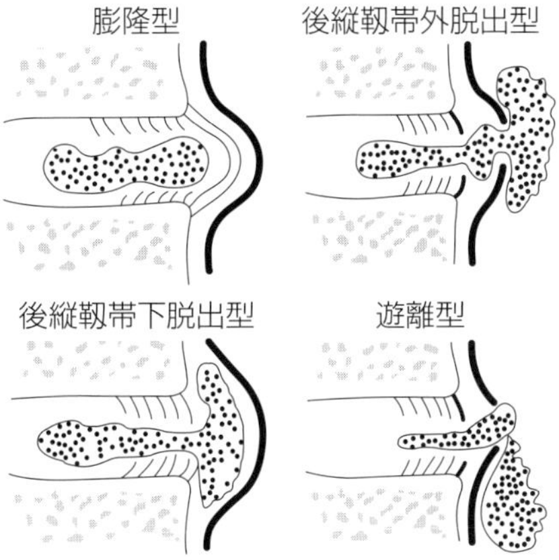

膨隆型　　　後縦靱帯外脱出型

膨隆型（protrusion）：
　後方線維輪の裂隙部に髄核の一部が移動するが，表層の線維輪は損なわれず，線維輪の部分断裂の状態のもの．
後縦靱帯下脱出型（subligamentous extrusion）：
　後縦靱帯未穿破の脱出型後方線維輪の裂隙中に髄核の一部が転位し，後縦靱帯を持ち上げるも，後縦靱帯を穿破していないもの．
後縦靱帯外脱出型（transbligamentous extrusion）：
　髄核の一部が後縦靱帯を破っているもの．
遊離型（sequestration）：
　脱出型ヘルニアでヘルニア腫瘤が元の椎間板から離れて脊柱管内に遊離したもの．

後縦靱帯下脱出型　　遊離型

(a) 腰椎椎間板ヘルニアの分類

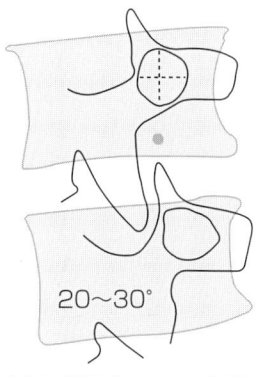

(b) 神経根ブロックは腹臥位から20°ほどの斜位にして目的神経根の1つ下の上関節突起が終板径の外1/3にくる程度とする．

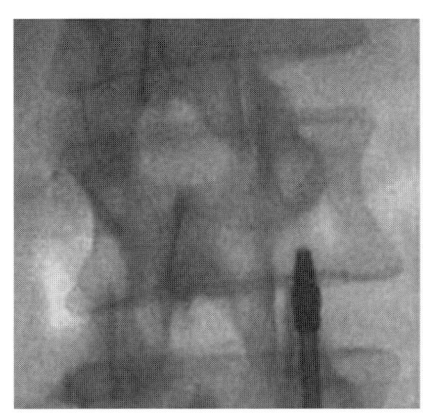

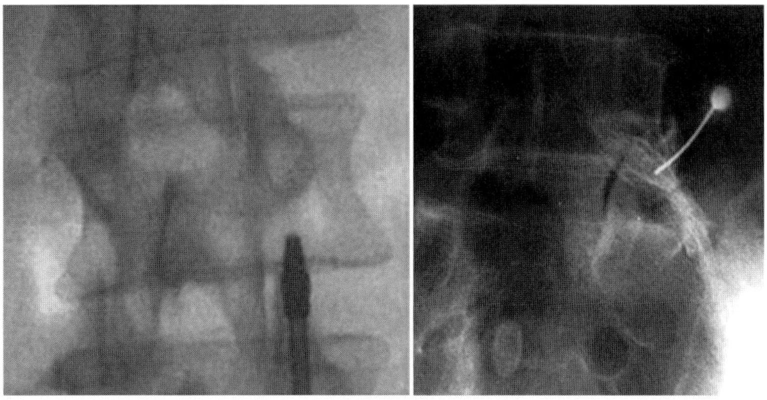

(c) 透視画像でそれぞれ目的とする椎体終板が一線になるように管球投射角を合わせる．斜位で上関節突起の外側で，スコッチテリア像の頸をたどり顎の下に走行する神経をイメージして刺入すると容易に神経根に当たる．

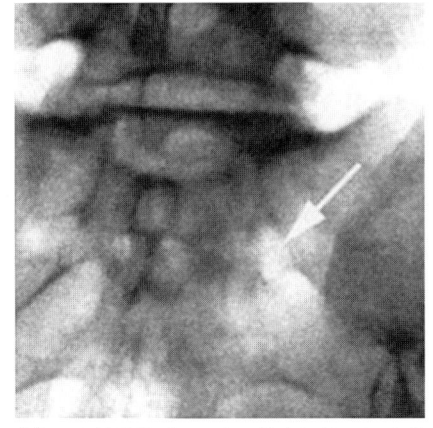

(d) S_1 の神経根ブロックの場合には，S_1 の仙骨孔にブロック針が入れば，容易に神経根に当たる．20°ほどの斜位にすると後仙骨孔が見えることも多い．

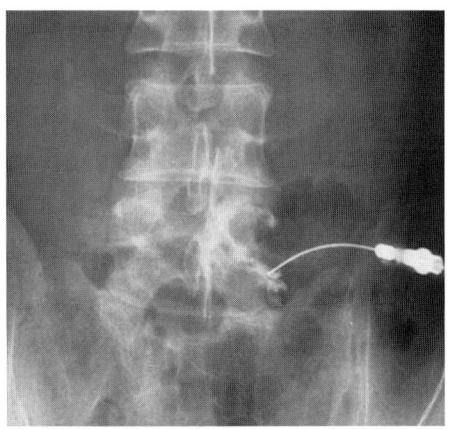

(e) 腹臥位での L_5 神経根ブロック．

図1　腰椎椎間板ヘルニアの分類と神経根ブロック

(b～d：福井弥己郎．ブロック療法の実際．リウマチ科 2006；34：618-27 より改変引用)

るのに役立つ．通常髄核には血流がないため造影効果は認めないが，後縦靱帯を破って脱出したヘルニアでは髄核周囲に新生血管を伴った炎症巣が形成されるため，しばしばヘルニア髄核周囲の環状造影効果（ring enhancement）が認められる[5,8,9]．

■ 脊髄造影-CT

脊髄造影は診断精度が低く[2]，手術を前提に脊髄造影-CTとして施行される場合もあるが，MRIだけで十分な情報が得られることが多い．

c. 神経根ブロック

理学所見，画像所見で責任高位が分かりにくいときは，神経根造影時の再現性疼痛の有無，疼痛消失の有無の検討により，障害神経根同定に最も有用な検査法である[2]．移行椎，分岐神経がある場合もあり，診断的な価値は大きい[10]．

d. 椎間板造影・ブロック

椎間板造影後のCT撮影（Disco-CT）により，ヘルニアの位置，大きさ，型分類，ヘルニア孔の位置などの情報が得られる．Disco-CTは外側型ヘルニアの診断に有効である．L_5/S_1外側型椎間板ヘルニアの場合は，L_5神経根が障害される．

MRIで認めたヘルニアが愁訴の原因であるか不明なこともあり，椎間板造影時の再現性疼痛，椎間板ブロックによる愁訴の軽減は，確実な機能的診断となる[4,5]．

3. ペインクリニックにおける治療

絶対的手術適応や患者が手術を希望する場合以外は，保存的治療が基本である．ペインクリニックでは神経ブロック療法，椎間板内療法による治療が主体になる．疼痛持続期間を減少させ患者のQOL（quality of life）にとって有用である[10,11]．

椎間板ヘルニアによる神経根症に対しては機械的因子，炎症による化学的因子，心理・社会的因子を考慮に入れて治療にあたる[3〜5]．

1）神経ブロック療法

a. 硬膜外ブロック[12]

通常はまず硬膜外ブロックを数回行う．X線透視治療が自由に行える施設では局所麻酔薬のみを注入する．1％メピバカインまたはリドカイン5ml，または0.5％，10mlを注入する．激痛の場合は硬膜外チューブを挿入して持続硬膜外ブロックを行う場合もある．効果が認められたところで治療を終了する．ステロイド薬の注入は治療早期での疼痛軽減に効果があるが[2]，週1回，合計4回までとする．

硬膜外ブロックで痛みが取れなければ，神経根ブロック，神経根パルス高周波法，硬膜外洗浄・神経根ブロック，椎間板ブロックを行う[1]．

b. 神経根造影・ブロック（図1b〜e）

神経根症状がある場合はX線透視下に神経根ブロックを行う．腹臥位，斜位，transforaminal approachの3つの方法がある[13〜17]．神経障害を避けるために，神経と針が軽く接触している程度で施行し，患者を痛がらせないということが重要である．造影時に痛みを伴うことが多いので，診断価値のない造影剤は確認に十分な0.5ml程度の必要最小限な注入にとどめる．その後1％メピバカインまたはリドカイン3ml，デキサメサゾン2〜4mgを注入する．

c. Transforaminal approach（図2）

神経根の穿刺を避けて，pedicleの下の安全地帯（safe triangle）に針の先端をもっていき，造影にて確認後，薬液を注入し，神経根ブロックを行う．患者が痛みを伴うことがなく患者に優しい優れた方法である[16〜18]．Safe triangleとは椎弓根下縁，椎体後外側，神経根外側縁で形成される三角部で，神経，根囊部の穿刺が起こらない．

d. 腰部神経根パルス高周波法

パルス高周波法（pulsed radiofrequency：P-RF）では，スライター針先端を神経根に軽く接触させ，0.5ml程度の少量の造影剤で確認後，42℃

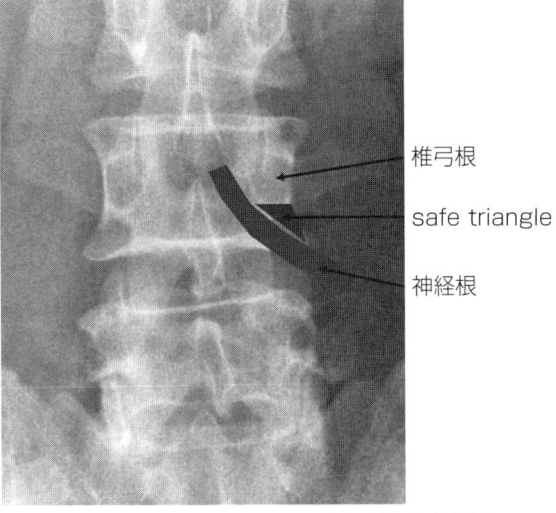

(a) Safe triangle とは椎弓根下縁，椎体後外側，神経根外側縁で形成される三角部で，神経，根嚢部の穿刺が起こらない．

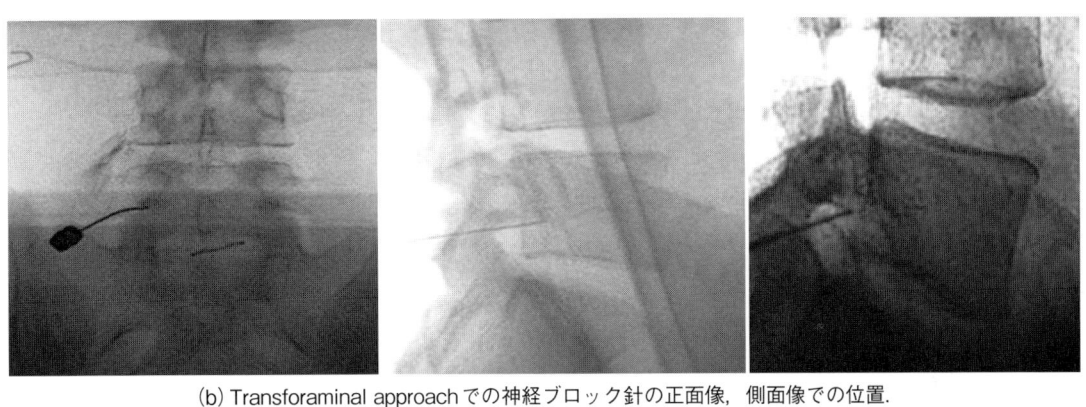

(b) Transforaminal approach での神経ブロック針の正面像，側面像での位置．

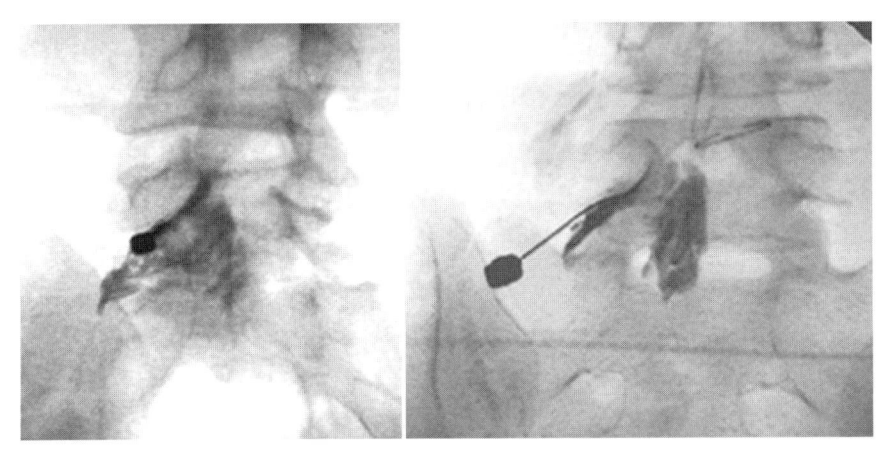

(c) Perineural pattern で神経根，硬膜外腔が造影されるのを確認し，薬液を注入する．

図2 Transforaminal approach

椎間板ヘルニアは椎体後方に生じるため，炎症反応は硬膜外腔の腹側で起きてくる．この方法でステロイドが硬膜外腔の腹側に投与されれば，炎症部位に直接的に働き，背側に投与された場合より有効に作用する可能性がある[18]．

以下に保ちながら120秒間，高周波熱凝固装置（Neuro Thermo JK3）を用いてパルス状に高周波をかける[19～21]。

刺激側の下肢の筋収縮で，痛みが強いときは0.5％メピバカイン0.3～0.5ml注入してから行う．P-RFが終われば神経損傷予防のためにデキサメサゾン2～4mg注入し，終了する．現在のところ奏効機序は不明であるが，脊髄や上位中枢の変化が予想されている．

e. 硬膜外洗浄，神経根ブロック療法[22]（図3a）

椎間板ヘルニアで硬膜外ブロックの効果が一時的な症例，硬膜外内視鏡術後の定期的なfollow upで施行する．

仙骨裂孔より針先を第3仙骨孔近くまで進め，造影剤1mlで硬膜外腔を確認する．X線透視下に持続硬膜外ブロックの手技に準じて，到達部位に合わせて30～40cm程度に切断したラジオペイクカテーテルを障害神経根近傍に挿入する．造影剤3mlで確認後，生理食塩液20ml程度で硬膜外腔を洗浄後，1％メピバカイン5～10mlとデキサメサゾン4mgを注入する．炎症物質の洗浄効果，ステロイドの抗炎症効果により疼痛緩和が得られると考えられている．

f. 椎間板造影・ブロック（図3b）

椎間板ヘルニアによる腰下肢痛に対する有効率は約50～60％程度で，腰痛主体の正中型ヘルニアの場合は，椎間板ブロック（椎間板内ステロイド注入）が効果を示すことが多い[5, 23]．また経皮的髄核摘出術，椎間板内加圧注入療法の適応決定に重要な診断的治療である．

2）椎間板内治療

上記の神経ブロック療法が奏功しない場合には，病態に応じて経皮的髄核摘出術，椎間板内加圧注入療法などの椎間板内治療を行う．また痛みが激烈で，神経根ブロックが2～3日しか効果がない場合は，早い段階から椎間板内治療を考慮する[24]．

a. 経皮的髄核摘出術（図4）

経皮的髄核摘出術（percutaneus discectomy：PD）とは髄核を摘出し，椎間板を減圧することにより痛みの緩和を図る保存療法と手術の中間に位置する治療法である[24～27]．現在は土方法に加え，nucleotomeを用いたOnik法，最近ではDecompressor（ストライカー社製）という電動シェーバーで，らせん状のチップを回転させ髄核を摘出する簡便な方法が行われている[28～30]．髄核の摘出量としては1～1.5g程度が推奨されている．

〈 Decompressorを用いた方法[28～30] 〉

X線透視下に局所麻酔を行い，17Gガイド針を患側より刺入する．ガイド針が椎間板内の目的部位に到達すれば，正面像，側面像で確認する．

針内に髄核吸引プローブ（Decompressor）を挿入し，プローブのスイッチを入れ，ガイド針とプローブを同時に約2分間1cm程度ゆっくり出し入れする．L_5/S_1の施行時には，腸骨稜のため針の刺入が難しく，刺入角度が制限され，ガイド針を刺入できても椎間板腹側に位置したり，終板を損傷したりすることもあり，その場合はカーブした針を使用する．予防的手段として，治療前後での抗生物質の点滴静注，治療後3日間の経口投与を行う．

適応は，①髄核を摘出することによる椎間板の減圧により効果が期待できる，膨隆型および後縦靱帯未穿破の脱出型の症例，②神経ブロック療法を6週間以上施行したが，十分な効果が得られなかった症例，③椎間板内ステロイド注入，神経根ブロック時に再現する疼痛が誘発され，その後愁訴が一過性に改善する症例，④MRI上椎間板の変性が進んでおらず，椎間板造影で造影剤が硬膜外腔に漏出しない症例，漏出しても注入抵抗がある程度保たれている症例，⑤症状とMRI画像所見が一致した腰椎椎間板ヘルニア，⑥腰痛より神経根症状による下肢痛のほうが強い症例，⑦椎間高が隣接椎間高比と比較して50％以上の症例，⑧原則として年齢が18～55歳の症例，である[24～30]．

原則として，①精神的因子の強い関与が疑わ

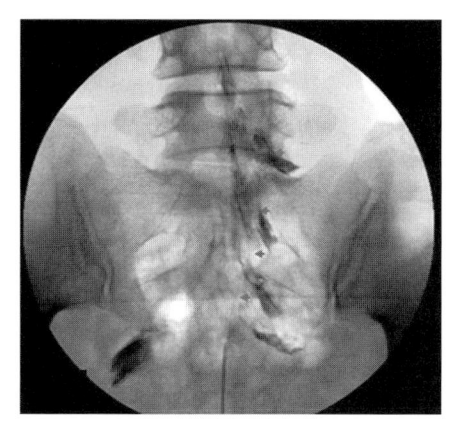

(a) 仙骨裂孔より針先を第3仙骨孔近くまで進め，透視下にカテーテルを目的神経根近傍まで挿入する．造影剤で確認後，生理食塩液を用いて洗浄し，その後1％メピバカイン5ml，デキサメサゾン2～4mg注入する．

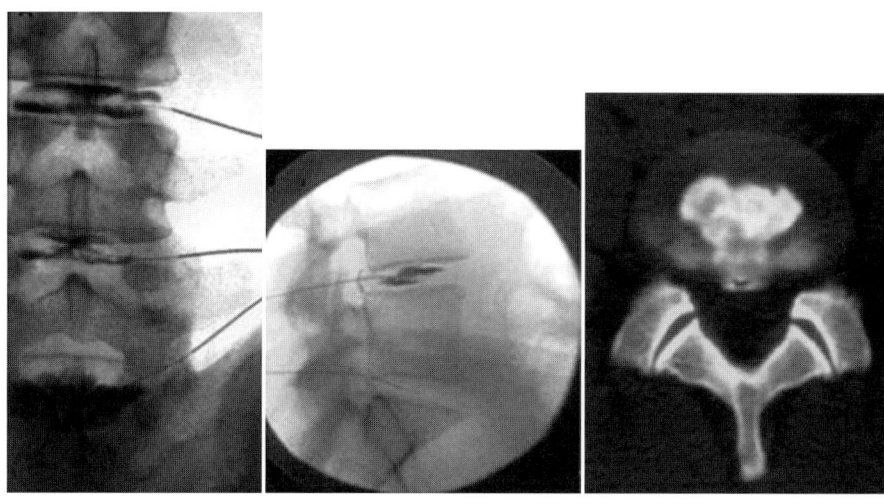

(b) 椎間板造影，ブロックの正面像，側面像とDisco-CT．

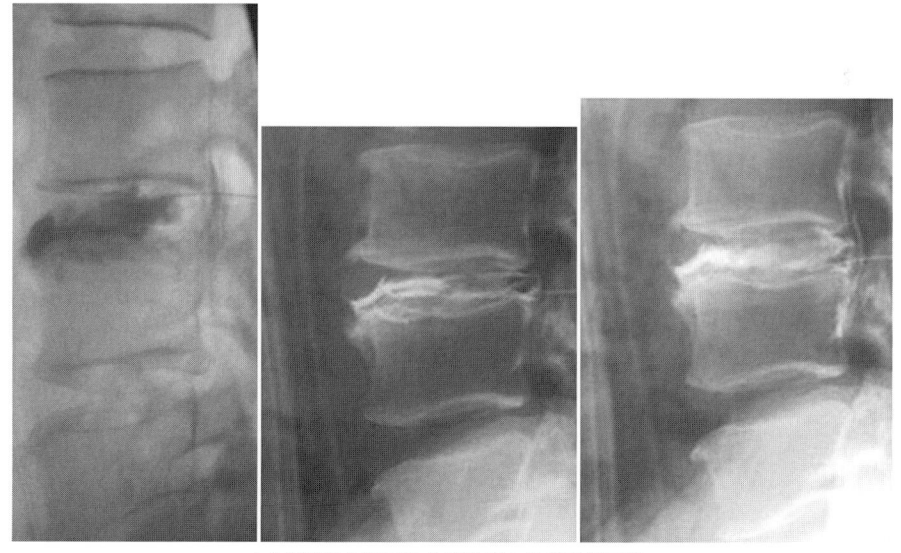

(c) 椎間板内加圧注入療法後のX線透視画像．
椎間板造影ののち，髄核と交通するヘルニアを穿破し，硬膜外造影になっていることを確認する．

図3 硬膜外洗浄，椎間板造影，ブロック，椎間板内加圧注入療法
(a：福井弥己郎．ブロック療法の実際．リウマチ科 2006；34：618-27より改変引用)

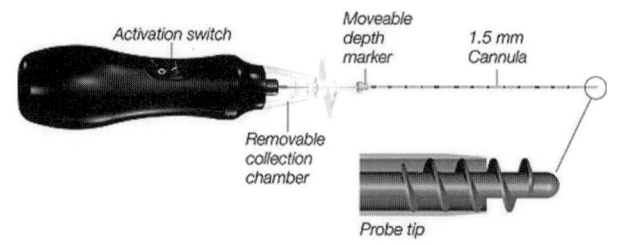

(a) Decompressor（Stryker；ストライカー社製）という電動シェーバー.

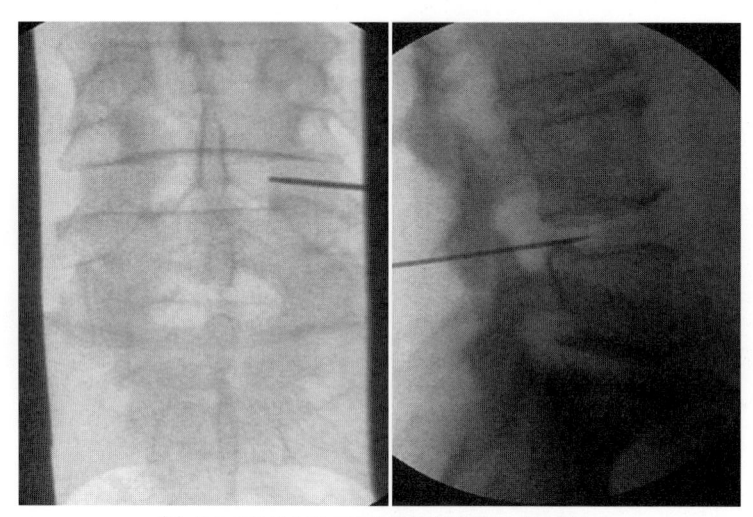

(b) ガイド針挿入時の術中透視（正面像，側面像）.

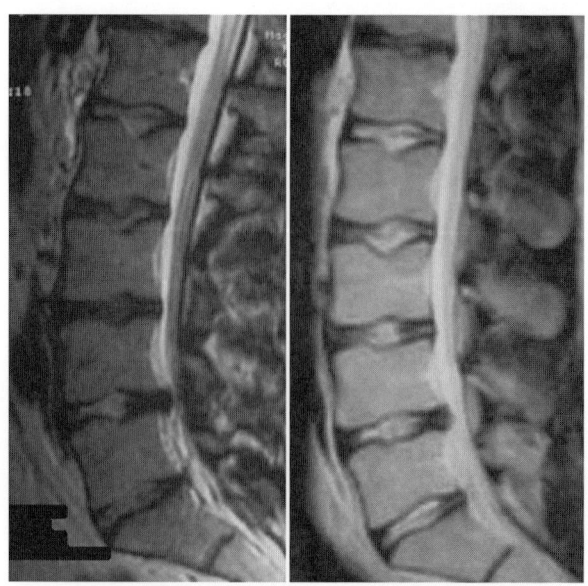

(c) 経皮的髄核摘出術前と施行2ヶ月後のMRI T_2強調画像.

図4　経皮的髄核摘出術と術前後のMRI

れる症例，②椎間板の高さが椎間板の変性により50％以上狭小化している症例，③脊柱管狭窄症/腰椎すべり症/分離症の認められる症例，④ヘルニア手術既往のある症例，⑤多椎間に徴候が認められる症例，は対象外である．

経皮的椎間板摘出術の有効率は多くの報告から70～80％前後である[24～30]．施行直後から著効するものから，2週～3ヶ月かけてゆっくり軽快するものがあり，平均では術後1.5ヶ月で症状改善が得られる[24, 25]．

b. 椎間板内加圧注入療法（図3c）[24, 31, 32]

椎間板造影と同様のアプローチで，腹臥位でX線透視を斜位になるように調節して，椎間板を穿刺する．22G 12cmブロック針を目標椎間板中央からやや後方に刺入する．造影剤2～4mlで椎間板造影ののち，1％メピバカイン3～5mlデキサメサゾン4mgの混合液を加圧しながら注入する．続いて生理食塩液8～15mlを1mlか3mlの注射器で加圧しながら注入し，髄核と交通するヘルニアを穿破する．後縦靱帯穿破脱出型でも，炎症による癒着が存在すると考えられ，ある程度の圧力がかかったのちに急に圧力が抜けることが多い．加圧後に造影剤2～4mlを注入して硬膜外造影になっていることを確認して，1％メピバカイン4～10mlを注入する．椎間板内へ薬物注入中の注入圧の低下や硬膜外腔との交通を治療目標とし，計20ml程度，場合によっては25～30mlを目標にして注入する．

適応は脱出型や遊離型ヘルニアで，他の神経ブロック療法に抵抗する場合，痛みが強く早急な疼痛軽減が必要な場合となる．後縦靱帯を穿破した脱出型や遊離型で，神経ブロック療法に抵抗する場合，症状が強く早急な疼痛治療が要求される場合も適応となる．若年者で，椎間板の変性が進んでいない患者は，患者に大きな苦痛を与えてしまうことになるので，適応外としている．

奏功機序は，発痛物質の洗浄効果，ヘルニア腫瘤の自然吸収促進効果，ヘルニア腫瘤の移動，細分化による神経根の圧迫の軽減などが考えられている．

有効率は70～80％で[5]，疼痛は施行直後から劇的に症状が改善する例もあり，1ヶ月程度してから改善してくる例もある．

c. 経皮的高周波椎間板減圧術[33～35]

経皮的高周波椎間板減圧術（nucleoplasty）は，X線透視下に椎間板に刺入したガイド針から先端直径1mmのスパンワンドカテーテル（アースロケア社）を椎間板内に入れて，症状の強さに応じて6～12回，方向を変えて，70℃以下の低温の高周波熱凝固で髄核を収縮させ椎間板内圧を減少する．

適応は椎間板の減圧により効果が期待できる，膨隆型および後縦靱帯未穿破の脱出型である．有効率は70～80％程度で，椎間板の減圧だけでなく，抗炎症効果が奏功機序の一つとして考えられている．保険適応がないこと，対象となる症例が限られていることが問題である．

3）合併症[1]

神経ブロックでは出血，感染，椎間板炎，皮膚感染，神経障害，薬に対するアレルギー反応，神経根ブロック，椎間板ブロックによる一時的な痛みやしびれが増強すること，硬膜外ブロックの硬膜穿刺による頭痛，まれではあるが，硬膜外の出血，感染が起こりえる．非常にまれではあるが，硬膜外膿瘍など感染が広範囲に及ぶ場合は，手術が必要な場合もある．

椎間板内療法は椎間板炎，椎体終板障害，神経根損傷，椎体炎，硬膜外膿瘍などの可能性がある[25～27]．感染対策として，施行直前の抗生物質の点滴静注，施行後の抗生物質を3日間経口投与することは必須である．よくトレーニングされたテクニックをもった術者の下で施行することが必要である．

施行前の十分な問診，投薬内容の把握，血液検査による出血傾向，易感染性のスクリーニングが必要であり，十分なインフォームドコンセントの下で行うべきである．

4) 薬物療法[1]

急性期は非ステロイド性抗炎症薬(nonsteroidal anti-inflammatory drugs：NSAIDs)を投与する。経口と坐薬があるが，胃腸障害，腎障害，血小板機能障害などの副作用があり，既往歴や個人の感受性を考慮に入れて投与する。COX-2選択的阻害薬なども適宜選択する。

5) まとめ

腰椎椎間板ヘルニアによる神経根症は90％程度が神経ブロック療法，椎間板内療法などの保存的治療で軽快する病態である[5]。椎間板治療は一般的に治療期間を大幅に短縮することが可能で，患者のQOLの早期改善に役立つ。

腰椎椎間板ヘルニアに対する神経ブロック療法，椎間板内療法では無作為化臨床試験(randomized controlled trials：RCT)は行われていない。すべての治療でRCTによる評価，自然経過との比較で，治療効果が優れているか，より短期間で軽快するのか評価することが望まれるが，現状ではEBM (evidence-based medicine)と患者の満足度を重視した治療であるNBM (narrative-based medicine)とのバランスが重要である[5]。

また最近は信頼から契約の医療へ変貌してきており，神経ブロック療法，椎間板内療法では，インフォームドコンセントに則って決定すること，治療の選択は，各手技の利害得失や自然経過の説明を受けて患者自身が決定することが望ましい。

特に侵襲的治療を行う場合には労災や疾病利得など患者の個人的，社会的背景について把握しておくことは，現代の医療では必要不可欠である。

4. 予後，経過，次の手段

1) 予後，経過

神経ブロック療法や椎間板内療法などの保存療法を行えば，観血的手術に至るのは10％程度である[5]。

椎間板ヘルニアに対する有効率は短期的には外科的治療が保存的治療よりやや有効であるが，治療施行4年以降の手術の長期成績と保存療法の長期成績は変わらない[10]。

椎間板ヘルニアは自然縮小するものがあることが分かってきており，ヘルニアのサイズが大きいものや，遊離脱出したものは高率に自然縮小し[2,36]，造影MRIでヘルニア周囲が全周性造影される場合は，縮小する可能性が高い(図5)[8,9]。

単純MRIのT_2強調画像所見でヘルニアがその当該椎間板と比較して高輝度の場合，神経根ブロックなどの保存的治療の効果が高い[37]。

ヘルニアの自然退縮は後縦靭帯を穿破して硬膜外腔に脱出したヘルニアが異物として認識され，マクロファージが髄核を貪食することによると考えられている。

2) 手術

Love法は従来の手術法で，椎弓間に小さな窓を開け，突出したヘルニアを摘出する。内視鏡下腰椎椎間板ヘルニア摘出術(microendoscopic discectomy：MED)では全身麻酔下に小切開で行い，傍脊柱筋などの損傷が少ない低侵襲手術である。術後の回復が早く，速やかな社会復帰を目指すことが可能である。

手術の適応は，急性の膀胱直腸障害，進行する運動麻痺などの神経脱落症状(徒手筋力検査3以下の筋力低下)，2〜3ヶ月程度の十分かつ積極的な保存的治療が無効の場合である。腰椎椎間板ヘルニアによる馬尾症候群では，約70％が急性発症で発症48時間以内に，できるだけ早期に手術を行うことが必要である[2]。社会的には保存的治療の期間(4〜10週間)が社会生活へ及ぼす支障を考慮し，患者が手術を希望する場合，また患者の強い手術希望がある場合である。

ただ腰椎椎間板ヘルニアの症状で手術を受けた患者数(10万人中)の現状は，米国で45〜90人，フィンランドで35人，英国で10人に対し，わが国では10万人中740人(入院患者数からの推

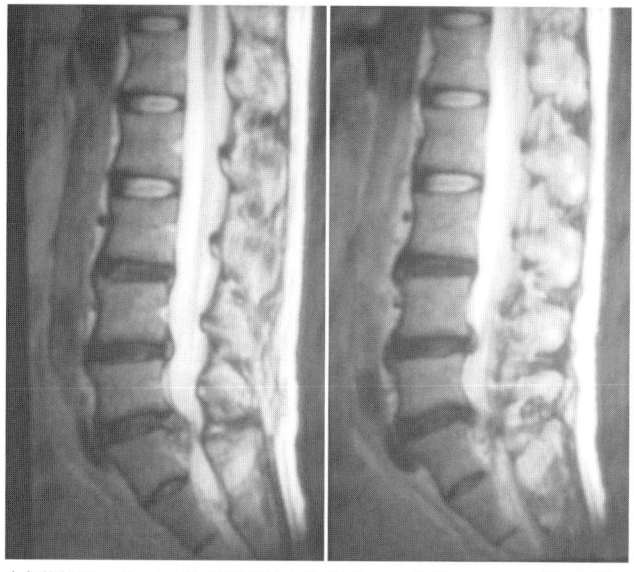

(a) 遊離型ヘルニアで,椎間板内加圧注入2ヶ月後のMRI T$_2$強調画像.

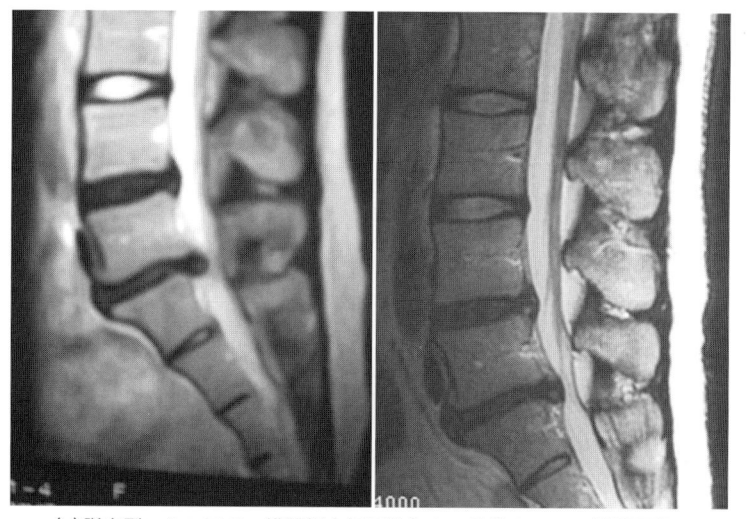

(b) 脱出型ヘルニアで,椎間板内加圧注入1ヶ月後のMRI T$_2$強調画像.
両者ともヘルニアが縮小していることが確認された.

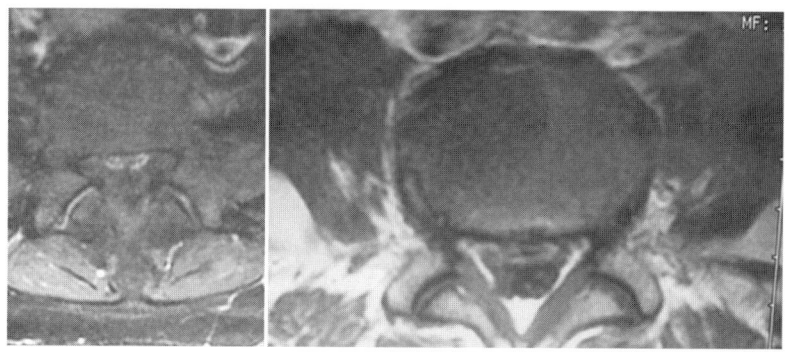

(c) 椎間板内加圧注入1ヶ月後のガドリニウム造影MRI T$_1$強調画像.
ヘルニア髄核周囲の環状造影効果(ring enhancement)が認められた.

図5 椎間板内加圧注入後のMRI画像

定)と高率になっている[2,5]。

3) 他の手段

レーザー椎間板蒸散法(percutaneous laser disc descectomy：PLDD)は，保険適応がないため不適切な適応のもとに行われていること，カテーテルの先端温度が数百℃になるための椎体終板損傷などの合併症が多い[2]。

化学的髄核融解術(chemonucleolysis)は，髄核に薬液を注入することにより，椎間板内圧を減少させる治療で，コンドロイチナーゼABC(C-ABC：生化学工業)の臨床試験が開始された。C-ABCは多糖体分解酵素で，蛋白質を分解しないため，安全性の高い治療薬として期待されている[38]。

現在の治療法は，痛みの強い間の経過を短縮していかに復職を早くするか，中長期の治療成績に持続性があるかどうか，長期的な椎間板への侵襲度，副作用の3点で治療の価値が決まると考えられる。

【文 献】

1) 大瀬戸清茂，仲西信乃．神経学的検査．腰椎椎間板ヘルニア．大瀬戸清茂編．ペインクリニック診断・治療ガイド—痛みからの解放とその応用—(第4版)．東京：日本医事新報社；2009. p.13-26, p.296-305.
2) 腰椎椎間板ヘルニアの診療ガイドライン．日本整形外科学会診療ガイドライン作成委員会・腰椎椎間板ヘルニア策定委員会，厚生労働省医療技術評価総合研究事業「腰椎椎間板ヘルニアの診療ガイドライン作成」班編．東京：南江堂；2006. p.1-92.
3) Cohen SP, Bogduk N, Dragovich A, et al. Randomized, double-blind, placebo-controlled, doseresponse, and preclinical safety study of transforaminal epidural etanercept for the treatment of sciatica. Anesthesiology 2009；110：1116-26.
4) 福井弥己郎．ブロック療法の実際．リウマチ科 2006；34：618-27.
5) 福井弥己郎，岩下成人．①欠かせない関連領域の常識—ペインクリニック ②欠かせない関連領域の非常識—ペインクリニック．谷 諭編．知ってるつもりの脳神経外科医のための常識非常識(第2版)．東京：三輪書店；2008. p.108-15, p.438-46.
6) 五十嵐環，菊池臣一，紺野慎一ほか．腰仙部神経根障害における疼痛と腰痛関連機能障害の乖離 BS-POPの有用性．臨床整形外科 2008；43：1205-9.
7) Boss N, Rieder R, Schade V, et al. The diagnostic accuracy of magnetic resonance imaging, work perception, and psychosocial factors in identifying symptomatic disc herniations. Spine 1995；24：2613-25.
8) 萩原義信，雄賀多聡，袖山知典ほか．腰椎椎間板ヘルニアの臨床経過予測 造影MRIによる検討．整形外科 2006；57：1511-5.
9) 洪 定男，佐久間吉雄，井上 毅ほか．造影MRIで辺縁性造影効果を呈した腰椎椎間板ヘルニアの経過 保存的治療選択の根拠．別冊整形外科 2006；50：161-5.
10) 菊池臣一．腰痛の病態．椎間板ヘルニアに対する保存療法と手術療法の比較．菊池臣一編．腰痛．東京：医学書院；2003. p.25-42, p.267.
11) 紺野慎一，菊地臣一．腰椎椎間板ヘルニアに対する神経根ブロックの治療効果．日本腰痛会誌 2003；9：89-94.
12) 村川和重，森山萬秀，柳本富士夫ほか．腰部硬膜外ブロック．ペインクリニック 2006；27：S360-71.
13) 伊達 久．腰部硬膜外ブロック(傍正中法のコツ)—いかに早く確実に行うか．宮崎東洋編．ペインクリニシャンのための痛み診療のコツと落とし穴．東京：中山書店；2007. p.114-6.
14) 伊達 久，大森英哉，寺田宏達ほか．腰神経根ブロック．ペインクリニック 2006；27：S395-405.
15) 中川美里，小澤るり子，比嘉正祐．仙骨神経根ブロック．ペインクリニック 2006；27：S407-12.
16) 岡田 弘．痛くない神経根ブロック—safe triangle法．宮崎東洋編．ペインクリニシャンのための痛み診療のコツと落とし穴．東京：中山書店；2007. p.151-3.
17) 加藤敦子，本間栄司，大瀬戸清茂．経椎間孔アプローチによる硬膜外ブロックおよび神経根ブロック．ペインクリニック 2006；27：837-46.
18) Ackerman WE, Ahmad M. The efficacy of lumbar epidural steroid injections in patient with lumbar disc herniations. Anesth Analg 2007；104：1217-22.
19) Teixeira A, Grandinson M, Sluijter ME. Pulsed radiofrequency for radicular pain due to a

herniated intervertebral disc—an initial report. Pain Practice 2005 ; 5 : 111-5.
20) Abejón D, Garcia-del-Valle S, Fuentes ML. Pulsed radiofrequency in lumbar radicular pain : clinical effects in various etiological groups. Pain Practice 2007 ; 7 : 21-6.
21) Kleef MV, Haspeslagh S. Radiofrequency technique for chronic pain. In : IASP committee on refresher courses, Justins DM, editor. Pain 2005—an updated review. Seattle : IASP press ; 2005. p.131-6.
22) 大瀬戸清茂. 硬膜外洗浄・神経根ブロック. MB Orthop 2003 ; 16 : 54-5.
23) 伊藤茂彦, 室 捷之. 腰部椎間板ヘルニアに対する椎間板内ステロイド注入療法. 日本腰痛会誌 2003 ; 9 : 95-101.
24) 豊川秀樹. 経皮的髄核摘出術と椎間板内加圧注入療法. 宮崎東洋編. ペインクリニシャンのための痛み診療のコツと落とし穴. 東京 : 中山書店 ; 2007. p.207-9.
25) 山上裕章, 福島哲志, 柳井谷深志. 神経ブロックを併用した経皮的腰部椎間板摘出術455症例の検討. 日本ペインクリニック学会誌 2002 ; 9 : 62-9.
26) 大瀬戸清茂. 経皮的腰部椎間板摘出術. 高崎眞弓編. ペインクリニックに必要な局所解剖 麻酔科診療プラクティス12（第1版）. 東京 : 光文堂 ; 2003. p.81-5.
27) 大瀬戸清茂. 経皮的椎間板摘出術. ペインクリニック 2002 ; 23 : 1386-92.
28) Wright A. Percutaneous lumbar discectomy : clinical response in an initial cohort of fifty consecutive patients with chronic radicular pain. Pain Practice 2004 ; 4 : 19-29.
29) Wright A. Percutaneous lumbar discectomy : one-year follow up in an initial cohort of fifty consecutive patients with chronic radicular pain. Pain Practice 2005 ; 5 : 116-24.
30) Amoretti N, David P, Grimaud A, et al. Clinical follow-up of 50 patients treated by percutaneous lumbar discectomy. Clin Imaging 2006 ; 30 : 242-44.
31) 岡本健一郎. 椎間板内加圧注入療法. ペインクリニック 2005 ; 26 : 311-7.
32) 豊川秀樹. 椎間板内加圧注入療法. ペインクリニック 2006 ; 27 : S655-63.
33) Reddy AS, Loh S, Cutts J, et al. New approach to the management of acute disc herniation. Pain Physician 2005 ; 8 : 385-90.
34) Gerszten PC, Welch WC, King JT. Quality of life assessment in patients undergoing nucleoplasty-based percutaneous discectomy. J Neurosurg Spine 2006 ; 4 : 36-42.
35) Mirzai H, Tekin I, Yaman O, et al. The results of nucleoplasty in patients with lumbar herniated disc : a prospective clinical study of 52 consecutive patients. Spine J 2007 ; 7 : 88-93.
36) 萩原義信, 雄賀多聡, 袖山知典ほか. 腰椎椎間板ヘルニアの自然経過 複数回MRIによる検討. 整・災外 2007 ; 50 : 81-7.
37) 石井秀典, 今井 健, 小西 明ほか. 腰椎椎間板ヘルニアのMRIからみた保存療法の適応. 日本腰痛会誌 2003 ; 9 : 74-9.
38) 松山幸弘. 腰椎椎間板ヘルニア治療の最前線 腰痛に対する椎間板内注入療法. 臨床整形外科 2007 ; 42 : 223-8.

〔福井弥己郎（聖）〕

3 圧迫骨折による痛み

1. 疾患の概要，痛みの原因

1) 疫学

　高齢化社会の進行により，骨粗鬆症患者はわが国で現在約1,100万人存在すると推定されている。骨粗鬆症による高齢者の骨折で一番多いものが脊椎圧迫骨折である[1, 2]。椎体圧迫骨折の疼痛によるADL (activities of daily living)の低下は，"寝たきり"の原因の第三位となっている。

2) 圧迫骨折の病態，痛みの原因[3]

　脊椎骨は海面骨が大部分を占めているため，骨の脆弱性のため圧迫骨折を起こすことが多い。骨吸収と骨形成のバランスが崩れると骨量が減少し，転倒，尻もちなど軽微な外傷で簡単に圧迫骨折を起こす。
　腰背部痛は進行する椎体の微小骨折，骨組織の支持性の低下，あるいは変形に伴う胸腰背部筋群への負荷の結果と考えられる。圧迫骨折後の脊柱変形により，異常なストレスが筋，筋膜，椎間関節，神経組織に加わり慢性痛となる場合も多い。
　骨粗鬆症による椎体圧迫骨折は胸腰椎移行部，次いで中部胸椎，腰椎の順に多い。悪性腫瘍の脊椎転移が原発巣より先に見つかる場合もあり，高齢者の圧迫骨折では，転移性骨腫瘍との可能性は常に念頭に置く。乳癌，肺癌，前立腺癌が多い。
　後壁の損傷があり，脊柱管内へ骨片が突出していれば，脊髄・馬尾を圧迫し，神経症状が出現する場合もある。体動が困難なほどの強い痛みが長引く原因としては，椎体の偽関節を疑う[4, 5]。保存療法に抵抗し，日常生活活動作の低下を来す症例が多い。
　痛みの原因は急性期から慢性期にかけてさまざまであり，個々の病態に応じた治療が望ましい。骨折に伴って，神経根症または関連痛，椎間関節の痛みが合併している例が多い[5, 6]。神経根症に対しては，診断的治療として肋間神経ブロックや神経根ブロックをX線透視下に行う。椎間関節の痛みに対しては，診断的治療として椎間関節ブロックや後枝内側枝ブロックをX線透視下に行うことで判断できる。

3) 骨粗鬆症の病態[7, 8]

　骨粗鬆症は骨の産生と消失のバランスが崩れた状態で，骨代謝の点から骨吸収・骨形成ともに亢進しながら骨吸収の割合が高くなった高代謝回転型と，骨吸収・骨形成ともに低下した低代謝回転型に分かれる[1]。診断は骨吸収マーカーの尿中デオキシピリジン (DPD)，尿中または血中I型コラーゲン架橋N末端テロペプチド (NTX)，骨形成マーカーの血清骨型アルカリフォスファターゼ (BAP) の測定により行う。骨密度とともにDPT，NTX，BAPなどの骨代謝マーカーは保険適応となっており，骨粗鬆症の診断，治療薬の選択，治療効果の判定に用いることができる[1, 7]。

2. 症状，検査，診断

1) 症状[7, 8]

　圧迫骨折当該部位の腰部背部痛と著明な圧痛，棘突起の叩打痛を認める。胸腰椎移行部の第12胸椎，第1腰椎の圧迫骨折でも腰臀部に痛みを訴える場合も多い。原則的に寝返り，坐位などの体動時に強くなり安静により軽快する。通常2～3週間の安静で，軽快していくが，約20～30%の患者は激しい疼痛のためADLが著しく低下し，長期にわたる臥床を強いられる[9]。入院期間の長期化や長期臥床は，運動機能の低

下・骨粗鬆症の進行，痛みに伴ううつ状態，徐々に進行する椎体圧潰による遅発性神経麻痺といったさまざまな問題を引き起こす。

2) 検査[7, 8]

症状の発症時期，可能であれば受傷機転について問診を行うが，高齢者においては受傷機転が不明なことも多い。悪性疾患の有無，既往と体重減少，貧血の有無，薬物使用歴（特にステロイド），出血傾向，感染徴候などの全身症状の把握も重要である。体動時以外の安静時痛や夜間痛を伴う場合は腫瘍性も疑い精査していく。

血液検査で，血清カルシウム，リン，ALPは骨代謝性疾患との鑑別に必須の検査である。CRP，LDH，ALP，白血球の上昇は悪性疾患を疑う。

理学所見では神経症状の有無は必ず確認するが，圧迫骨折した椎体の棘突起において限局性の疼痛があり，神経根症状がないものが典型的である。実際には疼痛の局在は患者本人にも困難な場合も多く，治療する椎体の決定には画像所見が重要である。

椎体圧迫骨折の診断は，一般的には理学所見と単純X線写真により容易に行える。転移性骨腫瘍の多くは融解像を呈するので，椎弓根の消失，椎体後方皮質の途絶に注意する。

多発圧迫骨折では，単純X線検査だけでは責任椎体の同定が困難な場合もあり，脂肪抑制画像を含めたMRI検査を行う（図1）。

3) 診断

体動が困難なほどの強い痛みが長引く原因としては，椎体の偽関節をまず考える[2, 9, 10]。椎体の偽関節の診断は椎体の単純X線写真で，その異常可動性をみることが必要である。側面の前屈，後屈が可能なら仰臥位の側面像をチェックする。体動により椎体の上下終板の角度が変化すれば，偽関節と診断される。偽関節があれば，前屈にて2つの終板の角度は椎体前方側で狭まり，後屈では逆に開く。また椎体内にガスや液体が貯留した空洞を形成したと考えられるcleftの存在は偽関節の疑いが強い。偽関節とは正常な骨融合が得られていない状態で，保存療法に抵抗する場合が多い[5, 7]。

また疼痛が遷延しやすい病態として，椎体後壁の損傷も挙げられる。椎体後壁の損傷はCTまたはMRIで確認する。椎体後壁の損傷があると，偽関節の発生率も高くなり，遅発性運動麻痺の出現頻度も高くなるといわれている[4]。

急性期には圧迫骨折が疑われる場合は，胸腰椎移行部を含めてMRI検査することが望ましい。MRIでは圧迫変形が少ないもの，多発圧迫骨折でも早期に診断可能である。最近発症した骨折は，T_1強調画像で低信号，T_2強調画像で高信号，脂肪抑制T_2強調画像で高信号を示し，陳旧性の骨折と明瞭に区別できる（図1）[2, 10~12]。

圧迫骨折は新鮮か陳旧性か，椎体後壁の破壊の有無，どれが新鮮骨折かはMRIでないと判定できない。また経皮的椎体形成術（percutaneous vertebroplasty：PVP）の適応を決めるにはMRIが必須である[2, 10~12]。

3. ペインクリニックにおける治療

急性期の痛みに対しては，安静，コルセット装着，非ステロイド性抗炎症薬（nonsteroidal anti-inflammatory drugs：NSAIDs）投与が基本で，痛みのコントロールによるADLの維持，早期離床し合併症を予防することが重要なポイントである。保存療法の自然経過について説明し，患者の不安を軽減することも忘れてはならない。

薬物療法，リハビリテーションによる保存療法を2週間以上行うことが一般的であるが，2~4週間以上たっても歩行困難，起立困難などADLが著しく低下している場合は，神経ブロック療法やPVPを考慮していく[5, 7, 8]。

最近は抗凝固療法が行われている高齢者が非常に多く，神経ブロック療法を施行する前には内服薬の確認を必ず行う。抗凝固療法が行われている場合は，抗凝固療薬が止められるものかどうか，主治医に確認するとともに，抗凝固療

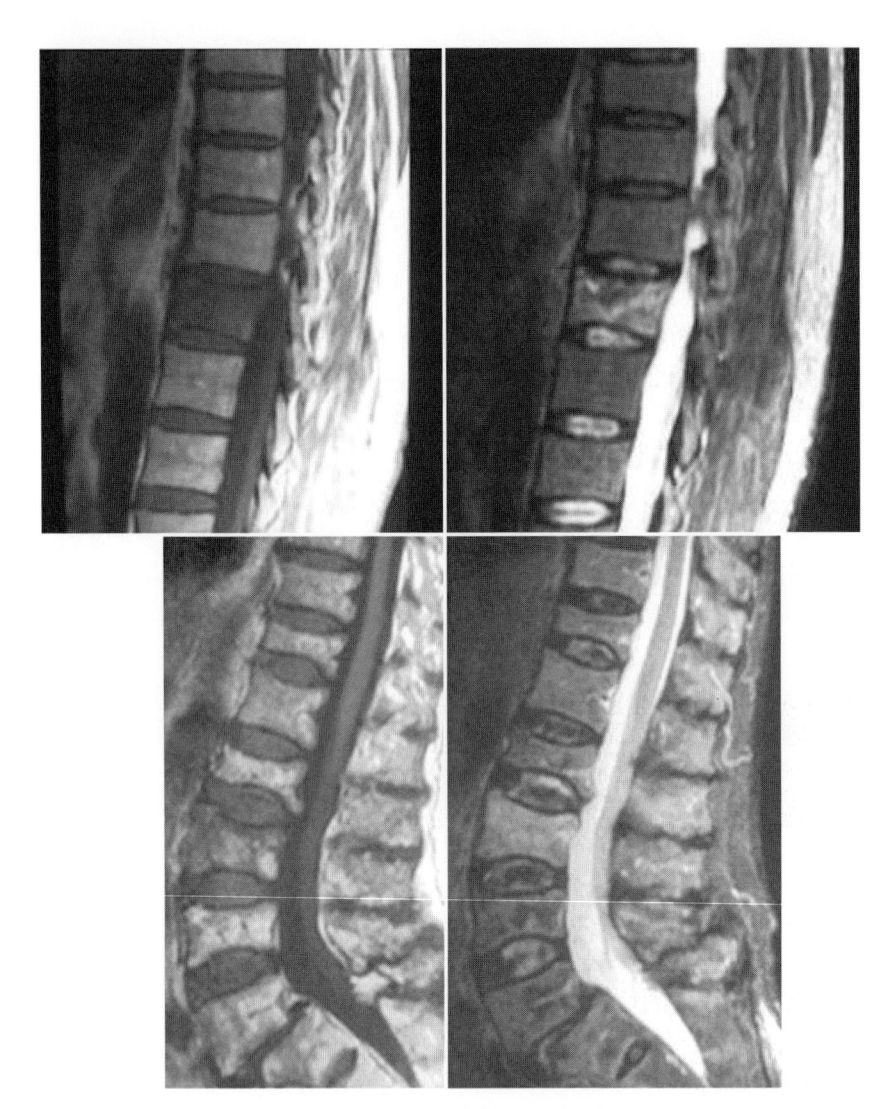

図1 圧迫骨折のMRIによる診断

最近発症した骨折は，T_1強調画像で低信号，脂肪抑制T_2強調画像で高信号を示す（上段）．
多発性圧迫骨折でも，最近発症した骨折は，T_1強調画像で低信号，脂肪抑制T_2強調画像で高信号を示し，陳旧性の骨折と明瞭に区別できる圧迫骨折の中でもどの椎体が新鮮骨折かはMRIで判定することができる．

薬に応じた休薬期間を守ってから神経ブロック療法を行うことがrisk managementの面からも重要である[7]．

1）神経ブロック療法[8]

疼痛のある部位へのトリガーポイント注射，硬膜外ブロック，大腰筋筋溝ブロックなどを行う．

神経根症に対しては肋間神経ブロックや神経根ブロックをX線透視下に行う．椎間関節の痛みに対しては椎間関節痛ブロック，後内側枝ブロックを行うが，効果は一時的なことが多い．その場合は，脊髄神経後枝内側枝高周波熱凝固法（radiofrequency facet denervation）を行う[6]．これらの神経ブロック療法の効果が悪ければ，PVP[2, 9〜19]を考慮する．

2）経皮的椎体形成術（図2）

経皮的椎体形成術（PVP）とは有痛性の椎体圧迫骨折に対して，経皮的に穿刺針を経椎弓根

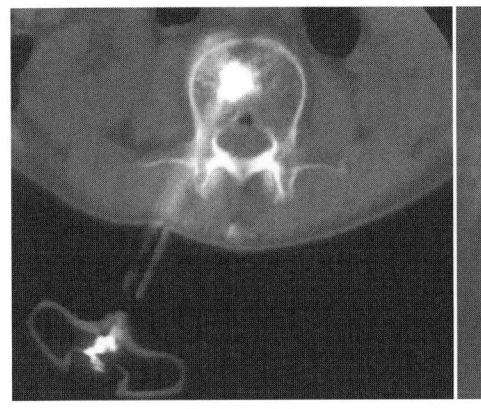

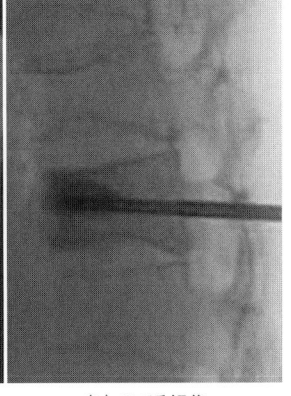

(a) X線透視像　　　　(b) CT透視像

図2　経皮的椎体形成術
有痛性の椎体圧迫骨折に対して，経皮的に穿刺針を経椎弓根的に椎体に進め，骨セメントを注入する手技で，穿刺針は椎弓根を通過して椎体内に進入し，椎体前縁1/4程度のところで骨セメントを注入している．

的に椎体内に進め，骨セメントを注入する手技である．疼痛緩和と椎体骨折の安定化による運動性の早期回復が可能になる．坐位をとるのも困難であった症例がPVPを施行して，翌日から長時間の坐位をとれるような症例もしばしばである．

a. PVPの適応

良性圧迫骨折におけるPVPの適応は，①3～4週間程度の保存的治療を行っても，疼痛の著しいもの，②神経症状がないもの，③椎体後壁の損傷がないもの，④造影MRI（脂肪抑制 T_2 強調画像）で造影効果があるもの，である．

一番よい適応は，急性期，陳旧性を問わず，偽関節の症例で痛みが遷延するものである[9,17~19]．

絶対禁忌は，①重篤な感染症（化膿性脊椎炎や穿刺部の蜂窩織炎など），②出血傾向，③脊髄症状を有する高度の脊柱管狭小化を伴う骨折もしくは腫瘍，④後方成分に及ぶ不安定骨折，⑤骨セメントやバリウムなどに対するアレルギーを有する患者，である．相対的禁忌は，①椎体の90％以上の圧迫骨折のあるもの，②1年以上経過したもの，③神経根症状を伴うもの，④若年者の外傷性圧迫骨折など骨粗鬆症のない圧迫骨折，である[9,17~19]．

b. PVPの手技

血管撮影装置とCT装置の合体したCT-アンギオ装置を用いてCT透視にX線透視下を併用する方法，X線透視下のみで施行する方法がある[9,10,17,19]．ペインクリニックでは前者が一般的である．

c. CT透視下PVPの方法[4,5,7,16,20]（図3，4）

穿刺前の30分前に鎮痛薬を使用し，CT台に患者を腹臥位で固定する．患者を固定する際，胸部を圧迫しないように左右の肩と腰に枕を利用し，苦痛のないように固定する．次に各種モニターを装着する．11～13G 15cmの骨生検針，骨セメント，セメントを注入するときに使用する1mlロック付きシリンジを用意しておく．まずCTを用いて穿刺ルートを計測する．側面像からスキャン面が対象の椎体にほぼ平行になるようにガントリー角度を合わせ，0.3cm厚でCTを行う．次に，得られた横断像から椎弓根を介して，1本のみ穿刺する場合は椎体のほぼ中央，2本穿刺する場合は椎体のほぼ中央よりやや外側を通過するルートを決定し，皮膚のマーカーからの距離と左右方向の角度を計測する．穿刺部位を皮膚にマークし，消毒したのち，椎体への穿刺を始める．

1％のリドカインで皮膚および椎弓根の骨膜

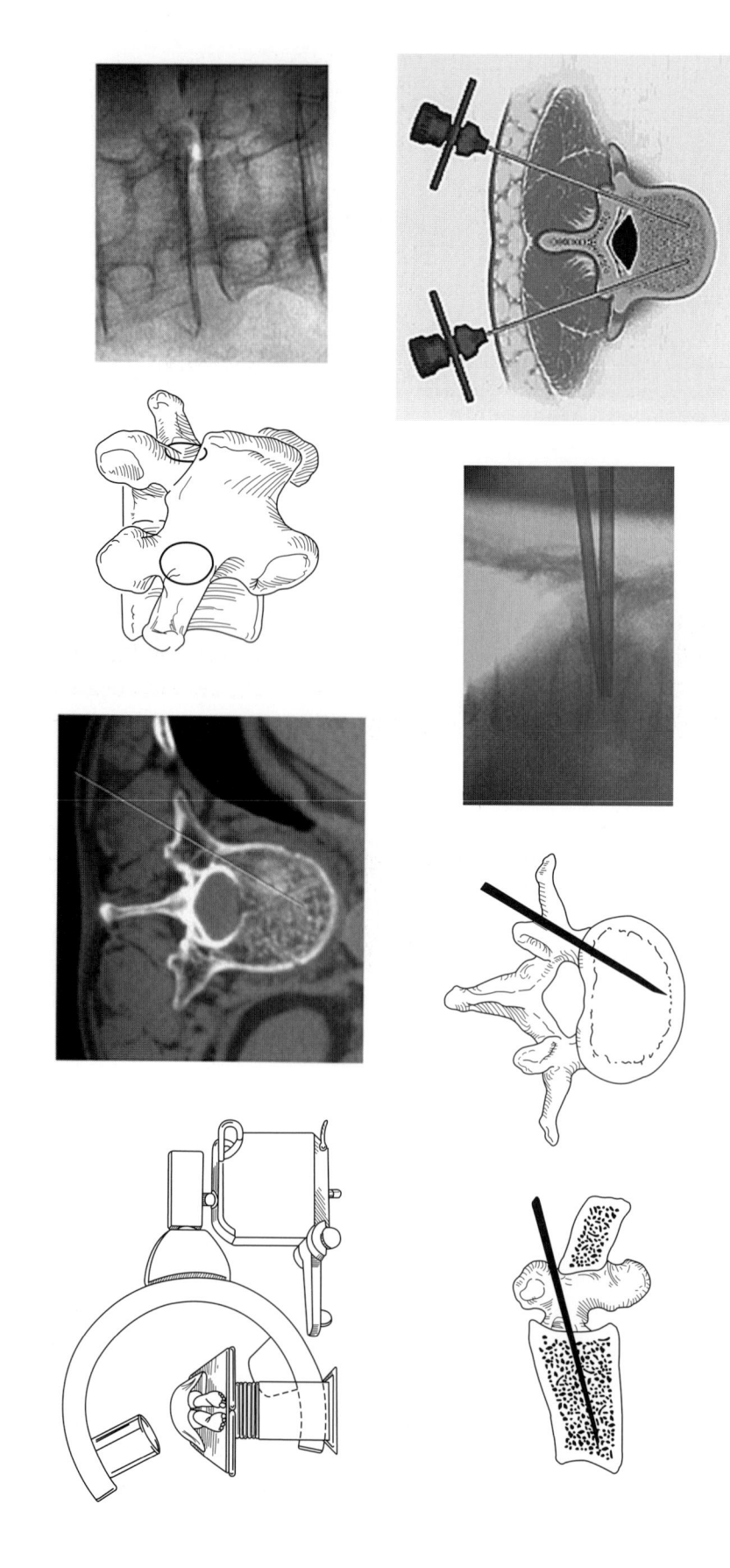

図3 経皮的椎体形成術のシェーマ

CTを用いて穿刺ルートを計測，穿刺針は椎弓根を通過して椎体内に穿刺し，側面でのX線透視，CTでの刺入経路，椎体前縁1/4程度のところまで進め，両側から穿刺して，針先の位置をX線透視，CT透視で確認する．骨粗鬆症性脊椎骨折に対するリン酸カルシウム骨ペーストを用いた経皮的椎体形成術．日本腰痛学会雑誌 2006；12：91-8より一部改変引用）
（中野正人，平野典和，高木寛司ほか．

まで十分に局所麻酔し，局所麻酔の針を残したままCTの撮影を行い，その際，2方向から穿刺角度を監視し，穿刺ルートが正しいか確認する。ずれている場合は穿刺角度を補正したのち，骨生検針を穿刺していく。骨生検針は，椎弓根レベルの刺入通過までCT透視で確認し，その後X線透視下で，2方向から穿刺角度を監視しながら，骨生検針を回転させながら進めていく。穿刺の途中で，穿刺ルートをCTで確認し，穿刺針が椎弓根から外れていないかなど確認しながら骨生検針を椎体前縁1/4にまで進めていく。

その後，造影剤を約3ml程度注入しながら造影CTを行い，太い血管に入っていかないかどうか，造影剤の椎体外の漏出の有無をチェックする。椎体や椎体周囲には静脈が豊富に発達しており，椎体の中央部で造影すると椎体の静脈が豊富に描出される。穿刺針は静脈の少ない椎体前縁1/4まで進めてからセメントを注入することが重要である（図2）。

次に，骨セメントをCT透視下あるいはX線透視下に注入する。透視でセメントの注入状況を確認しながら，1mlずつゆっくり注入していく。過度の注入は合併症の危険性が増す可能性があり，合併症を避けるため，椎体周囲の静脈および椎体後部1/4～1/3程度へのセメント分布を極力控える。またセメントの注入速度は1ml，30～60秒の速度で，ゆっくり注入することも重要である。

CTガイドで正確に穿刺できる場合は，1椎体に1本の穿刺針で施行することが一般的であるが，1椎体に対して両側から2本穿刺し，少量ずつ注入する方法もある（図4）。

セメントと針が引っ付かないように針を十分回しておき，その後CTでセメントの注入状態を確認し（図5），抜針し手技を終了する。骨セメントは10～15分で硬化するが，液体モノマーをあらかじめ氷水につけて冷やしておくと硬化時間を遅らせることができる。粉末ポリマーと液体モノマーに，X線非透過性骨セメントの可視性を増すために滅菌バリウムを5～8g混入させ，ペースト状になるまですばやく攪拌する。次に，あらかじめ冷水で冷やしておいた30ml

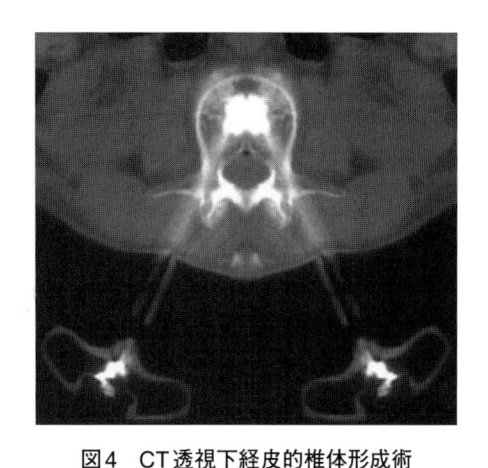

図4　CT透視下経皮的椎体形成術
穿刺針は両側椎弓根を通過して椎体内に刺入し，椎体前縁1/4程度のところで骨セメントを注入した．

のシリンジに移し，1mlのロック付きシリンジに移し変えたのち，注入する。骨セメントは20gの粉末ポリマーと10mlの液体モノマーに分かれており，混合すると30～50秒後に薄いペースト状になる。3分後には固形状になるので，それまでに注入する。手技時間は1椎体で30分程度である。

術後は，約8時間程度または翌日の午前中までベッド上安静，術後4時間後より食事摂取可能とする。術後12時間以後に単純X線写真でセメントの状態を確認し，疼痛を評価したのち，問題なければ安静を解除し，コルセット装着で歩行を許可する。

d. X線透視下PVPの方法

X線透視下ではCT透視下とほぼ同じ方法で施行することが多いが[4, 9, 10, 17, 19]，以下のような方法も施行されている[18]。

X線透視下に両側から経椎弓根的に11G骨髄生検針を刺入し，生検針を介して1.5mm径のガイドピンを挿入，ガイドピンにそって1cmの皮膚切開を行い，ダイレーターで進入路を広げ，外套を骨に固定する。椎体内の操作は外套を通して，椎体内の掻爬，空間形成を各種デバイスで行う。外套を通して椎体内を洗浄し，対側より吸引する。洗浄水が反対側から噴出するように生検針内にスペースを作成する。造影後，椎体内に骨髄生検針を挿入し，造影後リン酸カ

ルシウム骨ペーストを注入，もしくは，インパクターで充填する[18]。

CT透視下の手技は被曝量が多いが，椎体外の漏出の検出感度が高い。X線透視下の手技は被曝量が少ないが，CT透視に比較すると椎体外の漏出の有無の検出感度が低い。局所麻酔下に患者の症状を聞きながら施行すれば，安全な方法である。

e. PVPに使用する骨セメント

ペインクリニックでは骨セメントは通常ポリメチルメタクリル酸塩（polymethylmethacrylate：PMMA）を用いているが，セメントのPMMAは骨とは生物学的に癒合しないため，固まる際に融合熱（80℃以上）を生じる[4,9,17,19]。リン酸カルシウム骨セメント（calcium phosphonate cement：CPC）は骨と生物学的に癒合し，最終的には骨に置換されるので，より低侵襲である。また注入に際しては，造影剤なしで注入可能である[18]。PMMAの最大硬化時間は10分ほどであるが，CPCは注入後3日である。現在のところわが国においてPVPの方法はまだ確立されたものはなく，PMMAを用いるところ，CPCを用いるところは施設で分かれており，安全で確実な手技の確立が必要である。

f. PVPの成績[5,7]

これまでの報告では，PVPによる術前，術後の痛みの変化，術前後の視覚的評価尺度（visual analogue scale：VAS）による平均改善度は約40～50mmといわれており，著明な痛みの軽減は1ヶ月以内に患者の90％以上に認められている。また80％程度の患者は治療を行った次の日から歩行が可能となっている。このようにPVPは，椎体圧迫骨折の急性痛に対して即時性の除痛効果と骨折椎体の安定化による運動性の早期回復効果に優れている。

骨セメントによる除痛のメカニズムについては詳細不明であるが，骨セメントによる椎体の安定化，骨セメントの重合熱による温熱効果などが考えられている。

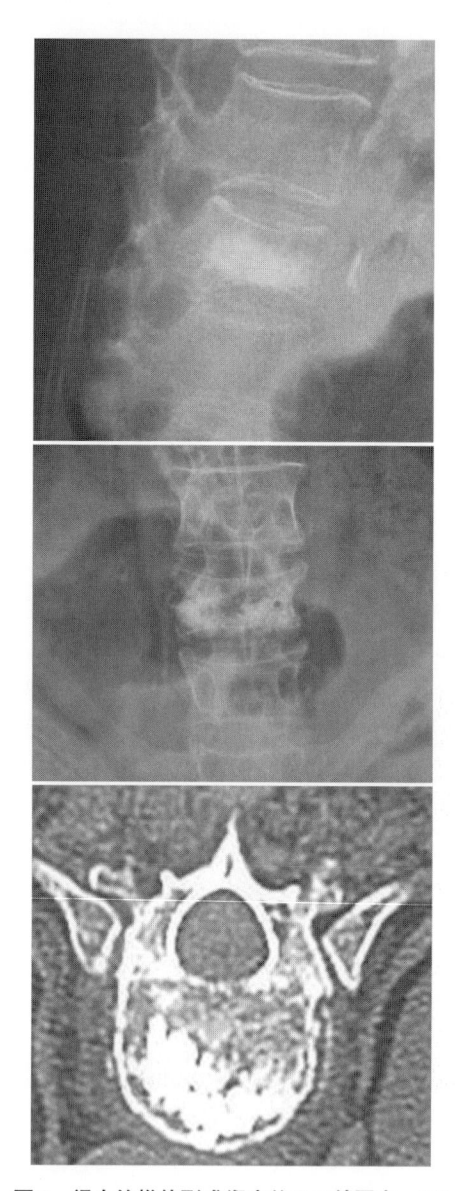

図5 経皮的椎体形成術直後のX線写真，CT
経皮的椎体形成術の直後にL$_2$圧迫骨折の椎体内にセメントがとどまっていることを，X線側面・正面像，CTで確認した．

g. PVPの合併症

PVPに伴う合併症の発生率は1～3％前後で，軽度の合併症は，アレルギー反応，一過性血圧低下，血栓性静脈炎，穿刺に伴う出血および血腫，創傷感染や深創部感染，皮下末梢神経の損傷，すでに罹患している病気の悪化，などである[19,21]。重篤な合併症として，椎体外へのセメント漏出による脊髄圧迫，肺塞栓があり，骨

セメントが脊柱管内に漏出して麻痺が生じ，緊急に除圧術を行った報告，肺塞栓による死亡例の報告もある[19, 21]。重篤な合併症は0.6%程度と報告されているが，十分なインフォームドコンセントの下で行うべきである。

3) 骨粗鬆症の薬物療法[1, 3, 7]

加齢に伴う骨粗鬆症は骨吸収が相対的に骨形成を上回るために，骨密度が低下することが分かってきたことから，ビスフォスフォネート薬物，選択的エストラゲン受容体モジュレーター（SERM）であるラキシフェン，カルシトニンなどの骨吸収抑制の薬物を，圧迫骨折の薬物治療の中心として用いる。その中でもビスフォスフォネート薬物は，骨密度を著明に増加させ，再骨折防止にも有用である。

4. 予後，経過，次の手段

一般的には疼痛がなくなればコルセットを外し，身体機能回復のための治療，骨粗鬆症の治療を行い，日常生活のADL維持，向上を図る。

1) PVPの予後，経過[9, 17, 19, 22〜24]

PVP術後に発生する椎体の圧迫骨折は，隣接部位が最も多く，離れた部位が30%程度，再骨折までの平均期間は3ヶ月程度との報告もあるが，PVPの予後に関する研究はまだ確立しておらず，今後の研究結果を含めて適応を決めていく必要がある。PVP施行群の2年間での再骨折率は約20%で，非施行群の再骨折率と，統計的に差がないとの報告もある。

PVPは現在わが国では保険の適応外の治療法で，先進医療または自費で行っているため，PVP術後に発生する隣接椎体，他椎体の圧迫骨折は，患者にとっては経済的な問題である。

2) 別の手段

a. ハイドロキシアパタイトを用いたPVP

ハイドロキシアパタイト（hydroxyapatite：HA）は固体であるため，椎体外へのセメント漏出による脊髄圧迫，肺塞栓など重篤な合併症の危険性がないが[25]，全身麻酔のリスクがある。

b. Kyphoplasty

PVPの亜型として，針刺入後に，骨折した椎体内でバルーンを膨張させ，椎体の変形を補正し，セメントを注入する方法（kyphoplasty）も海外では施行されている[26, 27]。脊椎後彎の矯正ならびに椎体内に十分な空洞を作ることによる椎体外セメント漏出リスクの減少を目的に考案されたが，PVPとの効果の差はまだ不明である。わが国ではまだ承認されておらず，導入されてもコストが高くなる点が問題である。

c. 外科的治療法

不安定性の強い偽関節症例や遅発性椎体圧潰による不全麻痺など脊髄症状がある場合は，観血的な除圧術・固定術が必要となる場合もある。

【文献】

1) 折茂　肇，太田博明，岸本英彰ほか．骨粗鬆症の治療（薬物療法）に関するガイドライン（2002年度改定版）．日本骨粗鬆症学会/財団法人骨粗鬆症財団．Osteoporosis Jpn 2002；10：635-709.
2) 樋渡昭雄，吉浦　敬，野口智幸ほか．経皮的椎体形成術―椎体圧迫骨折の早期疼痛緩和をめざして―．福岡医誌 2007；98：337-45.
3) 中川雅之，羽尻裕美，大瀬戸清茂．骨粗鬆症．大瀬戸清茂編．ペインクリニック診断・治療ガイド―痛みからの解放とその応用―（第4版）．東京：日本医事新報社；2009．p.110-13.
4) 齊藤文則，高橋啓介，鳥尾哲矢ほか．椎体偽関節に対する骨セメントを用いた経皮的椎体形成術．日本腰痛学会雑誌 2006；12：85-90.
5) 豊川秀樹．経皮的椎体形成術．ペインクリニック 2005；25：350-6.
6) 福井弥己郎（聖），頸椎，胸椎，腰椎椎間関節ブロック，後枝内側枝高周波熱凝固法（頸部，胸部，腰部）．大瀬戸清茂編．Monthly Book Orthopaedics（16別冊）外来でできる整形外科疾患神経ブロックマニュアル．東京：全日本病院出版会；2003．p.64-72.
7) 豊川秀樹．椎体圧迫骨折の治療のコツ．宮崎東洋編．ペインクリニシャンのための痛み診療のコツと落とし穴．東京：中山書店；2007．p.310-1.
8) 中川雅之，篠崎未緒．圧迫骨折．大瀬戸清茂編．

ペインクリニック診断・治療ガイド―痛みからの解放とその応用―（第4版）．東京：日本医事新報社；2009．p.251-3.
9) 田中法瑞，安陪等思，内山雄介ほか．骨粗鬆症性椎体圧迫骨折と経皮的椎体形成術の適応：椎体内クレフトの意義．脳神経外科ジャーナル 2009；18：83-92.
10) 寺尾 基，岩崎 寛．経皮的椎体形成術による疼痛治療．ペインクリニック 2005；26：113-8.
11) 穴吹弘毅．椎体偽関節に対する骨セメントを用いた椎体形成術の経験．日本腰痛学会雑誌 2007；13：171-4.
12) Oka M, Matsusako M, Kobayashi N, et al. Intravertebral cleft sign on fatsuppressed contrast-enhanced MR：correlation with cement distribution pattern on percutaneous vertebroplasty. Acad Radiol 2005；12：992-9.
13) Peh WC, Gilula LA. Percutaneous vertebroplasty：indications, contraindications, and technique. Br J Radiol 2003；76：69-75.
14) McGraw JK, Cardella J, Barr JD, et al. Society of interventional radiology quality improvement guidelines for percutaneous vertebroplasty. J Vasc Interv Radiol 2003；14：827-31.
15) Diamond TH, Champion B, Clark WA. Management of acute osteoporotic vertebral fractures：a nonrandomized trial comparing percutaneous vertebroplasty with conservative therapy. Am J Med 2003；114：257-65.
16) Gangi A, Kastler BA, Dietemann JL. Percutaneous vertebroplasty guided by a combination of CT and fluoroscopy. AJNR Am J Neuroradiol 1994；15：83-6.
17) 金 彪，黒川 龍．経皮的椎体形成術の適応・基本手技と応用：定位放射線治療との併用を含めて．脳神経外科ジャーナル 2009；18：121-30.
18) 中野正人，平野典和，高木寛司ほか．骨粗鬆症性脊椎骨折に対するリン酸カルシウム骨ペーストを用いた経皮的椎体形成術．日本腰痛学会雑誌 2006；12：91-8.
19) 小泉 徹，木原俊壱，寳子丸稔．経皮的椎体形成術の手術手技（基本手技と合併症回避の工夫）．脳神経外科ジャーナル 2009；18：113-20.
20) Vogl TJ, Proschek D, Schwarz W, et al. CT guided percutaneous vertebroplasty in the therapy of vertebral compression fractures. Eur Radiol 2006；16：797-803.
21) Ryu KS, Park CK, Kim MC, et al. Dose-dependent epidural leakage of polymethylmethacrylate after percutaneous vertebroplasty in patients with osteoporotic vertebral compression fractures. J Neurosurg 2002；96：56-61.
22) Anita AU, Joshua AH, Luis VC, et al. Occurrence of new vertebral body fracture after percutaneous vertebroplasty in patients with osteoporosis. Radiology 2003；226：119-24.
23) Uppin AA, Hirsch JA, Centenera LV, et al. Occurrence of new vertebral body fracture after percutaneous vertebroplasty in patients with osteoporosis. Radiology 2003；226：119-24.
24) Pitton MB, Herber S, Bletz C, et al. CT-guided vertebroplasty in osteoporotic vertebral fractures：incidence of secondary fractures and impact of intradiscal cement leakages during follow-up. Eur Radiol 2008；18：43-50.
25) 西岡和哉，今井治通．Hydroxyapatite（HA）blockを用いた椎体圧迫骨折に対する経皮的椎体形成術：手術方法について．脊髄外科 2006；20：179-86.
26) Zheng Z, Luk KD, Kuang G, et al. Vertebral augmentation with a novel Vessel-X bone void filling container system and bioactive bone cement. Spine 2007；32：2076-82.
27) Theodorou DJ, Theodorou SJ, Duncan TD, et al. Percutaneous balloon kyphoplasty for the correction of spinal deformity in painful vertebral body compression fractures. Journal of Clinical Imaging 2002；26：1-5.

〔福井弥己郎（聖）〕

4 腰部脊柱管狭窄症

1. 疾患の概要，痛みの原因

1）疫学，病態，痛みの原因[1～4]

　腰部脊柱管狭窄症は単一の疾患名ではなく，多くの原因疾患によって引き起こされる一病態である．先天性・発育性，腰部脊椎症，変性すべり症，椎間板ヘルニア，変性側彎，手術後，などが原因となる（表1，図1）．このような疾患では，骨・軟部組織によって脊柱管が狭小化し，神経根・馬尾神経が障害されて症状が発現する．腰部脊柱管狭窄では，静的な物理的狭窄に動的負荷が加わり循環障害を引き起こす．すなわち虚血やうっ血による酸素供給不足は毛細血管透過性を亢進させ，神経根内浮腫を招き神経伝導障害を来す．この病態の一部は可逆性変化であり，保存療法に反応する．しかし重症例や長期間の未治療症例では，しばしば不可逆性の器質的変化を来している．

　最も多いタイプは変性性であり，50～70歳代に高頻度にみられる．高齢化が進むにつれ頻度が高くなっている疾患である．

2. 症状・検査・診断[1～4]

1）症状

a. 自覚症状

　臨床症状には，神経性間欠跛行，下肢痛，下肢しびれ・異常感覚，腰痛，脱力，膀胱直腸障害，下垂足，持続性勃起などがある．姿勢性要素がみられ，立位，腰椎後屈，歩行により悪化し，腰椎前屈，坐位，臥床により軽快する．本症に特徴的な症状は，神経性間欠跛行である．これは一定距離を歩行すると下肢の疼痛・しびれ感・脱力感が出現して歩行不能となり，腰椎を前屈した姿勢で休憩すると数分で再び歩行が可能となるものである．

　脊柱管狭窄の部位別分類では，中心型，外側型，混合型がある．外側型狭窄では，神経根絞扼症状を呈し，歩行，立位，腰椎後屈（後側屈）により根性疼痛が誘発・増悪する（kemp sign）．間欠跛行は単一神経根領域の痛み・しびれを示す神経根性間欠跛行である．

　中心型狭窄では馬尾症状や多根性障害を呈する．すなわち，歩行により両下肢や会陰部・足底部の異常知覚（しびれ，灼熱感，締めつけ感）が悪化する馬尾性間欠跛行が特徴である．

　混合型狭窄では，馬尾症状に加え根性疼痛の要素が加わる．

　脊柱管狭窄による腰痛には特徴的なものはなく，椎間関節性腰痛，椎間板性腰痛，筋・筋膜性腰痛，仙腸関節痛などが認められる．歩行によって間欠跛行ではなく間欠性腰痛を認めることもある．間欠跛行以外の下肢痛・下肢神経症状としては，神経根症状と馬尾症状があり，下肢の痛み以外に下肢の異常感覚やしびれを訴え

表1　腰部脊柱管狭窄症の分類

1. 先天性（発育性）狭窄
   1）特発性
   2）軟骨無形成性
2. 後天性狭窄
   1）変性性
      （a. 中心性　b. 外側陥凹，椎間孔部
      　c. 変性すべり症　d. 変性側彎症）
   2）混合性
   3）分離すべり症
   4）医原性
      （a. 椎弓切除術後　b. 脊椎固定術後
      　c. 化学的髄核溶解術後）
   5）外傷性
   6）その他

（Arnoldi CC, Brodsky AE, Cauchoix J, et al. Lumbar spinal stenosis and nerve root entrapment syndromes. Definition and classification. Clin Orthop 1976；115：4-5より一部改変引用）

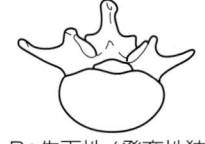

A：正常脊柱管　　　　　B：先天性/発育性狭窄

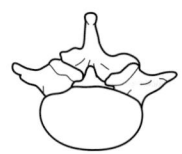

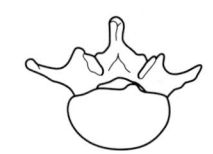

C：変性性狭窄　　　　　D：先天性/発育性狭窄＋ヘルニア

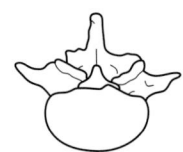

E：変性性狭窄＋ヘルニア　F：先天性/発育性狭窄＋変性性狭窄

図1　腰部脊柱管狭窄症の分類
(Arnoldi CC, Brodsky AE, Cauchoix J, et al. Lumbar spinal stenosis and nerve root entrapment syndromes. Definition and classification. Clin Orthop 1976；115：4-5より一部改変引用)

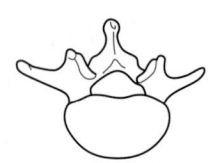

る．安静時には無症状の場合もある．睡眠中にこむら返り(腓腹筋の有痛性痙攣)がしばしば認められる．膀胱直腸障害は馬尾障害例でしばしば認められ，頻尿・残尿感と便秘が多い．歩行により尿意・便意を感じたり，陰茎が勃起する症例もある．

b. 他覚所見

単一神経根性障害では，該当神経根領域の筋力低下，知覚低下，腱反射の低下～消失を認める．馬尾型障害では多根性の筋力低下や知覚低下，腱反射の低下～消失を認める．いずれも安静時には認められないことがあり，歩行・立位負荷後の神経学的検査が有用である．

2) 検査，診断

a. 画像診断[1〜3]

■ 単純X線

正面像では椎間関節の内方偏位・矢状面化・肥大化，燕尾状椎弓，変性側彎，椎体側方すべり，などを認める．側面像では，脊柱管前後径の計測，機能撮影による椎間不安定性の有無を調べる．椎間高の狭小化や骨棘形成，椎間関節の肥厚，すべり，などが認められる(図2，3)．

■ CT

脊柱管の形態と前後径，椎間関節の状態，脊柱管狭窄の状態が横断面で観察できる．

■ MRI

矢状面の情報を得るのに適している．狭窄高位における椎間板の膨隆，黄色靱帯の肥厚・陥入が観察できる(図4，5)．

■ 硬膜外造影

比較的簡単に狭窄部位を描出できることが多い．停止像でなければ神経ブロックに反応しやすい(図6)．

■ 脊髄造影

侵襲があるため観血的手術を考慮してから施行することが多い．前後屈による機能撮影や立位での撮影が，脊柱管狭窄における動的因子の検査に有用である(図7)．

■ 神経根造影

神経根性疼痛，神経根性間欠跛行に施行するが，責任神経根の同定に有用であり，その後注入する薬液により治療効果も期待できる(図8)．

■ 椎間板造影

椎間板の関与が疑われた場合に施行する．

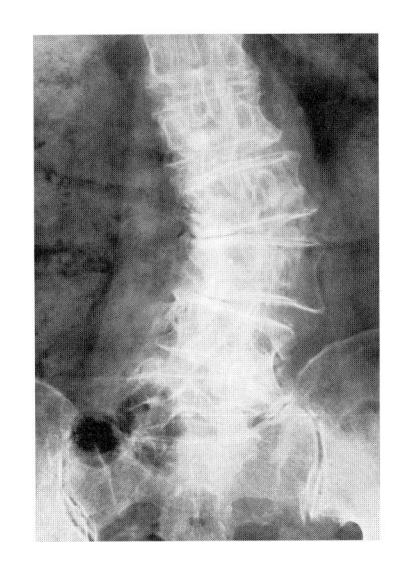

図2 単純X線写真

81歳,女性.変性側彎症.
L$_{2\sim4}$椎体に回旋側彎を認める.L$_{3\sim5}$神経根による疼痛しびれを訴えた.

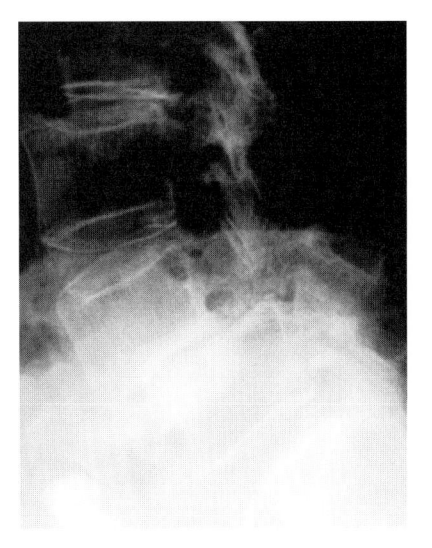

図3 単純X線写真

72歳,女性.L$_4$腰椎すべり症(Meyerding Ⅱ度).
50代後半発症,3〜6ヶ月に1回の硬膜外ブロックまたはL$_5$S$_1$神経根ブロックにて疼痛は管理されている.

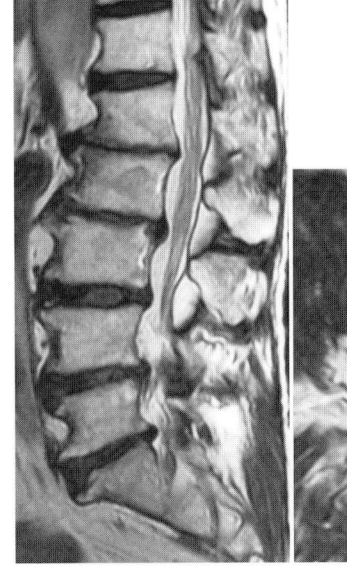

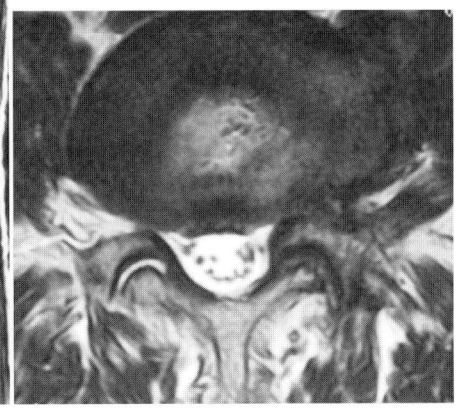

図4 MRI

71歳,男性.変性型.神経根性間欠跛行(L$_5$).
腰椎のL$_{4/5}$椎間高位で前後方向から硬膜管は圧迫されている.水平断では椎間関節の肥厚・変形を認める.

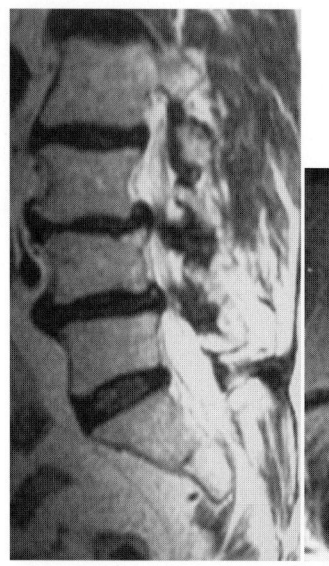

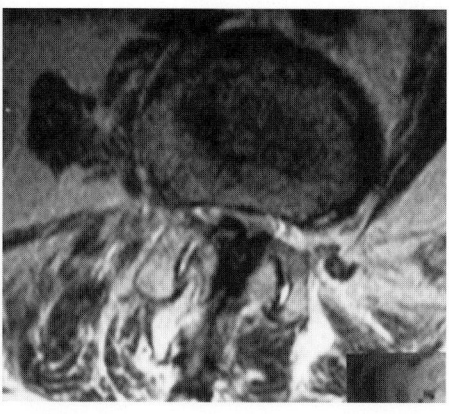

図5 MRI

81歳，女性．変性側彎症．$L_{3～5}$神経根による疼痛しびれ．
　$L_{2～4}$椎体に回旋側彎を認めるが，矢状断での評価は難しい．腰椎の$L_{3/4}$，$L_{4/5}$椎間高位で前後方向から硬膜管は圧迫されている．水平断（$L_{3/4}$）では，椎間関節の肥厚・変形，黄色靱帯の肥厚を認め，脊柱管の内腔は極度に狭窄している．

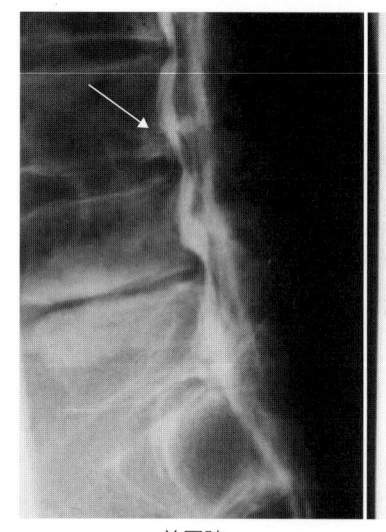

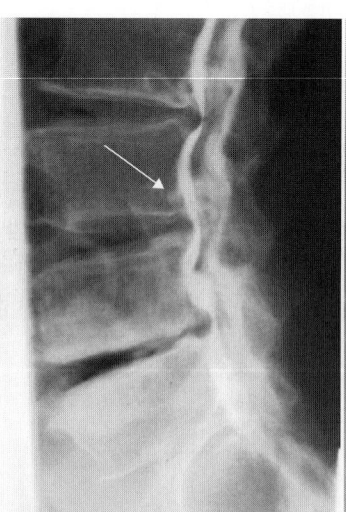

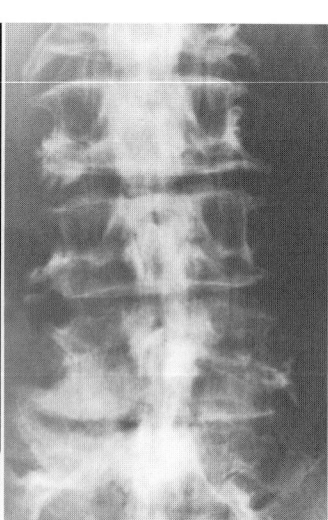

前屈時　　　　　　　　　　後屈時　　　　　　　　　　正面

図6 腰部硬膜外造影

65歳，男性．変性型．
前後屈機能撮影により狭窄部位の変化が分かる．後屈時$L_{3/4}$椎間（↘）での狭窄が強くなる．

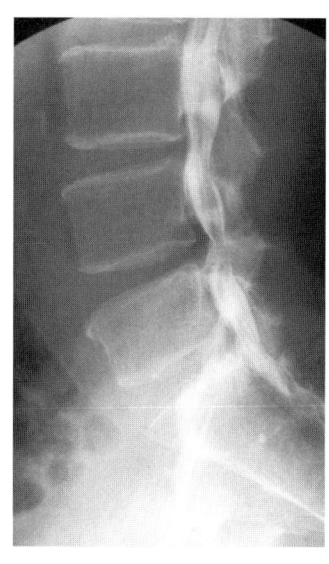

図7 脊髄造影
58歳，男性．変性型．
L_{3/4}, L_{4/5}椎間で前後方向から硬膜管は圧迫されている．

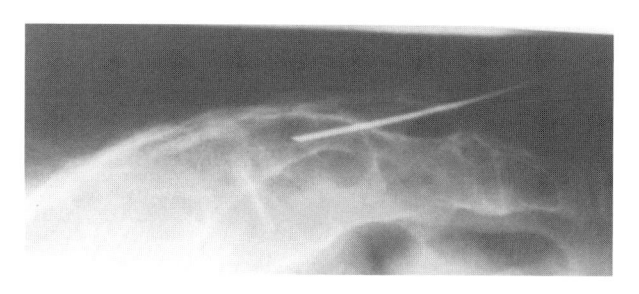

図8 仙骨硬膜外造影時の針の位置

3. ペインクリニックにおける治療[1,3]

1) 薬物療法

非ステロイド性抗炎症薬（nonsteroidal anti-inflammatory drugs：NSAIDs）と末梢循環改善薬，抗不安薬・抗うつ薬，漢方薬を用いることが多い．NSAIDsは，高齢者が多いため副作用の少ないCOX-2選択性が高いもの（メロキシカム，エトドラクなど）を用いる．末梢循環改善薬はプロスタグランジン製剤が中心となるが，リマプロスト・アルファデクスを用いることが多い[5]．プロスタグランジン製剤の血小板凝集抑制作用と血管拡張作用により，動的要因である循環障害を改善させ，神経根血流や酸素分圧を増加させるといわれている．JOAスコアが低い重症例では，神経組織自体の器質的障害が強いため，あまり効果は期待できない．罹病期間が長く慢性疼痛化している症例には抗うつ薬を投与する．三環系抗うつ薬が推奨されるが高齢者では副作用も多い．アミトリプチリン10mgでふらつき・排尿障害などの副作用が発現すれば，選択的セロトニン再取り込み阻害薬（SSRI）や，セロトニン・ノルアドレナリン再取り込み阻害薬（SNRI）に変更する．漢方薬では牛車腎気丸，八味地黄丸，当帰四逆加呉茱萸生姜湯，ブシ末を用いることが多い．睡眠中のこむら返りには芍薬甘草湯が著効を示す[6]．

2) 神経ブロック療法

神経ブロック療法はそれ自体が侵襲的な治療であるため，薬物療法で管理できる症例には行わない．ただ長期間の投薬や大量の投薬が必要な場合には，副作用の発現が予想されるため，神経ブロック療法の適応と考えられる．治療対象のほとんどが中年～高齢者であるため，合併疾患に注意しなければならない．必要な検査データ〔合併疾患の状況，内服薬（抗凝固薬に注意），止血・凝固機能，炎症所見など〕が得られるまで待つか，トリガーポイント注射にとどめる．初めて施行する神経ブロックなので患者の疼痛閾値や薬液に対する反応を調べることができる．軽症例ならばトリガーポイント注射も有用である．トリガーポイント注射の奏功機序は，痛みの悪循環の遮断（局所血流改善，筋緊張の緩和，内因性発痛物質の洗い流し）である[7]．

検査値に問題がなければ，腰部硬膜外ブロックを行うが，施行前にMRIを撮像し針の刺入路に問題がないことを確認したほうがよい．MRI所見はないが硬膜外ブロックが必要と判断した場合は，仙骨硬膜外ブロックを行うべきである．硬膜外ブロックは，脊椎疾患による腰下肢痛に対する基本的な神経ブロック法であり，週1～2回の頻度で最低2～3回は施行する．悪循環の遮断効果，疼痛除去効果，循環改善効果が期待できる．前述したトリガーポイント注射を併用すればさらに効果的である．著者は，

表2　腰部脊柱管狭窄の神経ブロック治療

1. 硬膜外造影・硬膜外洗浄→硬膜外腔内視鏡（硬膜外腔癒着剥離）
2. 神経根ブロック→神経根パルス高周波療法→神経根高周波熱凝固
3. L_2神経根ブロック→腰部交感神経節高周波熱凝固
　　　　　　　　　→腰部交感神経節ブロック（エタノール使用）
4. 椎間板造影・椎間板内注入→経皮的髄核摘出術
5. 椎間関節ブロック→後枝内側枝高周波熱凝固（facet rhizotomy）
6. 一時的硬膜外脊髄刺激（puncture trial）→硬膜外脊髄刺激（恒久植え込み）

原則として硬膜外腔に副腎皮質ステロイドを注入しない。しかし症状が強い症例では1～2回だけ使用する。注入薬液は1％メピバカイン3～5mlであるが，硬膜外腔が狭い症例では注入痛があり，数回に分けて少量ずつゆっくり注入する。また狭窄が強い椎間で穿刺すると硬膜穿刺を起こしやすいため，その椎間での穿刺は避ける。骨性狭窄では局所麻酔薬に感受性が高い場合があり，初回注入量は通常量の半量または濃度を半減させたほうが安全である。

外来で硬膜外ブロックを2～3回施行してもあまり効果がない症例，残存愁訴が強い症例に対して，施行する神経ブロック療法を表2に示す[8]。

a. 硬膜外造影[9]

かつて硬膜外造影は局在診断に貢献したが，今は簡便にMRIが撮像できるので，その価値はあまりない。硬膜外造影は，硬膜外腔の癒着の有無・程度を調べる意義と治療的意義がある。硬膜外腔の洗浄効果，薬液の隅々までの広がり，加圧による癒着剥離などの治療効果が期待できる。カテーテルを挿入し加圧する硬膜外洗浄では，さらなる癒着剥離が可能な場合もある。

❶ 手技

体位はX線透視台上で腹臥位とし，骨盤下に枕を入れ臀部を突き出すようにする。正中仙骨稜を尾側にたどると，仙骨角に囲まれた仙骨裂孔のくぼみを触知できる。肥満症例ではX線透視下で確認する。25～27G局所麻酔針を用い1％メピバカイン1～3mlで局所麻酔を行う。22Gブロック針または20～22G Tuohy針をやや鋭角に刺入し仙尾靱帯を貫き仙骨硬膜外腔に針を進める。硬膜を傷つけないようにS_2仙骨孔より頭側へ針を進めないようにする。

1～2mlのイオヘキソール（240mg/ml）を注入し，神経根造影や歯状靱帯の陰性像を確認する。仙骨硬膜外腔は血管が豊富なため静脈造影となりやすい。その場合は針先を前後左右に動かして，針先の位置を変える。硬膜外腔に入っていないときは仙骨表面の筋層が造影される。判別しがたいときは，側方向から透視すると容易に確認できる（図6，8）。注射器内の造影剤の気泡を除去し15～20ml注入する。広がりが悪いときは生理食塩液5ml程度を途中で追加する。造影剤が左右に広がらず，頭側に広がり中胸椎を越えるならば，透視台を動かし頭側を上げる。重力により造影剤が尾側にたまり，左右に広がりやすくなる。正面・側面・両斜位・前後屈の6方向を撮影する。1％メピバカイン5～10mlと水溶性デキサメサゾン2mgを注入して抜針する。1～2時間の安静・経過観察を行う。

❷ 硬膜外洗浄

18G Tuohy針で穿刺し，造影剤を満たしたカテーテルを挿入して癒着部分/目的部位に近づける。入りにくいときはガイドワイヤー（硬膜外脊髄刺激電極植え込みに用いるスタイレット）で通路を作る。生理食塩液20～40mlで加圧洗浄したのち，1％メピバカイン5～10mlと水溶性デキサメサゾン2～4mgを注入して抜針する。

$L_{4/5}$より頭側の狭窄の場合，L_5/S椎間で穿刺して造影する。仙骨硬膜外造影より患者の苦痛が少ないのと血管内注入になりにくいのが利点である。

❸ 合併症

造影剤を比較的大量に用いるため，気分不良

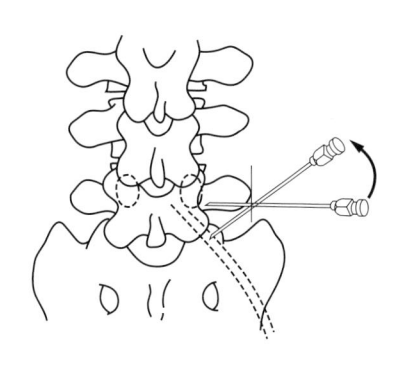

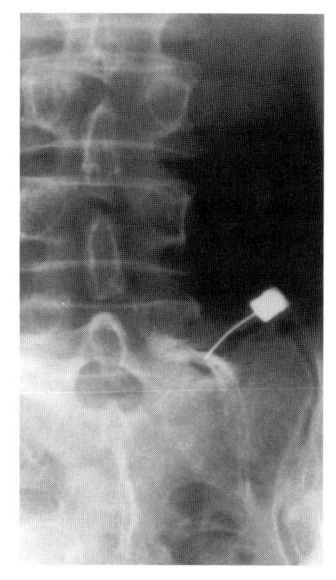

図9 L₅神経根ブロック(基本手技)
この手技では，変形が強く椎間腔が狭いと施行困難．

や過敏反応が起こることがある。広範囲の硬膜外ブロックとなるため，血圧低下も起こりうる。いずれも対症療法で対処できる。硬膜外造影，硬膜外洗浄で剥離できない硬膜の癒着に対しては，エピドラスコピーが有効なことがある[10]。

b. 神経根ブロック[11]

神経根性疼痛，神経根性間欠跛行が疑われた場合，神経根ブロックを行う。

❶ 腰部神経根ブロックの手技

患者の体位は腹臥位で下腹部に枕を入れ，腰椎の前彎を減少させる。X線管球を動かし透視方向を目的椎体の尾側終板に平行となるようにする。目的椎体横突起外側下縁に一致する皮膚上の投影点を刺入点とし，25G 6cmカテラン針で局所麻酔を横突起基部まで行う。

22G 10cmブロック針を刺入し横突起基部に当てたのち，1～2cm引き抜き，同じ角度で横突起下縁をくぐり内尾方へ進める。下位椎体上関節突起外側縁を越えるとすぐに神経根に当たるが，当たらない場合は頭尾側方向に針を動かす。この際椎弓根中央部よりも内側に針を進めないように注意する(図9)。横突起基部までの深さが目安となり，一般的に1～1.5cmさらに進めると神経根に当たる。高度な変形性脊椎症や脊柱管狭窄症では，施行側を上とする斜位をとらせ椎弓根外縁・下縁を刺入点として下位椎体上関節突起先端外側部へ針を進めると，神経根に当たる(図10)。もしくは下位椎体上関節突起基部を刺入点とし，上関節突起中央外側部に針を当てて先端外側部に滑らせると，神経根に当たる(図11)。

放散痛が得られたら造影剤を0.5～2ml注入し放散痛の再現性と造影像を確認したのち，薬液を注入する。薬液は，1%メピバカイン1～2mlに水溶性デキサメサゾン2mgを加えた混合液を用いる。下肢筋力低下が起こるため，1～2時間の安静後筋力の回復を確認したのちに帰宅させる。

❷ 仙骨部神経根ブロック

患者の体位は腰部神経根と同じである。S₁,₂仙骨孔は管球の入射角を変えることにより前後の仙骨孔が一致するので容易に施行できる。神経根に垂直に針が当たるように仙骨孔よりも頭側を刺入点とし，仙骨孔近くの仙骨背側面に針を当ててから滑り込ませると安全に施行できる。一般的にS₁神経根ブロックはS₁椎弓根下縁の高さ後上骨棘内側を刺入点とし，S₂神経根

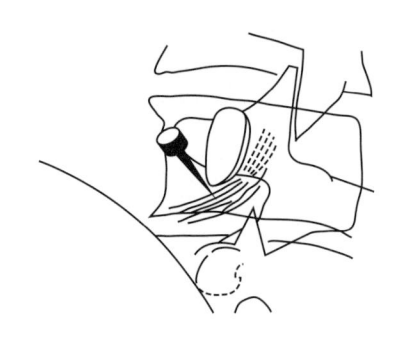

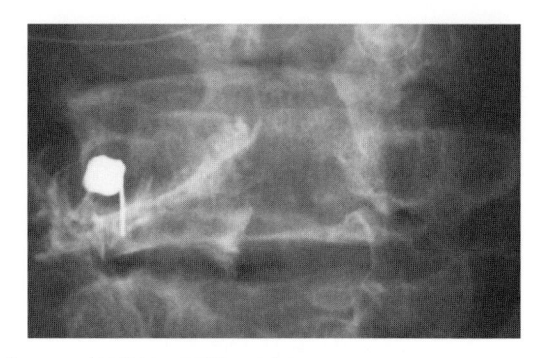

図10　L₅神経根ブロック(斜位法；頭側から)

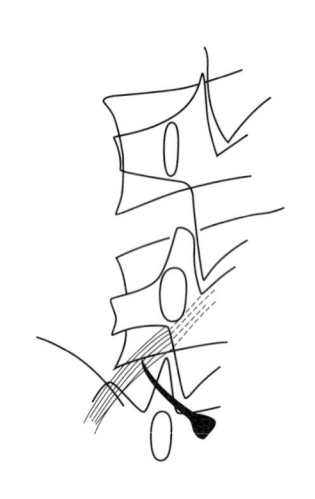

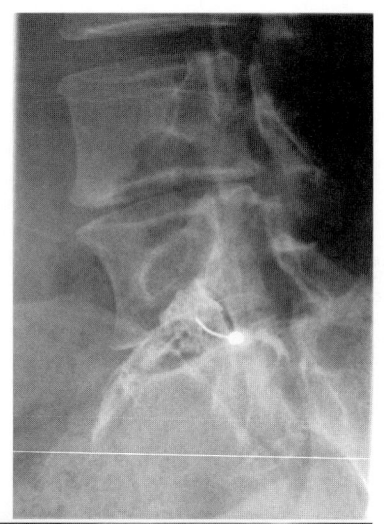

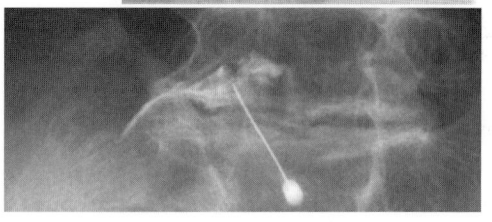

図11　L₅神経根ブロック(斜位法；尾側から)

ブロックではS₁仙骨孔下縁の高さで刺入する(**図12**)。25Gカテラン針で仙骨表面まで局所麻酔後22Gブロック針を刺入し，放散痛が得られれば造影剤を0.5〜2ml注入して造影像を確認する。薬液注入後の安静・経過観察は腰部に準じる。腸管ガスやその他の原因によって，仙骨孔が確認しにくいときは，斜位で施行する。施行側を上とする斜位にすると，S₁仙骨孔が確認できる。S₁仙骨孔の頭側から穿刺しても尾側から穿刺しても神経根ブロックが可能である(**図13，14**)。斜位でS₂仙骨孔までは確認できる。

神経根ブロックが2〜3ヶ月有効ならば，再燃時に再施行を行う。1週間以内に再燃するならば，ほかの治療(高周波熱凝固，腰部交感神経節ブロック)を考慮する。

❸ 合併症
- 静脈内注入：静脈内ならば造影すると確認できる。少量であれば処置を要しないことが多い。そのまま針先の位置を変えるか，皮下まで針を抜き角度を変えて刺入しなおす。
- くも膜下ブロック：椎間孔内に入り込んだ

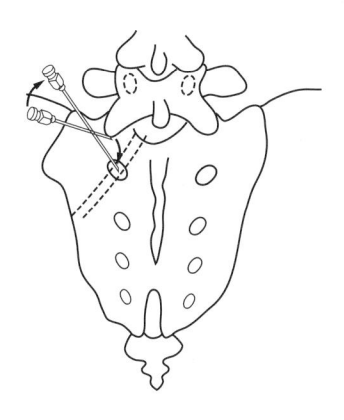

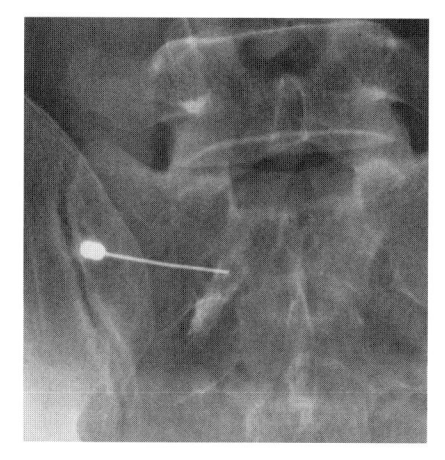

図12 S₁神経根ブロック(基本手技)

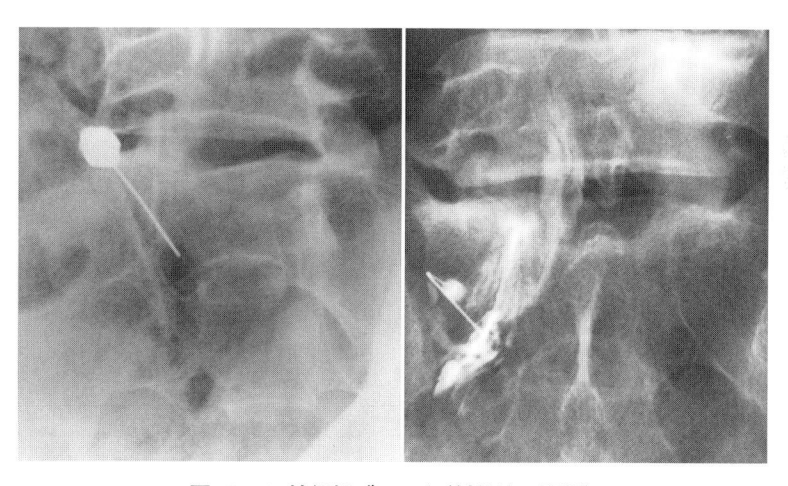

図13 S₁神経根ブロック(斜位法;頭側)
椎弓根の尾側側を刺入点とし,仙骨孔の上縁もしくは上外側縁に針先を当てる.その後摩擦を感じつつ孔内に針を滑り込ませる.

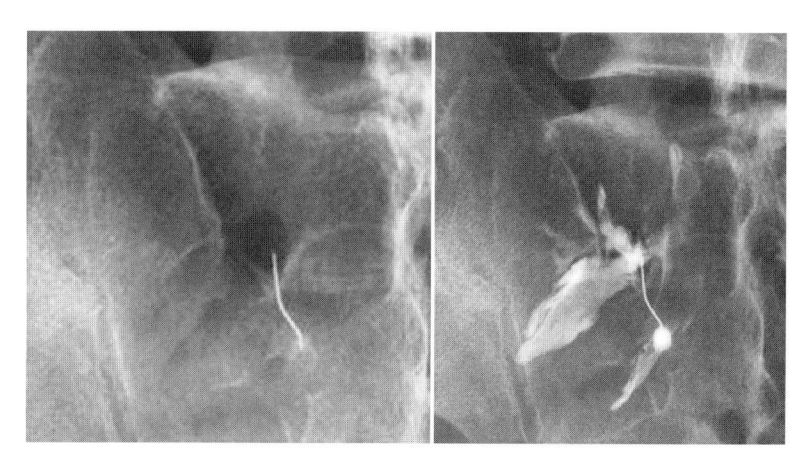

図14 S₁神経根ブロック(斜位法;尾側)
仙骨孔を確認し,尾側から針を刺入する.仙骨孔の下縁に針先を当てたのち,摩擦を感じつつ針を孔内に進める.

場合に起こりうる．輸液・昇圧薬投与を行う．麻酔域の広がりによっては補助呼吸を要する．
- リバウンド痛（跳ね返り現象）：神経根の軽度損傷による一過性の根性痛である．根ブロック直後は局所麻酔薬の効果によりリバウンド痛は起こらない．局所麻酔薬の効果が消失する1〜2時間後から数時間以内に起こる．神経根ブロック時に放散痛が強かったときは，予防的にNSAIDsを投与しておくと激痛にならないことが多い．
- 神経損傷：神経根ブロックは常に神経損傷の可能性を有する．放散痛のため急に患者が動いたり，短期間で同一神経根を何度も穿刺したりすると発症しうる．多くは一過性であり安静中にNSAIDsを投与したり，ケタミンの少量静脈内投与で愁訴は消失する．重篤な損傷では，神経根支配領域に痛み・しびれが持続したり筋力低下が起こる．ケタミンやステロイドの投与を必要とするが，経験上，施行1週間後にも愁訴が残る症例では，治癒に数ヶ月かかる．

c. 神経根高周波熱凝固／パルス高周波療法[12〜14]

神経根ブロックによって一過性効果が得られた症例では神経根高周波熱凝固を行う．特に，骨・靱帯・hard discの圧迫による神経根症，軽度癒着による神経根症，が適応と著者は考えている．

高周波熱凝固では，針先端の非絶縁部から放射される高周波電流により組織のイオンを振動させ，発生した熱が組織を凝固させる．エネルギーは限局した範囲にしか達しないので，針の位置が適切であれば目的神経以外の組織破壊は軽微である．流体は振動しにくいので，血管内では熱が発生せず，血管損傷の可能性は低い．針の非絶縁部のサイズ，凝固温度・時間などの設定により，調節的に神経を破壊できる．高周波熱凝固に類似した治療法にパルス高周波療法がある．パルス高周波療法では500KHzの高周波を0.5秒間隔で0.02秒間持続させ，120〜360秒間施行するもので，針先の温度は42℃まで

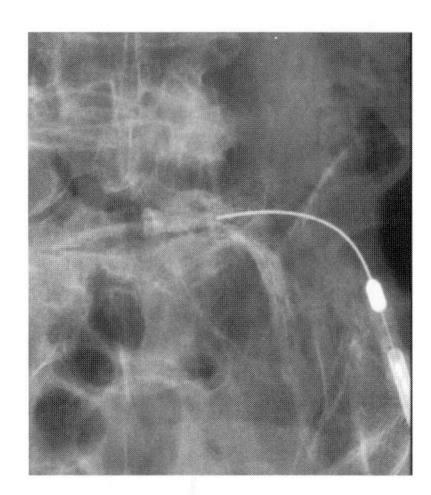

図15　L_5神経根パルス高周波療法

に保たれ，神経組織の変性を起こす可能性は低く，筋力低下や知覚障害などを起こしにくい利点がある．安全性の面から初回の高周波熱凝固はパルス高周波療法を選択する．

❶ 手技[12]

非絶縁部4mmの22G電極針をブロック針の代わりに用いる．神経根ブロックの要領で電極針を神経根に当て，イオヘキソール0.5〜2mlで神経根造影を確認する．その後1％メピバカイン1〜2mlと水溶性デキサメサゾン1〜2mgの混合液を注入する．高周波発生装置（東洋メディック社製）を用い，まずパルス高周波療法を120秒間施行する（図15）．施行時間は一定ではなく，現在検討中である．局所麻酔薬を注入せずに施行する場合は，しばしば静脈麻酔や鎮痛薬の静脈内投与が必要である．パルス高周波療法であまり効果がない場合は，45〜50℃90秒間の神経根高周波熱凝固を行う．神経根高周波熱凝固施行1〜2週間後の診察で，効果が不十分で，しかも該当神経根領域の筋力低下を認めなければ，55℃90秒間の神経根高周波熱凝固を行う．同様にして60℃90秒間，65℃90秒間と設定を上げていく．ただし無効であっても副作用の筋力低下が認められれば，その時点で中止にする．著者の経験では，全体の有効率は68.0％（51症例/75症例）で，有効な凝固温度のうち50〜65℃が86.3％（44症例）を占めた[13]．凝固条件についての報告は経験的なものである

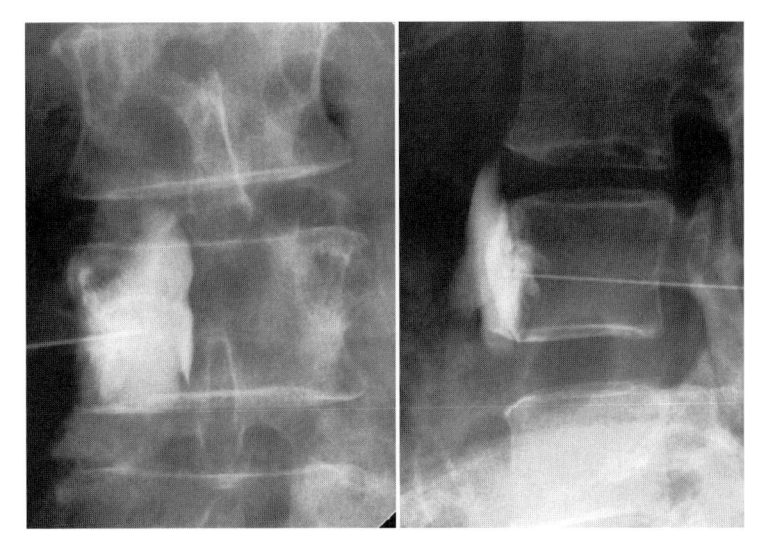

図16　腰部交感神経節ブロック（L$_3$）

が，60〜67℃60〜90秒間がほとんどである[15]。

❷ 合併症

軽度の筋力低下を32.0%（24症例）に認めたが，ほとんどの症例が1〜2週間で回復した。筋力低下を起こす温度は一定ではなかったが，60〜70℃が95.8%（23症例）を占めた。

しびれによる愁訴が5症例（6.7%）に発症したが，少量の抗うつ薬で対処できた。パルス高周波療法では，前述のような合併症は認められなかった。

d. L$_2$神経根ブロック，腰部交感神経節ブロック[16,17]

椎間板や硬膜癒着による腰痛ではL$_2$神経根ブロックが有効な場合がある。L$_2$神経根ブロックが一過性効果であった場合には，腰部交感神経節ブロックを行う。これは脊椎・洞神経-交通枝-交感神経幹-L$_2$後根神経節の疼痛伝達経路をブロックするものである。安静時間が短く，副作用が少ない腰部交感神経節高周波熱凝固をまず施行する。効果はあるが効果時間が短い場合に腰部交感神経節エタノールブロックを施行する（図16）。

e. 椎間板造影・ステロイド注入（椎間板ブロック）

神経根症状が椎間板によって引き起こされたと考えられる場合には椎間板造影・ステロイド注入を施行する。椎間板造影により再現痛と一過性効果を認め，明らかな造影剤の漏出がなかった症例では，経皮的髄核摘出術を行う。

f. 椎間関節ブロック

椎間関節性腰痛を合併すれば，椎間関節ブロックを行う。椎間関節ブロックによっても症状が再発する場合には，椎間関節を支配する後枝内側枝高周波熱凝固（facet rhizotomy）を行う。

3）神経調節療法

a. 硬膜外脊髄電気刺激[10,18]

腰部脊柱管狭窄症は高齢者が多く，広範囲にわたる病変や合併症のために観血的手術が不可能な場合もある。このような症例に，硬膜外脊髄電気刺激療法（spinal cord stimulation：SCS）が有効な場合がある。試験刺激期間を設けることができる利点があるため，伊達ら[10]は最後の手段ではなく早い時期に試みるべきとしている。

また，神経根高周波熱凝固の効果が不十分で

表3 一時的SCS (puncture trial) の効果判定

一時的SCSを2週間施行（1回30～60分の刺激を1日4回施行）
・初期効果ありとは （puncture trialの期間中に愁訴が改善） 　　　　　No⇒重症，心因性 ・短期効果ありとは （初期効果があり，puncture trial抜去1ヶ月後も愁訴改善が持続） 　　　　　No⇒SCSの適応 ・長期効果ありとは （初期効果，短期効果があり，puncture trial抜去2～6ヶ月経過後も愁訴改善が持続） 　　　　　No⇒punctureの再施行，SCSの適応

表4 腰部脊柱管狭窄に対する一時的SCSの効果

症例数	初期効果	短期効果	長期効果
54症例	44	31	20
有効率	81.5%	57.4%	37.0%

表5 一時的SCSが無効であった症例の転帰

症例数	恒久植え込み	観血的手術	薬物療法	神経ブロック	不明
34症例	9	11	6	7	1
満足度	77.8% (7/9)	72.7% (8/11)	16.7% (1/6)	14.3% (1/7)	?

あった神経根性疼痛や馬尾症状を合併した症例には一時的SCSを試みる。著者は硬膜外ブロックの要領で施行できるpuncture trialを2週間施行する。一時的SCSだけで1年以上効果が持続する症例もあるが，不安定腰椎や馬尾症状が主体の場合には効果は低く，観血的手術の適応になることが多い（表3～5）。各症例における病変の範囲・程度，合併症，職業，活動性，環境，性格，疼痛閾値などから，総合的に判断して治療方針を決める。

一時的SCSを受けた腰部脊柱管狭窄症（手術既往なし）54症例中，6ヶ月以上有効であった長期効果症例は20症例（37.0%）であった（表4）。この長期効果症例の90%（18/20）はすべて神経根性間欠跛行の症例であった。また無効例はすべて不安定腰椎（変性すべり症）を伴っていた。長期効果が得られなかった34症例中9症例にSCSの恒久植え込みを行った。9症例中2症例は，活動性が高すぎたためか狭窄の進行を認め，1症例は観血的脊椎手術に至った。観血的脊椎手術を施行された11症例中3症例は，6ヶ月後症状が再燃し再び神経ブロック療法を行った。長期効果20症例はほとんど治癒に近い状態で薬物療法も不要となっていた。

4) その他

ペインクリニシャンにも施行可能な低侵襲手術として，Sten-X（X stop）(interspinous process distraction system) がある[19]。Sten-Xは罹患椎間の棘突起間に挿入するインプラントで，罹患椎間だけの後屈を制限し症状を改善する（図17）。Sten-X挿入後2年以上の追跡調査では，患者の満足度はSten-Xで73.1%，対象群では35.9%であった（$P < 0.001$）[20]。

術前　　　　　術後

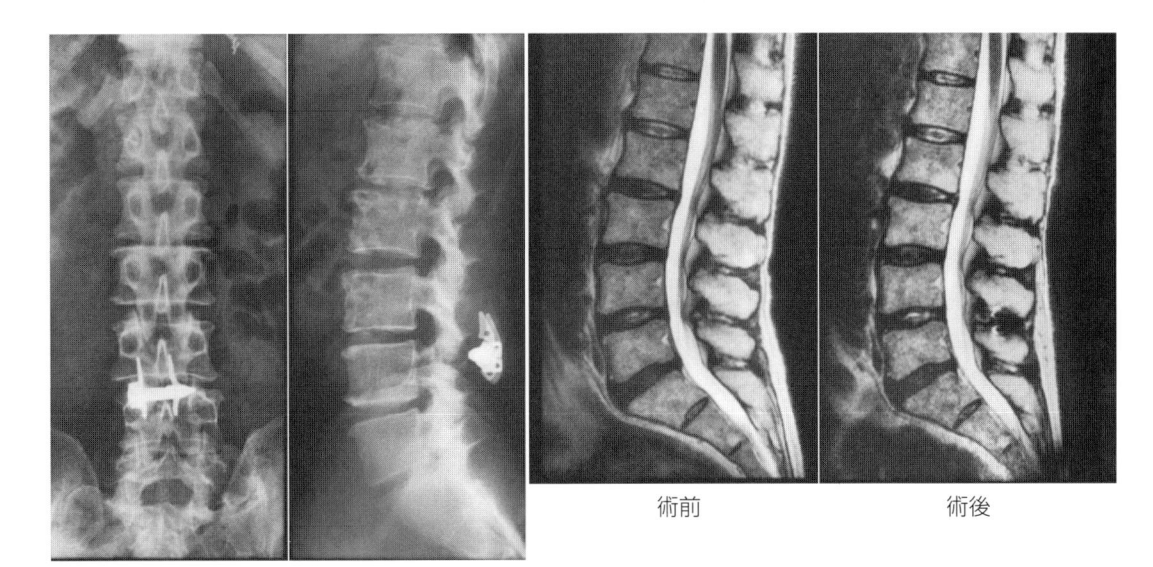

図17　腰部脊柱管狭窄に対するSten-X（X stop）
(interspinous process distraction system)

4. 予後，経過，次の手段

　腰部脊柱管狭窄の治療は多種多様であり，何を優先すべきかの主張は各科によって異なる。ペインクリニックにおいてさえ一定していないのが現状である。著者は神経ブロックを駆使するが，体内に埋め込む手術はできるだけ避けたいと思っている。しかしながら，多数回の神経ブロックを施行したが，結局不成功に終わってSCSを挿入した症例も経験した。またSCS植え込みによって活動性が増したため，不安定腰椎となって観血的手術を必要とした症例もあった。高齢者が多いため合併疾患の有病率も高い。このために観血的手術の適応と思われても，施行できないこともある。各症例における病変の範囲・程度，合併症の重症度，職業，環境，性格，疼痛閾値などから，総合的に判断して治療方針を決めるしかない。観血的手術としては，除圧法（広範囲椎弓切除，拡大開窓，腰椎椎間拡大）と固定法（後方侵入椎体間固定，後側方固定，前方固定）がある。除圧法だけで狭窄は解除されるが，体の支持機能保持のため固定法の併用がしばしば必要である。不安定性や術後の不安定化が予想される場合は固定法を併用する。

【文献】

1) 渡辺栄一．腰部脊柱管狭窄．菊地臣一編．腰椎の外来．東京：メジカルビュー社；2001．p.160-70．
2) Arnoldi CC, Brodsky AE, Cauchoix J, et al. Lumbar spinal stenosis and nerve root entrapment syndromes. Definition and classification. Clin Orthop 1976；115：4-5.
3) 宝亀彩子，大瀬戸清茂．脊柱管狭窄症．大瀬戸清茂編．ペインクリニック診断・治療ガイド—痛みからの解放とその応用—．東京：日本医事新報社；2005．p.317-24．
4) 本間隆夫．脊椎症（脊柱管狭窄症など）．伊藤達雄，服部孝道，山浦　晶編．臨床脊椎脊髄医学．東京：三輪書店；2007．p.300-12．
5) 豊川秀樹．腰部脊柱管狭窄症の薬物療法．ペインクリニック 2001；22：1362-8．
6) 山上裕章．腰椎疾患に対する漢方療法．小川節郎編．痛み診療のアプローチ．東京：真興交易医書出版部；2005．p.125-39．
7) 山上裕章．トリガーポイントブロックの現状．神経治療学 2001；18：225-35．
8) 山上裕章，熊野健一．疾患別治療 腰部脊柱管狭窄の治療のコツ．宮崎東洋編．ペインクリニシャンのための痛み診療のコツと落とし穴．東京：中山書店；2007．p.300-2．
9) 吉井徹哉，大瀬戸清茂．硬膜外洗浄・神経根ブロックの手技．ペインクリニック 2002；23：1275-9．

10) 伊達 久, 村上 衛. 脊柱管狭窄症のエピドラスコピーと硬膜外通電療法. ペインクリニック 2001 ; 22 : 1381-9.
11) 大瀬戸清茂. 神経ブロック—わかりやすい手技 脊髄神経根ブロック. ペインクリニック 2006 ; 27 : S386-94.
12) 塩谷正弘. 高周波熱凝固法の原理と応用. ペインクリニック 2006 ; 27 : S592-600.
13) 山上裕章, 福島哲志, 柳井谷深志. 難治性腰部神経根症に対する神経根高周波熱凝固の効果〜良性疾患における適正凝固温度の考察. ペインクリニック 2001 ; 22 : 1542-7.
14) 石田克浩. 神経根型神経性間欠跛行に対する神経根パルス高周波療法の有効性に関する検討. ペインクリニック 2007 ; 28 : 1493-500.
15) Kline MT, Yin W. Radiofrequency techniques in clinical practice. In : Waldman SD, Winnie AP, editors. Interventional pain management. Philadelphia : WB Saunders ; 1996. p.243-93.
16) 中村伸一郎, 高橋和久, 山縣正庸ほか. 腰痛の伝達経路に関する考察—L2神経根ブロックによる検討—. 臨整外 1994 ; 29 : 1097-102.
17) 山上裕章, 山口綾子, 橋爪圭司ほか. L2神経根ブロックと腰部交感神経節ブロックの奏功機序について. ペインクリニック 2001 ; 22 : 207-11.
18) 山上裕章, 塩見由紀代. 一時的硬膜外脊髄電気刺激 (puncture trial) の効果について. ペインクリニック 2000 ; 30 : 69-74.
19) 山上裕章. 腰下肢痛の治療 椎間関節ブロック, 低侵襲椎体固定術. ペインクリニック 2005 ; 26 : 342-9.
20) Zucherman JF, Hsu KY, Hartjen CA, et al. A multicenter, prospective, randomized trial evaluating the X Stop interspinous process decompression system for the treatment of neurogenic intermittent claudication : two-year follow-up results. Spine 2005 ; 30 : 1351-8.

〔山上裕章〕

5 非特異的腰痛症

1. 疾患の概要，痛みの原因[1~3]

　腰痛は一般人口の15～30％が自覚しており，一生のうち60～80％の人が経験するとされている。わが国でも疾患別にみると，腰痛による通院率は男女とも高血圧に次いで第2位と高率である。

　癌の脊椎転移や化膿性脊椎炎，圧迫骨折，腰椎椎間板ヘルニアや腰部脊柱管狭窄症，あるいは腎結石や解離性大動脈瘤などの内臓疾患といったさまざまな疾患でも腰痛は起こる。しかしその85～90％は自覚症状としての腰痛のみである。単純X線所見や理学所見を含めて，原因がはっきりしない腰痛を非特異的腰痛症という。脊椎疾患ではあるが，それは重篤なものではなく，また下肢の神経症状を伴わない。心理的ストレスや運動不足，過去の腰痛が原因と考えられている。また日常生活での不良姿勢による腰の筋肉疲労が原因となる一種の生活習慣病ともいえる。腰椎周囲の筋力が弱く，適切な姿勢が保持できなかったり，腰椎周囲の筋肉に過度の負担がかかることが，腰痛の原因となる。

2. 症状，検査，診断[3,4]

　明らかなX線所見や理学所見がないか，軽度の腰椎症変化があってもそれが腰痛の原因と考えがたい場合に，非特異的腰痛症と診断がなされる。問診と診察所見を中心に，X線検査などの画像診断による除外診断になる。ほかに特定すべき疾患がないことを確認し，他の重大な疾患(悪性腫瘍や感染症)を見逃さないようにすることが重要である。これらは時間の経過とともに顕在化する場合もあり注意を要する。疑わしい場合は鑑別のために血液検査やMRIを撮像する。

急性発症の多くは1～2週間以内に軽快するが，数ヶ月以上にわたり続くことがある。再発はほとんどの症例で認められるが，再発が再受傷や増悪を意味しているわけではない。25％は1年後も腰痛が持続している。慢性腰痛の場合には，心理的・社会的因子が大きいと考えられる。

3. ペインクリニックにおける治療

　非特異的腰痛症の患者では心理的・社会的因子を有する場合が多く，不安・焦燥も強いことが多い。まず患者を安心させることが重要であり，それから以下の治療が始まる[5]。

1) 薬物療法[6]

　非ステロイド性抗炎症薬(nonsteroidal anti-inflammatory drugs：NSAIDs)と筋弛緩薬，抗不安薬・抗うつ薬，漢方薬，抗痙攣薬，ノイロトロピンを用いることが多い。急性期の薬物療法の目的は，疼痛を軽減し，活動性を回復し，廃用性萎縮を予防し，慢性化を予防することにある。比較的即効性のNSAIDs(メフェナム酸やジクロフェナック)を用いる。症状の軽快が得られたら頓用とする。慢性腰痛ではあまりNSAIDsの効果は期待できないが，副作用が少ないCOX-2選択性が高いもの(メロキシカム，エトドラクなど)を用いる。筋緊張性の疼痛では筋弛緩薬(エペリゾン塩酸など)を投与する。罹病期間が長く慢性疼痛化している症例には抗うつ薬を投与する。三環系抗うつ薬が推奨されるが高齢者では副作用も多く，アミトリプチリン10mgでふらつきや眠気，排尿障害が発現することがある。この場合，選択的セロトニン再取り込み阻害薬(SSRI；フルボキサミン，パロキセチン)や，セロトニン・ノルアドレナリン再取り込み阻害薬(SNRI；ミルナシプラン)を少量用いる。自律神経反応や感情面に対しては

表1 腰椎疾患における漢方処方

1. 筋肉の痙攣を伴う腰下肢痛	→芍薬甘草湯
2. 手足の冷えを伴う腰下肢痛	→当帰四逆加呉茱萸生姜湯
3. 2で胃腸障害	→桂枝加朮附湯
4. 腰下肢の脱力感, しびれ, 間欠跛行	→牛車腎気丸
5. 口唇, 舌が暗赤色, 眼瞼色素沈着（くま）, 便秘	→桂枝茯苓丸
6. 中高年女性, 心因性/更年期障害	→加味逍遙散
7. 神経衰弱, 心因性要素が強い	→桂枝加竜骨牡蛎湯
8. 焦燥感, 高血圧, 心因性要素が強い	→柴胡加竜骨牡蛎湯
9. 痛みが強い症例	→修治ブシ末N（アコニンサン）

抗不安薬（エチゾラム, ロフラゼプ酸）を用いる. 電撃的な疼痛, 発作的な疼痛には抗痙攣薬（カルバマゼピンやバルプロ酸）を投与する. 漢方薬は急性腰痛では芍薬甘草湯を用いることが多いが, 慢性腰痛ではさまざまな選択肢があり表1に示す[7]. ノイロトロピンは副作用の少ない鎮痛補助薬で, しびれや痛覚過敏などの異常感覚に対して用いる.

2）理学療法

a. 装具療法[8]

急性もしくは亜急性の非特異的腰痛症では, NSAIDsや安静により症状が軽快することが多い. 早期に日常生活へ復帰させるために装具療法を行うことは有用である. また慢性腰痛においても, QOL (quality of life) の向上のために装具療法を行う. ダーメンコルセットや腰部固定帯を処方する.

b. 運動療法[9]

非特異的腰痛症に対する運動療法の目的は, 弱った筋肉を強化し, 筋肉や靭帯, 関節などの軟部組織の柔軟性を改善することにある. 引き締まってしなやかに動き, 力強い腰の筋肉をつくることが目標である. 体幹筋力増強訓練（等尺性腹筋・背筋強化）, ストレッチング（下肢・体幹の柔軟性の向上）が主体となる. また腰痛症になると持久体力が低下するので, エアロビクス, ウォーキングなどの有酸素運動も行う.

3）神経ブロック療法

トリガーポイント注射や硬膜外ブロック, 神経根ブロックを施行する.

a. トリガーポイント注射[10, 11]

トリガーポイントとは軽い刺激（圧迫, 冷却, 加熱, 針の刺入など）で, 筋の攣縮および関連域に関連痛を引き起こす過敏点で, 単なる圧痛点とは異なる. ある疾患では単なる圧痛点だが, 別の疾患ではトリガーポイントのこともある. またトリガーポイントは東洋医学的な経穴ともよく一致する. トリガーポイントは, 筋の起始・停止部, 筋腹ではモーターポイント（筋肉に神経や血管が進入する狭い領域）, 靭帯, 腱, 骨膜, 関節包, 瘢痕部などに認められる. トリガーポイント注射とは, トリガーポイントに針を刺入し特有なひびき（関連痛）を得て, 薬液を注入するブロックである.

トリガーポイント注射の奏功機序は, 痛みの悪循環の遮断（局所血流改善, 筋緊張の緩和, 内因性発痛物質の洗い流し）と考えられている.

患者に最も痛い部位を1本の指で示させる. その周辺を術者が母指または示指で一定の強さで圧迫して最も痛がる部位を探す. その際圧迫方向も変える. トリガーポイントおよびその近傍では筋肉の緊張（しこり）を認めることが多い. 最も反応が強い部位・強い方向に注射することが重要である.

刺針部痛の予防, 施行時の痛みを軽減するため細い針のほうがよい. 通常25～27G 1.9～2.5cm針を用いる（肥満患者には25G 4～6cm針を用いることがある）. トリガーポイント注射の経験者では, 針を根元まで刺入してもよい. 初めてトリガーポイント注射を受ける患者や疼

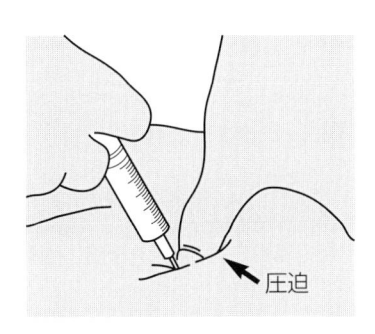

図1 注射の実際
(山上裕章. トリガーポイント注射の実際. 大阪：ビタカイン製薬；2007. p.15-6より引用)

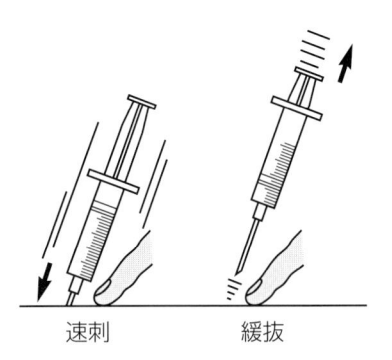

図2 注射の実際
(山上裕章. トリガーポイント注射の実際. 大阪：ビタカイン製薬；2007. p.15-6より引用)

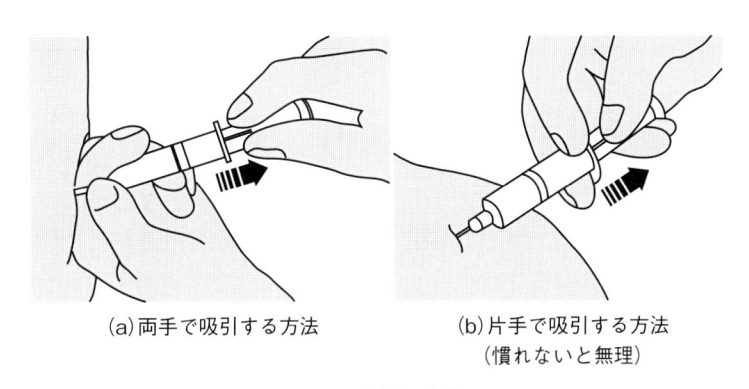

(a)両手で吸引する方法

(b)片手で吸引する方法
（慣れないと無理）

図3 注射の実際
(山上裕章. トリガーポイント注射の実際. 大阪：ビタカイン製薬；2007. p.15-6より引用)

痛閾値が著明に低い患者では，刺入時に急に動くことがある．この場合，折針・体内埋没の危険性があり，針を根元まで刺入しないほうがよい．左手でガーゼを持つ．これは抜針後の圧迫止血に用いる．左示指または母指で刺入部位のすぐ近くを圧迫しながら刺入する（**図1**）．抜針するときも同様に行う．すばやく穿刺し，ゆっくりと抜針すると痛みが少ない（速刺緩抜）（**図2**）．皮膚・皮下に浸潤しながら抜いてはいけない（刺針部痛の原因となることがある）．針先が骨に当たった場合，同一患者であっても新しい針に変えてから次の穿刺を行う（針のささくれが刺針部痛の原因となるためである）．穿刺後左手で注射器を保持しなおし，右手で吸引し血液の逆流のないことを確認する．この時左手は患者の皮膚に押しつけ針先が動かないようにする．慣れれば片手で操作できるようになる（**図3**）．

血液の逆流があれば部位を変える．血管内に針先があっても血液の逆流が見られないこともあり，「ひびきますか」「気持ち悪くないですか」と問診しながら，薬液を0.5～2ml注入する．

注入薬液には以下の①～③のいずれかを用いる．

①1％メピバカイン5mlにデキサメサゾン2mgを加えたもの．
②ネオビタカイン5ml*注．
③ネオビタカイン5mlにデキサメサゾン2mgを加えたもの．

(＊注：ネオビタカインは，0.1％ジブカイン，0.2％カルシウム，0.3％サリチル酸ナトリウムの配合薬液である)．

局所麻酔薬単独では，針先が末梢神経を傷つけると刺針部痛や神経損傷の症状が発現することがある．薬液は①～③のどれでもよいが，糖

表2 腰痛でよく認められるトリガーポイント

部位	使用針	刺入深度	該当することが多い疾患
①椎間関節 (1)傍脊椎部，4〜5cm外側から内側方向（椎間関節面）	25G 2.5〜4cm針	骨に当てても当てなくてもよい	腰椎椎間関節症，圧迫骨折，腰痛症
(2)傍脊椎部，2横指外側で垂直方向			
②上臀部，上後腸骨棘の上外側，上臀神経	27G 1.9cm針〜25G 2.5cm針	骨に当てても当てなくてもよい	坐骨神経痛，椎間板ヘルニア
③腰椎棘突起上，棘上・棘間靱帯のenthesopathy		骨に当てる	腰痛症，椎間板ヘルニア，enthesopathy
④上後腸骨棘の尾方やや外側，仙腸関節部		骨に当てても当てなくてもよい	坐骨神経痛，仙腸関節痛

(山上裕章．トリガーポイント注射の実際．大阪：ビタカイン製薬；2007．p.15-6より引用)

尿病や免疫機能低下症例ではステロイドの混合液は避けたほうがよい。

デキサメサゾン（副腎皮質ステロイド）には抗炎症作用，神経過敏を低下させる働きがあり，ネオビタカイン中のサリチル酸ナトリウムには末梢性に働く鎮痛作用がある（サリチル酸ナトリウムはアラキドン酸カスケードにおいてシクロオキシゲナーゼを阻害しプロスタグランジンの産生を抑制する。一方，デキサメサゾンはリポコルチンの生合成を高めフォスフォリパーゼA2を阻害しプロスタグランジンの産生を抑制する）。両者の作用点が異なることから，相加・相乗効果が期待できる。

❶ 合併症
- 不用意な神経穿刺で，神経損傷・複合性局所疼痛症候群を起こすことがある。トリガーポイント注射の施行後2日以上経過しても，施行部位または関連神経支配領域に以前よりも強い痛みを訴えていれば，神経損傷・複合性局所疼痛症候群を疑う。予防は，局所麻酔薬単独で施行しないことである。発症した場合，トリガーポイント注射施行部位へのステロイドの浸潤または交感神経ブロックを施行する。またNSAIDs，三環系抗うつ薬などの投与を行う。
- 血管内注入で一時的に耳鳴り，めまい，嘔吐，意識消失，痙攣を起こす。静脈内少量注入では耳鳴り，めまい，嘔気など軽症のことが多い。
- 止血の確認を怠ると血腫を形成することがある。トリガーポイント注射後，十分に圧迫し，止血を確認することで予防できる。
- 複数か所に施行する場合，極量を超えると局所麻酔薬中毒となる。血管内注入ではより少ない量で発症する。局所麻酔薬の使用量を考慮しながら施行することで予防できる。また患者に声をかけながら（観察しながら）薬液を追加していく。発症した場合，静脈確保，気道確保を行い，痙攣にはジアゼパム5〜10mgを静注する。
- 不潔操作や免疫機能低下症例では感染を起こすことがある。対策は，免疫機能低下症例には施行しないか，抗生物質を投与しつつ施行する。

非特異的腰痛症のトリガーポイント注射の部位を図に示す（表2，図4，5）。

b. 腰部硬膜外ブロック[12]

硬膜外ブロックは，脊椎疾患による腰下肢痛に対する基本的な神経ブロック法であり，週1回の頻度で最低2〜3回は施行する。悪循環の遮断効果，疼痛除去効果，循環改善効果が期待できる。前述したトリガーポイント注射を併用すればさらに効果的である。

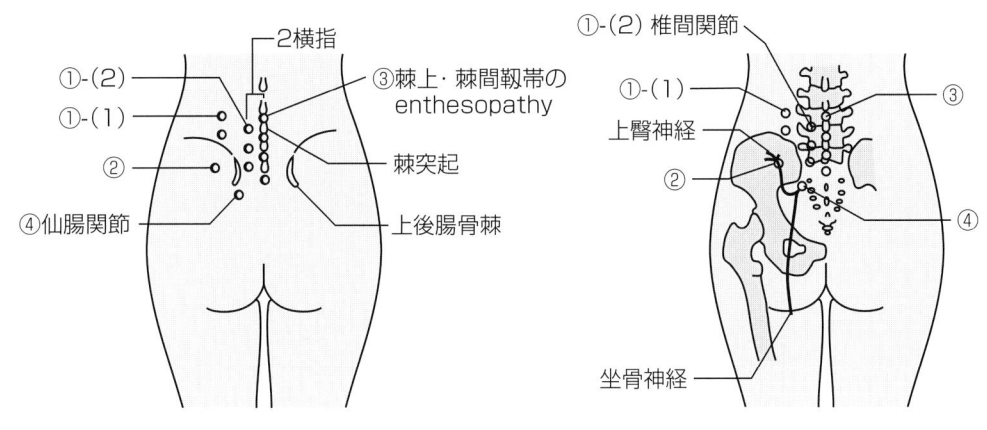

図4　腰痛でよく認められるトリガーポイント
（山上裕章．トリガーポイント注射の実際．大阪：ビタカイン製薬；2007．p.15-6より引用）

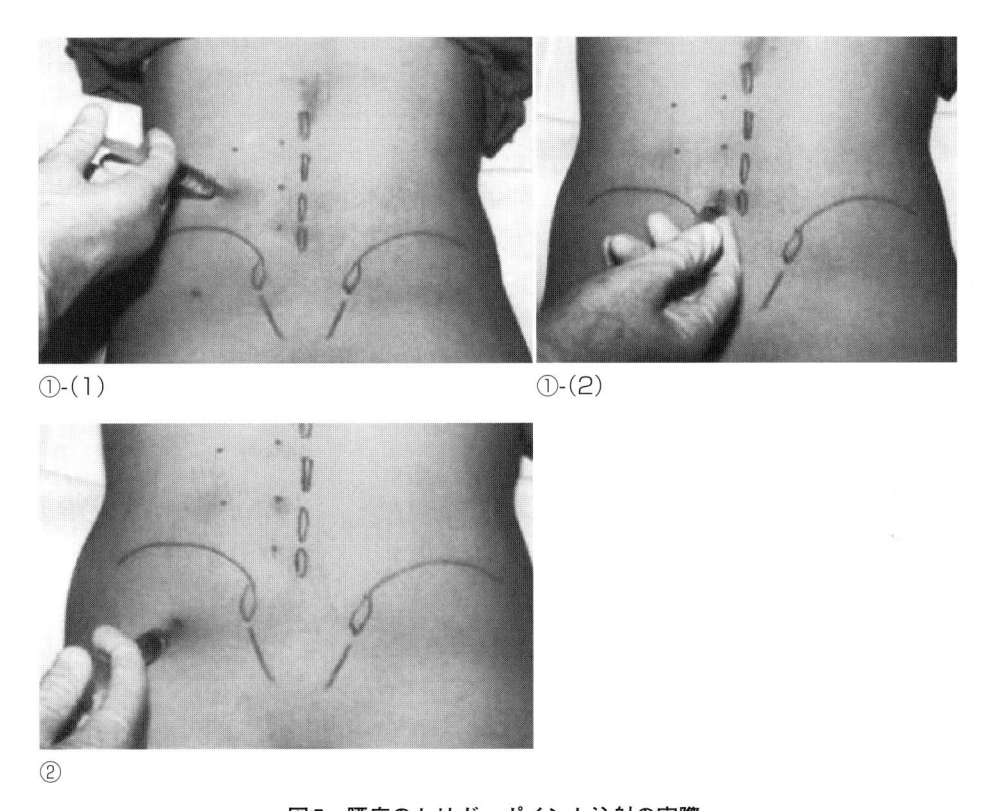

図5　腰痛のトリガーポイント注射の実際
（山上裕章．トリガーポイント注射の実際．大阪：ビタカイン製薬；2007．p.15-6より引用）

施行する際の体位は，側臥位，腹臥位，坐位がある．肥満や腰椎変形により施行困難が予想される場合は，X線透視下で施行する（図6）．

c. L_2 神経根ブロック[13〜15]

これは脊椎・洞神経-交通枝-交感神経幹-L_2後根神経節の疼痛伝達経路をブロックするものである（図7）．椎間板の変性所見は必ずしも疼痛の原因を示すものではない．またMRIの画像上異常所見を示さない椎間板でも，疼痛の原因である場合もある．L_2神経根ブロックが有効であれば，下位椎間板に由来する痛みといえ

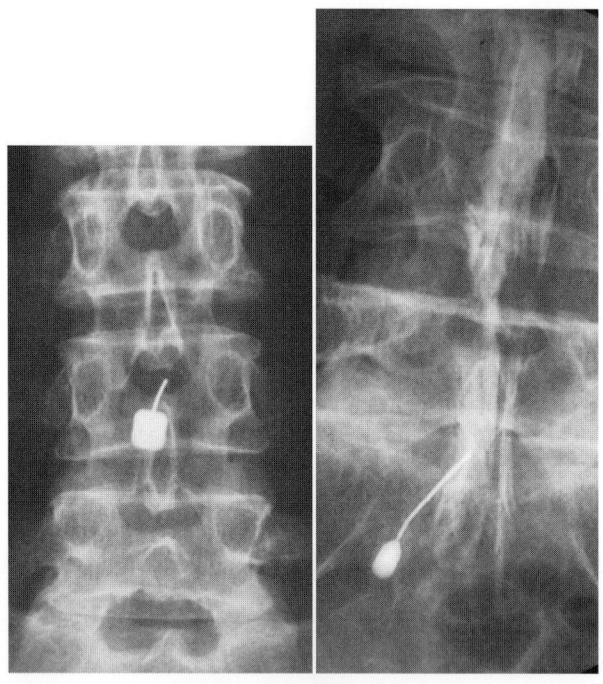

(a) X線透視下硬膜外ブロック

(b) 腹臥位硬膜外ブロック

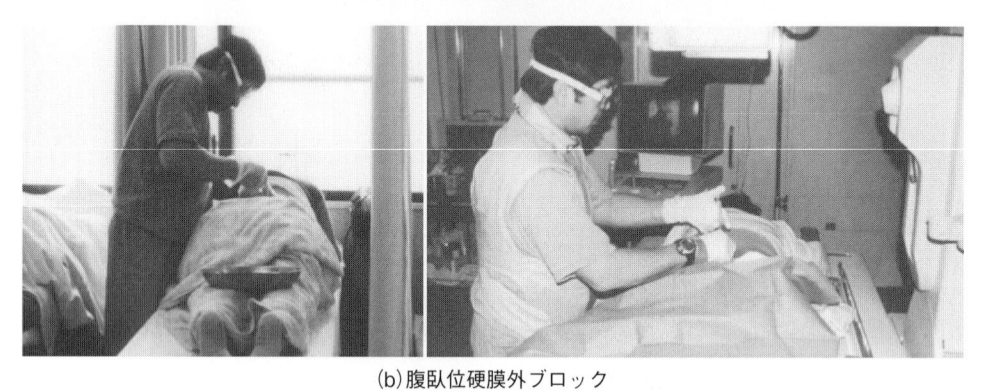

図6 腰部硬膜外ブロックの実際

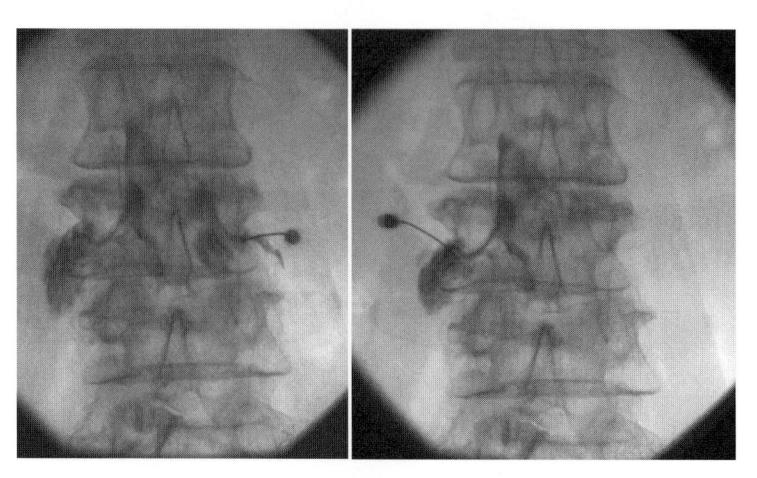

図7 L$_2$神経根ブロック

る．L₂神経根ブロックが3ヶ月以上有効であった非特異的腰痛症3症例を経験した．画像診断で察知できない椎間板性腰痛やその周囲組織（硬膜，靱帯など）の癒着や無菌性炎症があるためと考えている．

4. 予後，経過，次の手段[4, 5]

慢性化した非特異的腰痛症は，心理的・社会的因子をかかえており，精神医学的アプローチが必要である．医療者には共感的理解および受容する姿勢が求められる．心療内科もしくは精神科の医師と連携をとりながら並行治療が理想的である．急にこちらの治療を中止すると患者の不安をあおるだけである．頻繁に診療する必要はないが，保存的治療（できれば非侵襲的な保存的治療）を継続するほうがよい．

【文献】

1) Deyo RA. Measuring the functional status of patients with low back pain. Arch Phys Med Rehabil 1988；69：1044-53.
2) Chou R, Qaseem A, Snow V, et al. Diagnosis and treatment of low back pain：a joint clinical practice guideline from the American College of Physicians and the American Pain Society. Ann Intern Med 2007；147：478-91.
3) 菊地臣一．腰痛の病態把握．菊地臣一著，腰痛．東京：医学書院；2006. p.135-52.
4) 菊地臣一．腰痛治療の考え方．米延策雄，菊地臣一編．非特異的腰痛のプライマリ・ケア．東京：三輪書店；2009. p.2-26.
5) 久保千春，成尾鉄朗，外須美夫．慢性疼痛．小牧元，久保千春，福土審編．心身症診断・治療ガイドライン2006．東京：協和企画；2006. p.178-203.
6) 山上裕章．腰部疾患．小川節郎編．整形外科疾患に対するペインクリニック 一歩踏み出した治療．東京：真興交易医書出版部；2003. p.204-65.
7) 山上裕章．腰椎疾患に対する漢方療法．小川節郎編．痛み診療のアプローチ．東京：真興交易医書出版部；2005. p.125-39.
8) 金明博．腰痛疾患に対する装具療法．米延策雄，菊地臣一編．非特異的腰痛のプライマリ・ケア．東京：三輪書店；2009. p.62-7.
9) 紺野慎一．非特異的腰痛に対する運動療法の理論―EBMの立場から―．米延策雄，菊地臣一編．非特異的腰痛のプライマリ・ケア．東京：三輪書店；2009. p.102-4.
10) 山上裕章．トリガーポイント注射の実際．大阪：ビタカイン製薬；2007. p.15-6.
11) 橋爪圭司．腰部の痛み．森本昌宏編．トリガーポイント―その基礎と臨床応用．東京：真興交易医書出版部；2006. p.158-62.
12) 長沼芳和．硬膜外ブロック．若杉文吉監修．大瀬戸清茂，塩谷正弘，長沼芳和ほか編．ペインクリニック―神経ブロック法（第2版）．東京：医学書院；2000. p.50-5.
13) 中村伸一郎，高橋和久，山縣正庸ほか．腰痛の伝達経路に関する考察―L2神経根ブロックによる検討―．臨整外 1994；29：1097-102.
14) Suseki K, Takahashi Y, Takahashi K, et al. Innervation of the lumbar facet joint：origins and functions. Spine 1997；22：477-85.
15) 山上裕章，山口綾子，橋爪圭司ほか．L2神経根ブロックと腰部交感神経節ブロックの奏功機序について．ペインクリニック 2001；22：207-11.

〔山上裕章〕

IV

腰・仙椎由来以外の下肢疾患

1. 変形性股関節症
2. 変形性膝関節症
3. 足関節の痛み
4. 下肢のenthesopathy（腱・靱帯付着部症）
5. 下肢の絞扼性神経障害

1 変形性股関節症

1. 疾患の概要，痛みの原因

　股関節軟骨の変性および破壊，骨・軟骨の増殖性反応，滑膜炎など複合した病態を示す退行性変性疾患である。原因の明らかでないものを一次性，なんらかの原因があるものを二次性と呼び，わが国では先天性股関節脱臼や臼蓋形成不全に続発する二次性によるものが多く，女性に好発する。また一次性は肥満との関連が示唆され，近年その割合は増加してきている。

　病期は次の4つに分類されている[1]。①前股関節症：関節裂隙の狭小化のないもの，②初期股関節症：関節裂隙に部分的な狭小化があるが軟骨下骨質に接触のないもの，③進行性股関節症：骨頭および臼蓋の骨硬化，骨嚢胞，骨棘の形成が出現し軟骨下骨質の接触があるもの，④末期股関節症：関節裂隙の広範な消失のあるものとされている。

2. 症状，検査，診断

1) 症状

　疼痛の部位は鼠径部から大腿前面にかけて痛みを訴えるのが典型的だが，大転子部，臀部あるいは膝関節近位部に痛みがあることもあり注意が必要である。痛みを生じる機序としては，股関節拘縮や周囲筋力低下に関連した過負荷に伴う筋痛であることも多いが，閉鎖神経，大腿神経，坐骨神経がいずれも股関節包に分布することから，これらの神経を介した放散痛，関連痛である場合もある(図1a～c)。

　初期には長距離歩行後の疼痛，違和感を訴えることが多い。その後運動開始時の疼痛を訴えるようになる。さらに病状が進行すると，歩行時の疼痛，跛行の出現，および関節可動域制限による靴下を履くなどの日常生活に支障が生じてくる。可動域の低下は当初は外転，内旋が制限されるが進行すると屈曲制限も出現してくる。さらに悪化すると夜間や安静時にも疼痛が持続するようになる。その他，他覚的には脚長差(患側肢短縮)，大腿部以下の筋萎縮が認められる。

2) 検査，診断

　診断にあたって問診や診察室に入ってくるときの歩容などの視診がきわめて重要である。また理学所見をとる際には腰椎疾患との鑑別を念頭に置いて診察する必要があり，圧痛点，運動時痛，可動域および下肢の神経学的所見を調べていく。

a. 理学所見

　圧痛の局在は部位診断にきわめて有用である。鼠径靭帯，長内転筋，縫工筋に囲まれた逆三角をscarpa三角(大腿三角)というが大腿骨頭の位置に一致し，同部の圧痛は股関節由来の疼痛を示唆する。Scarpa三角以外では大転子と腸骨稜，上前腸骨棘間に圧痛を認めることがあり，慢性の股関節疾患に伴う中殿筋や大腿筋膜張筋の筋痛と考えられる。また臀部の後方股関節裂隙部位に圧痛を認めることもあるが，坐骨神経の圧痛点と近いため腰椎疾患との鑑別に留意が必要である。

■ 疼痛誘発テスト

　Patrickテストが最も一般的で，大腿骨頭による前方股関節包または滑膜への刺激，大腿骨頭部と寛骨臼後縁とのimpingeなどが疼痛再現の機序と考えられる。膝屈曲位でのテストであるため，坐骨神経痛は誘発されないため腰椎疾患との鑑別には有用であるが，仙腸関節由来の疼痛で陽性となることがあるので注意が必要である。

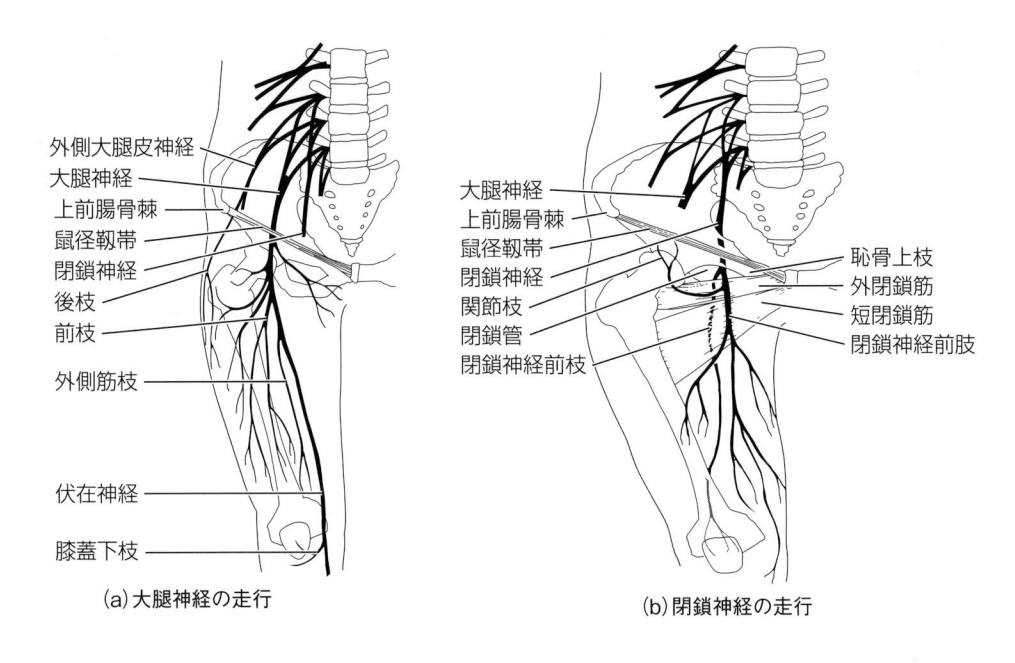

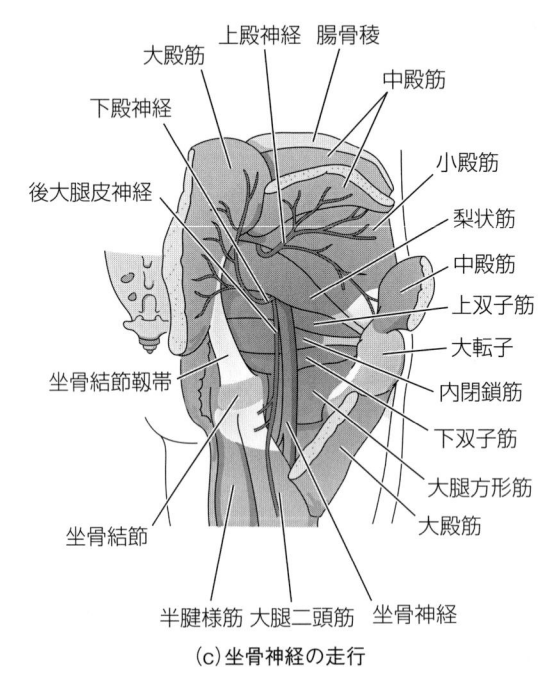

図1 解剖図

(a) 大腿神経は第2～4腰神経叢により形成され鼠径靱帯下の筋裂孔を通過し大腿前面に出る．その後筋枝，前枝，伏在神経の枝を出す．

(b) 閉鎖神経は第1～3腰神経と第4腰神経の一部が形成される腰神経叢から形成され閉鎖管を通過する．後枝は大内転筋に分布し，さらに膝関節へも分枝を出す．副閉鎖神経は閉鎖管を通過せず恥骨筋と股関節に分布する．

(c) 坐骨神経は第4,5腰神経と第1～3仙骨神経からなる．坐骨神経叢は坐骨切痕部骨盤内で股関節外旋筋群（梨状筋，内閉鎖筋，上・下双子筋，大腿方形筋）に筋枝を出す．次に上殿神経，下殿神経，後大腿皮神経を分岐し坐骨神経になる．

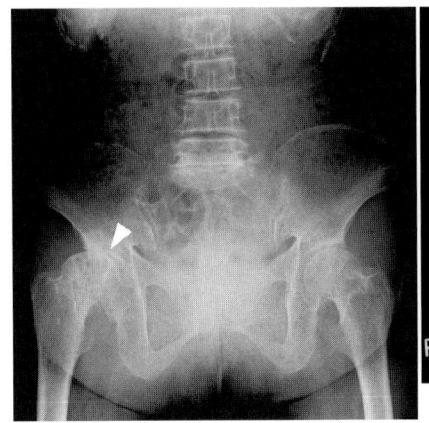

(a) 初期股関節症
関節裂隙の狭小を認める.

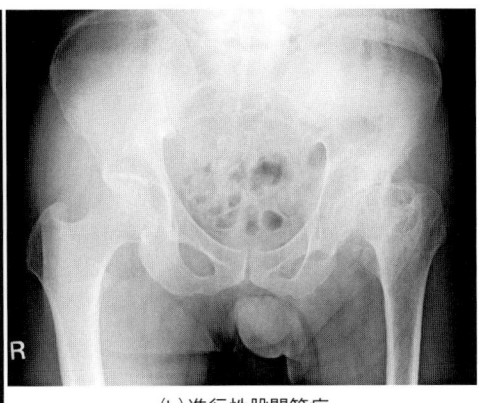

(b) 進行性股関節症
関節裂隙の狭小,骨硬化像,骨嚢胞,骨棘形成を認める.

図2 変形性股関節症

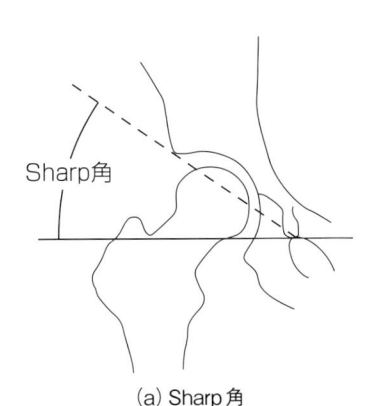

(a) Sharp角
左右涙痕下端接線と涙痕下端から臼蓋嘴を結んだ線でなす角.
45°以上は臼蓋形成不全とされる.

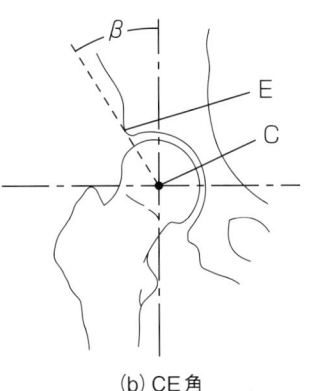

(b) CE角
C:大腿骨頭の中心
E:臼蓋の外縁
β:CE角,正常値25〜35°

図3 Sharp角とCE角

■ 伸展下肢挙上テスト

伸展下肢挙上テスト(straight-leg raising test:SLR)は坐骨神経の誘発テストとして有名であるが,自動運動として仰臥位でSLRを行わせると,荷重時と同等以上の圧力が大腿骨頭にかかり股関節痛を再現する簡便なテストとして用いられる(active SLR).

股関節の可動域制限は屈曲,内・外転,内・外旋の各方向について計測する.股関節疾患の診断において感度が高いのは,屈曲,外転,内・外旋制限であり画像上の進行度とも相関すると考えられている.

拘縮が高度の場合,股関節由来の疼痛は少なくなる傾向があり,腰痛や同側ないし対側の膝関節痛を主訴とすることがある.

股関節疾患による脚短縮は,骨盤傾斜などによる見かけ上の脚長差を除外するために,上前腸骨棘と足関節内果の距離を測定する.

b. 画像所見

単純X線写真で関節裂隙の狭小化,軟骨下骨の硬化像,臼蓋・骨頭の骨嚢胞形成,骨棘形成が認められる(図2a,b).日本人では臼蓋形成不全による二次性のものが多いのでSharp角やCE角の測定が重要である(図3a,b).

変形性股関節症の診断は単純X線写真で十分

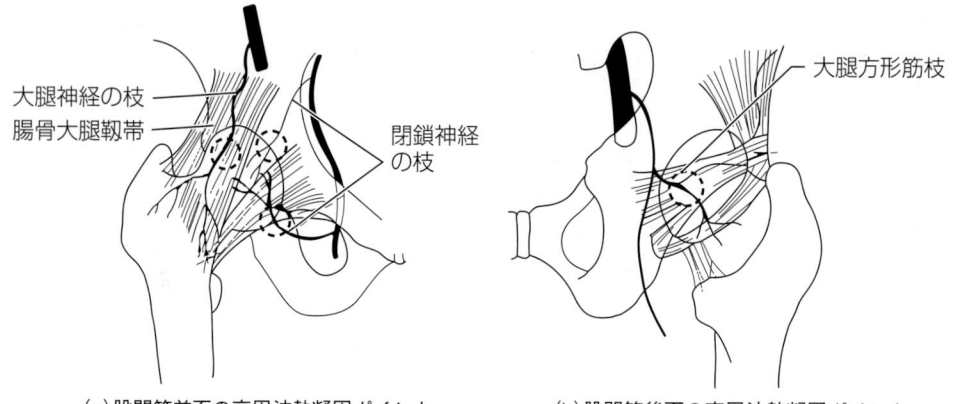

(a) 股関節前面の高周波熱凝固ポイント　　(b) 股関節後面の高周波熱凝固ポイント

図4　股関節関節枝の高周波熱凝固ポイント

なことが多く，MRIの役割は単純X線写真で明確ではない骨病変の抽出，関節唇や関節軟骨の評価などに限られる。

c. 血液検査

全身的な血液検査では異常はなく，血沈値やCRPも正常である。

3. ペインクリニックにおける治療

疼痛→廃用性萎縮→股関節不安定性→疼痛の悪循環を断ち切るために以下の方法を組み合わせる。

1) 神経ブロック療法

硬膜外ブロック，大腿神経ブロック，閉鎖神経ブロックなどを行う。以上のブロックで効果が少ないときは股関節に分布する関節神経枝に高周波熱凝固[2]を行う（**図4a，b**）。

2) 股関節ブロック

股関節は盲目的に穿刺するのは困難なので透視下で行う。他の関節穿刺同様，無菌的操作が必須であるが，深部に位置する股関節は万一感染を来した場合，診断が遅れる可能性があるので特に注意が必要である。体位は仰臥位として両下肢を伸展，内旋位とする。大転子上縁を触知し，その上縁から1～1.5横指頭側より25Gカテラン針ないしスパイナル針を刺入する。大腿骨頸部に当たれば関節包に入る（**図5a**）。正常の関節造影では臼蓋，骨頭間に全周性に造影剤が入るが，関節軟骨の摩耗の程度によって関節荷重部の造影が不良で，臼蓋，骨頭間がほとんど造影されない[3]（**図5b**）。保険適応はないが最後に局所麻酔とヒアルロン酸を注入することにより関節軟骨の保護，修復が期待できる。

重症例には，関節包の洗浄，拡張，発痛物質の洗い流しなどを期待して股関節パンピングを行う。

3) 薬物療法

NSAIDsの内服や消炎鎮痛薬を含んだ湿布薬や軟膏も有用である。

4) 生活指導

股関節に対する負担を軽減させるためにまずは体重を増加させないこと，肥満傾向にあれば減量することを勧める。また重い荷物を持つことや長距離歩行は避けるように指示する。股関節痛が強い症例では歩行時に杖などを使用させる。

5) 理学療法

a. 運動療法

跛行軽減や疼痛緩和目的に股関節周囲筋の強化と，拘縮の除去，増悪予防を目的としたROM訓練・ストレッチがあるがROM訓練は疼痛の強い時期は慎重に行う。また水中での歩行も勧められる。

(a) 股関節穿刺
関節包造影.

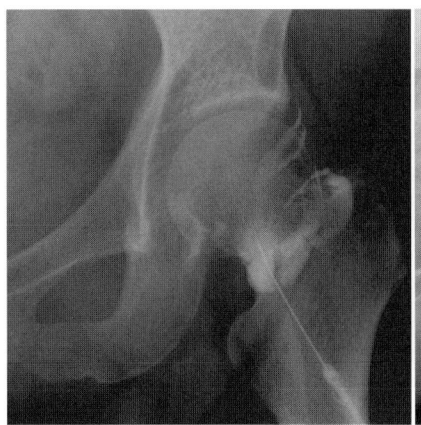

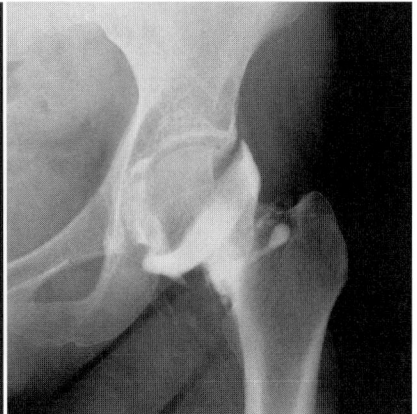

(b) 股関節造影
関節荷重部の抽出が不良.

図5 変形性股関節症の関節造影

b. 装具療法

脚長差が強い場合や股関節の免荷あるいは安定性の獲得を目指して用いる場合がある。

4. 予後, 経過, 次の手段

保存的療法によるADL (activities of daily living)・QOL (quality of life) の改善が不十分な場合は外科的療法が考慮される。関節温存手術と非温存手術に大別される[4]。原則として若年者や変形の軽度のものには骨切り術が行われる。骨切り術は骨盤側手術(寛骨臼回転骨切り術, chiari骨盤骨切り術, 臼蓋形成術), 大腿骨頭手術(大腿内反・外反骨切り術, 大腿骨頭回転骨切り術)を行う。病期の進行に伴い固定術や筋融解術などが適応になることもある。進行期から末期の変形性股関節症や関節温存術が期待できない場合は人工股関節全置換術を行う。

【文 献】

1) 堀尾重治. 9.整形外科. 骨・関節X線写真の撮りかたと見かた(第6版). 東京：医学書院；2002. p.239-41.
2) 岡田菊三. 股関節部痛に対する経皮的股関節部知覚神経電気凝固術. 石井良章編. 別冊整形外科 27. 整形外科領域における疼痛対策. 東京：南江堂；1995. p.131-8.
3) 橋爪圭司. 神経ブロックと画像 I.関節内注入術. ペインクリニック 2004；25：1369-78.
4) 神野哲也. I.部位別痛みの特徴と診断 4.下肢1)股. ペインクリニック(別冊) 2007；28：S406-15.

〔篠崎未緒, 北島敏光〕

2 変形性膝関節症

1. 疾患の概要，痛みの原因

　膝関節は人体の関節中最も大きく，最大負荷のかかる荷重関節であり，さらには単純な蝶番運動だけでなく日常生活の中で複雑な運動が行われている関節である。二本足歩行する人間にとって膝は生涯使い続ける非常に重要な関節であり，若年より関節の変性は始まっており，中高年者の骨関節障害の中で膝関節の痛みは腰痛症に次いで多く，治療を要することの多い疾患である。そして，変形性膝関節症はペインクリニック外来を受診する頻度の最も多い膝関節疾患である。変形性膝関節症は，機械的なストレスが原因となって非炎症性，進行性に関節軟骨の変性が起こることで発症する疾患で，原因がはっきりしない一次性と，骨折，靱帯損傷，半月板損傷などの外傷が原因の二次性とに分類される。変形性膝関節症は中年以降の女性に多くみられる疾患で，加齢とともに罹患率は増え，超高齢化社会を迎えるわが国では潜在的な患者数は700万人とも1,500万人ともいわれている。

　変形性関節症は「滑膜関節における，限局した軟骨の喪失と，随伴する関節周囲の骨に反応を有する状態」と定義されているが，変形性膝関節症も同様に軟骨の変性に始まり，引き続いて骨増殖（骨棘，骨堤）や骨硬化が起こり，骨が変形し，さまざまな組織に痛みが出現する[1]（表1）。したがって，病状が進行すると関節腫脹や可動域制限などの症状も加わって歩行困難となり，日常生活に支障を来す。ほかに重篤な疾患がないのにもかかわらず，外出が困難となり，精神的な落ち込みの原因ともなって，日常の生活活動を著しく低下させることも少なくない。したがって，早期に診断し，その進行を防ぐとともに適切な保存的治療を迅速に開始する必要がある。

表1　変形性膝関節症における各種組織と痛みの成因

組織	痛みの成因
関節軟骨	通常，関節軟骨には自由神経終末が存在せず，痛みは発生しないと考えられている。
滑膜	1) 機械的に関節軟骨が破壊されることを契機に滑膜炎が発生し，各種炎症性発痛物質が産生され，滑膜への化学的な刺激によって痛みが発生する． 2) 膝の屈伸などの動きの際に発生する骨棘と滑膜の間の摩擦によって痛みが発生する．
関節包	1) 関節の不安定性に伴って，関節運動の際に関節包に機械的な刺激が加わり痛みが発生する． 2) 関節水腫などにより関節内圧が上昇すると関節包が緊張して痛みが発生する．
骨・骨膜	1) 下肢全体のアライメントの変化による局所の過度の荷重が骨の変化を来し，痛みが発生する． 2) 骨の変化に伴って滑膜に炎症が起こり，痛みが発生する．
筋肉	関節の変形は円滑な関節の運動を妨げ，痛覚刺激あるいは運動覚刺激による脊髄反射が関節を制御している筋群に攣縮を引き起こし，痛みが発生する．

表2 変形性膝関節症の各種病態と痛みの性状

病態	痛みの性状
過度の力学的負荷による疼痛	平地歩行では疼痛はないが，階段昇降では疼痛が起こる．短距離歩行では訴えないが，長距離歩行で痛みが出現する．
膝のアライメント異状による疼痛	内反変形や外反変形などのアライメントの異状により，膝にかかる力学的負荷の分布の偏りが発生し，同程度の負荷であっても一定の場所に痛みが出現する．
膝の拘縮による疼痛	関節に拘縮が起こると，活動中に膝の拘縮を超えるような運動を強制された際に疼痛が出現する．
関節炎による疼痛	本態は関節炎ではないが，二次的な滑膜炎の発症により疼痛が出現する．

2. 症状，検査，診断

1) 症状

主症状は膝の痛みである。その痛みの特徴は，運動時，特に歩行時に増強するもので，歩き出しや長距離歩行時に強く，膝への荷重が増加する階段昇降時(降りるときに顕著である)に増強する。また，坐位より立ち上がるときに痛みを訴えることも多い。しかし，安静時や夜間に痛みを訴えることは少ない。変形性膝関節症における痛みの各種病態を表2に示すが，それを理解することは治療を進めるうえで非常に重要となる。

2) 検査，診断

変形性膝関節症の診断は年齢(中高年以上の発症が多い)，臨床所見(熱感などの炎症所見が軽度)，膝関節以外の関節に所見が乏しい，X線所見(関節裂隙の狭小化，骨硬化，骨棘形成など)から診断は比較的容易である。

a. 理学所見

わが国では大部分の症例が内反変形を来すため，圧痛点を内側関節裂隙に認めることが多い[2]（図1）。発症初期には体動時の疼痛のみであるが，進行とともに内反変形に伴うO脚，関節の可動域制限，関節水腫，膝関節周囲の筋の萎縮などが見られるようになる。関節の可動域制限では，正坐困難などの屈曲制限が訴えとし

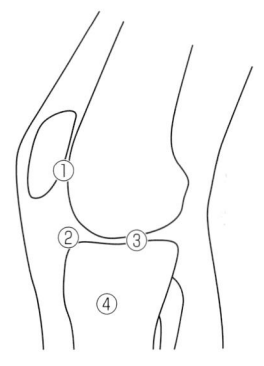

図1 内反型の変形性関節症における圧痛点
右膝関節の内側を示す．
①膝蓋骨内側，②膝蓋下脂肪体内側
③内側関節裂隙，④鵞足部

ては多いが，伸展制限のほうが出現頻度は多い。変形性膝関節症における筋萎縮は，大腿四頭筋に顕著に見られる。大腿四頭筋の萎縮は，変形性膝関節症では必須の所見といっても過言ではなく，関節の腫脹を伴っている場合には膝関節を中心に紡錘状の外観を呈する。また，進行した症例では関節の摩擦に伴って生じるcrepitusと呼ばれる軋轢音を聴取することもある。

b. 画像所見

■ 単純X線

確定診断および重症度の分類にX線写真は必須である。その所見は，関節軟骨の摩耗による関節裂隙の狭小化や消失，そして反応性の骨増殖性変化としての骨棘形成や軟骨下骨の硬化像である(図2)。正確な評価を行うために立位荷

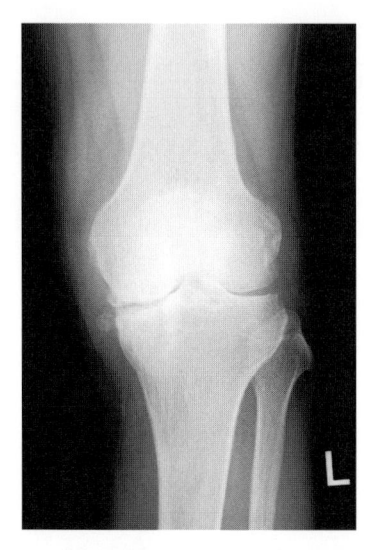

図2 変形膝関節症における立位X線像

内側関節裂隙の狭小化，骨硬化像，骨棘形成，内反変形を認める．

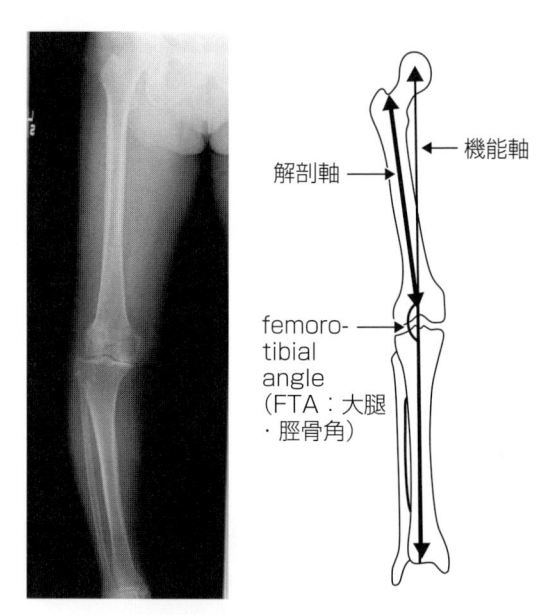

図3 下肢のアラインメント

内反型変形症では，femoro-tibial angle（大腿・脛骨角）の増大を認める．
　機能軸：大腿骨頭から足関節中心を結ぶ線．
　解剖軸：大転子と膝関節中心を結ぶ線．

重時のX線検査が不可欠である．下肢全体のアラインメントの変化もX線写真によって評価可能である（図3）．

■ 関節造影

関節造影は侵襲的である，得られる情報はMRIと比較して乏しいなどの点から現在は行われていない．

■ MRI（図4）

MRIは変形性膝関節症の診断に用いられることはまれであるが，半月板や各種靱帯などの膝周辺組織の合併の診断や他の疾患との鑑別診断に用いられることがある．

（関節鏡：MRIの進歩により変形性膝関節症の診断に関節鏡が行われることはほとんどなくなった．）

c. 病期分類（表3）

変形性膝関節症の進行具合の評価や外科的治療の決定に，立位時のX線正面像の大腿脛骨関節面の関節裂隙の評価によるSasakiら[3]が提唱した病期分類が有用である．

d. 鑑別診断

変形性膝関節症の確定診断は臨床所見およびX線写真により診断は容易であるが，大腿骨顆

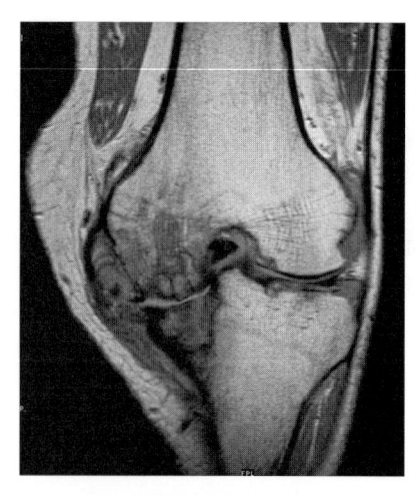

図4 変形性膝関節症のMRI

大腿および脛骨の内側関節面に著明な骨硬化性変化と骨の破像像を認める．半月板は内側ではほとんど認められず，外側でも通常より摩耗して薄くなっている．また膝窩に嚢胞を認め，関節内に滲出液の著明な貯留を認める．

表3 変形性膝関節症のX線所見による病期分類

病期	X線所見
stage I	骨棘形成のみ.
stage II	関節裂隙の狭小化. 関節裂隙が正常の1/2以上保たれている.
stage III	関節裂隙の狭小化. 関節裂隙が正常の1/2以下に狭小している.
stage IV	関節裂隙の消失. または1cm以下の骨の摩耗.
stage V	1cm以上の骨摩耗または亜脱臼. 外側関節面に二次性の関節症性変化がある.

表4 変形性膝関節症と鑑別すべき疾患

疾患	症状	X線所見
大腿骨顆部骨壊死	突然の発症や夜間痛が特徴である.	荷重部軟骨下骨の骨吸収像や周囲の硬化像のみで関節裂隙の狭小化は少ない.
関節リウマチ	ほとんどの症例では他の全身の関節に症状がみられることが多い.	骨棘形成を認めることはなく, 骨萎縮および骨破壊像が特徴である.
化膿性関節炎, 痛風性関節炎	関節の腫脹, 熱感, 発赤, 関節水腫などの局所炎症が強くみられる.	X線所見は乏しく, 血液検査や関節液の炎症反応がみられる.

表5 治療方針：保存的治療から外科的治療まで

保存的治療	第一段階	日常生活の改善： 減量, 非荷重運動（水泳, プール歩行など）, 膝へのストレス軽減（長距離歩行, 長い階段や坂道の昇降の禁止）
	第二段階	保存療法(1)： 理学療法（温熱療法, 光線療法など）, 薬物療法（消炎鎮痛薬の内服・外用など）, 装具の使用（足底板など）, 運動療法（等尺性筋力訓練など）
	第三段階	保存療法(2)： 関節内注入・ブロック・パンピング, 神経ブロック療法, 骨髄減圧術など（関節裂隙の消失または骨の1cm以下の摩耗）
外科的治療	第四段階	手術療法： 関節内廓清術, 高位脛骨骨切り術, 片側置換型人工膝関節置換術, 人工膝関節置換術

部骨壊死, 関節リウマチ, 化膿性関節炎, 痛風性関節炎などとの鑑別診断が重要である[4]（表4）.

3. ペインクリニックにおける治療

重症度に関係なく変形性膝関節症のすべての症例が保存的治療の対象となり, 軽症から中等症では保存的治療によく反応する場合が多いが, 重症例では外科的治療が必要となる症例が多い（表5）.

1) 薬物療法

わが国では薬物療法の主軸は, 炎症に伴っ

て産生されるプロスタグランジンの合成酵素であるシクロオキシゲナーゼ(COX)を阻害する非ステロイド性抗炎症薬(nonsteroidal anti-inflammatory drugs：NSAIDs)である。一般的には軽度から中等度の痛みにはプロピオン酸系のロキソプロフェンナトリウム，ナプロキセンが選択されることが多く，強度の痛みにはアリール酢酸系のインドメタシンやジクロフェナクナトリウムが用いられている。最近では，オキシカム系のロルノキシカムなども使用されている。

しかし，変形性膝関節症では外科的治療が選択されない限りその経過が長期に及ぶため，COX-1選択性の高いNSAIDsの長期使用による胃腸障害，腎機能障害，血小板機能障害がしばしば問題となる。このような副作用が危惧される場合は，COX-2選択作用が強いオキシカム系のメロキシカムやアセトアミノフェンに変更することが推奨される。メロキシカムを代表とするCOX-2選択的阻害薬の長期使用が心血管疾患のリスクを増加させるとの報告もあり，やはり注意が必要である。

一方，COX阻害作用とは異なる鎮痛機序を有するアセトアミノフェンは，欧米における変形性関節症などの運動器の痛みに対する第一選択薬として広く普及されている。わが国では欧米などと比較してかなり少ない投与量設定のため，使用実績は少ない。わが国においても欧米と同程度の量のアセトアミノフェンが使用されれば，その効果は期待できると思われる。

NSAIDsの経皮吸収製剤は全身への作用がほとんどなく，局所のみに効果を発揮するため安全に使用でき，わが国では広く普及している。

鎮痛薬以外の薬物療法としては，ベンゾジアゼピン系の抗不安薬や選択的セロトニン(あるいはノルアドレナリン)再吸収阻害薬などの抗うつ薬が，変形性膝関節症の痛みによる不安，抑うつにより著しく日常生活活動が障害されている患者に対して使用されるようになってきている。

2) 理学療法

a. 温熱療法

急性期の炎症を認める自発痛の強い時期を除いて，膝周囲を保温することは変形性膝関節症の膝痛を改善する手段の一つである。温熱療法には代謝亢進，血管拡張，軟部組織の伸張性増大などの効果もあるとされている。具体的には，温熱療法はホットパックや入浴などで行われている。

b. 冷却療法

血管収縮と二次的な血管拡張，疼痛閾値の低下などが冷却療法に期待されており，具体的には氷やアイスパックで行われることが多く，炎症所見が強い場合に有用とされている。

c. 運動療法

筋力強化訓練と関節可動域訓練が運動療法の主たるものである。筋力強化訓練は，膝の痛みが治まるまでの安静療養と薬物療法中の膝関節周囲の廃用性の筋萎縮への対応で，日常生活の質の改善や症状再発の予防のみならず，外科的治療後の回復にも効果があるといわれている。変形性膝関節症では，運動時に誘発される膝関節痛を有する場合が多く，筋力強化訓練での等運動性訓練や等張性訓練は膝関節痛を増悪させる可能があり，等尺性筋力訓練(図5)が推奨されている[4]。関節可動域訓練は屈曲拘縮の改善や膝伸展時の痛みの出現の予防を目的として行われ，温熱療法などと併用すると効果が上がる。

d. 装具療法

わが国において多い内反型の足底板が有効なことが多い。足底板は関節軟骨が摩耗し，内側へ偏位した荷重軸を比較的正常な外側へ移し，痛みを軽減する。

3) 光線照射療法

半導体パルスレーザーなどの低出力レーザーなどが症状の改善に用いられている。

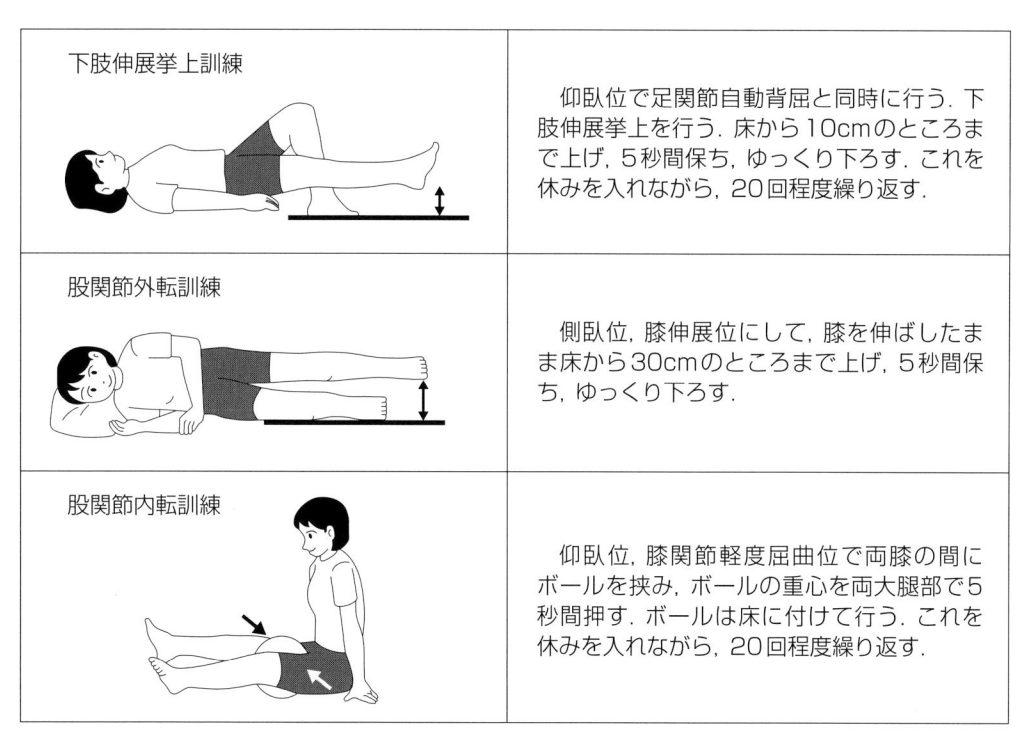

下肢伸展挙上訓練	仰臥位で足関節自動背屈と同時に行う．下肢伸展挙上を行う．床から10cmのところまで上げ，5秒間保ち，ゆっくり下ろす．これを休みを入れながら，20回程度繰り返す．
股関節外転訓練	側臥位，膝伸展位にして，膝を伸ばしたまま床から30cmのところまで上げ，5秒間保ち，ゆっくり下ろす．
股関節内転訓練	仰臥位，膝関節軽度屈曲位で両膝の間にボールを挟み，ボールの重心を両大腿部で5秒間押す．ボールは床に付けて行う．これを休みを入れながら，20回程度繰り返す．

図5 変形性膝関節症での等尺性筋力訓練

（池田 浩，黒澤 尚．膝関節に起因する痛み—変形性膝関節症を中心に．ペインクリニック 2004；25：1304-10より引用）

4）神経調節療法

a. 電気刺激療法

経皮的電気神経刺激，神経筋電気刺激，電気針などを他の保存的治療に並行して行うと膝痛の改善に有効である．

5）膝関節内注入，ブロック

関節内に薬液を入れるのが関節内注入であり，局所麻酔薬を注入すると関節ブロックである．その手技は，患者を仰臥位とし，膝関節を伸展させ，膝関節腔と連続した滑液包である膝蓋上包を上外側から穿刺する方法が一般的である．完全に膝を伸展できない患者では，大腿直筋の緊張を取るために，膝下に薄い枕を挿入するとよい．図6に示すように，膝蓋骨の内側を，下方から外側に圧排すると，膝蓋外側縁と大腿骨の間が広がり，穿刺しやすくなる[5]．

注入される薬液はヒアルロン酸ナトリウムが一般的であり，局所麻酔薬と混合して総量5〜

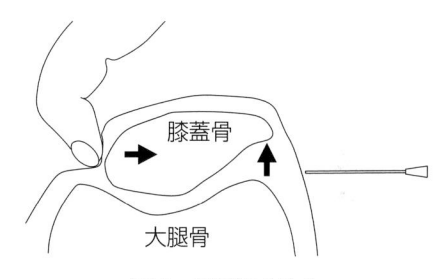

図6 膝関節内注入

膝蓋骨の内側を下方かつ外側に圧排すると，膝蓋外側縁と大腿骨の間の裂隙が広がり，関節内穿刺が容易となる．

10mlを関節内に注入するのが一般的である．この方法は，膝関節痛の軽減と関節症の進行を遅らせる目的で行われることが多い．週1回の割合で関節内注入を行い，4〜5週続けて行うことによって数ヶ月の間，膝関節痛が軽減されることも少なくない．

関節内へのステロイド投与は，過去には行われてきたが，頻繁の投与が軟骨破壊を助長するため，近年は推奨されていない．

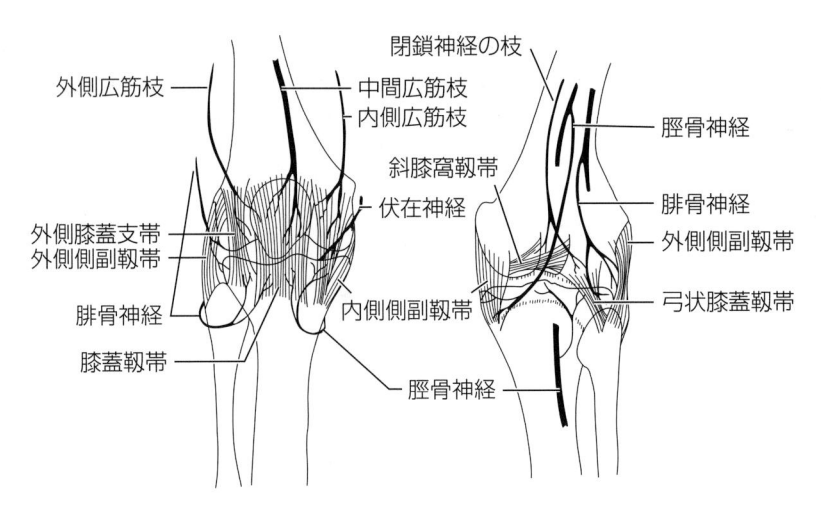

図7 膝関節周囲の末梢神経

右膝関節（左図が関節後面，右図が関節前面）．
（大瀬戸清茂．膝の痛みのペインクリニック治療（薬物療法を含む）．ペインクリニック 2002；23：478-85 より引用）

6) 関節パンピング[6]

関節内注入と同様に関節内に針（18Gなどの太めの針を用いることが多い）を刺入し，大量の生理食塩液（通常は100ml程度であるが1,000mlの報告もある）で膝関節内を洗浄するもので，関節水腫を合併している変形性膝関節症で有効である。関節パンピングによる疼痛の軽減の機序はいまだ不明な点が多いが，関節内のマッサージ，洗浄，矯正効果が推測されている。

7) 神経ブロック療法

膝関節内注射やブロックにより痛みの軽減が不十分な場合の保存的治療法の一つとして，膝関節周囲の関節枝ブロックやトリガーポイント注射がある。関節枝ブロックは図7の神経走行を参照に行い[7]，トリガーポイント注射は図8に示した圧痛点を参考に行うとよい[8]。関節枝ブロックでは局所麻酔薬によって効果を認めるが，長時間の効果が望めない場合は末梢神経高周波熱凝固（一般的に70〜90℃で50〜120秒間）を考慮する。

8) 骨髄減圧術[9]

変形性膝関節症患者では，骨髄腔からの静脈

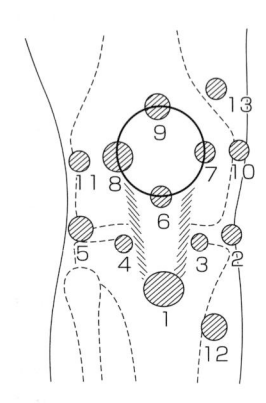

図8 膝関節周囲のトリガーポイント

1.脛骨粗面，2.内側関節裂隙，3.前内側関節裂隙，4.前外側関節裂隙，5.外側関節裂隙，6.膝蓋骨下端，7.内側膝蓋・大腿関節裂隙，8.外側膝蓋・大腿関節裂隙，9.膝蓋骨上端，10.内側上顆部，11.外側上顆部，12.鵞足部，13.内転筋中着部

（腰野富久．第1章 診察 1.臨床症状と所見 4.圧痛．膝診療マニュアル（第5版）．東京：医学書院；2001. p.4-5 より改変引用）

性排導機構の障害などから，骨髄内圧が健常と比較して上昇しており，日常生活のさまざまな行動が骨髄内圧を大きく上昇させ，疼痛が惹起されると考えられている。骨髄減圧術とは，大腿骨内側上顆，大腿骨外側上顆，脛骨内側顆部，脛骨外側顆部などの圧痛点を認める場所にX線透視下でためもの骨穿刺針〔14G 8cm, Ossiris®（八光社製）などが使用されている〕を刺入，骨髄

腔を穿孔，骨髄内に高まっている圧をドレナージする方法である．本法は骨穿孔術として保険適応も認められており，安価かつ良好な鎮痛効果として，今後普及する可能性がある．

4. 予後，経過，次の手段

〈外科的治療〉

　変形性膝関節症の外科的治療の適応は保存的治療に限界が生じた場合である．保存的治療の限界は，歩行時疼痛が強く，歩行時障害が著しく15分以上歩けない状態となったときである．さらに，立位での正面X線像で関節裂隙が消失している場合で，下肢筋にも萎縮が生じてきている場合，手術療法の適応である．また，手術療法の適応にあたっては，患者の全身状態を考慮する必要があり，さらには下肢の機能障害，特に膝関節の疼痛の軽減，歩行障害の改善に対する患者の意欲がはっきりしている場合に適応となる．

　外科的治療には，関節鏡による関節内郭清術，高位脛骨骨切り術，片側置換型人工膝関節置換術，人工膝関節置換術がある．

【文　献】

1) 星川吉光. 膝の痛み，変形性膝関節症. 整形外科 2000 ; 51 : 1060-6.
2) 小林　晶. 変形性膝関節症. ペインクリニック 1991 ; 12 : 237-43.
3) Sasaki T, Yagi T, Monji J, et al. High tibial osteotomy combined with anterior displacement of the tibial tubercle for osteoarthritis of the knee. Int Orthop 1986 ; 10 : 31-40.
4) 池田　浩, 黒澤　尚. 膝関節に起因する痛み—変形性膝関節症を中心に. ペインクリニック 2004 ; 25 : 1304-10.
5) 大野健次. 神経ブロック—わかりやすい手技—II. 脊髄神経ブロック 17.関節ブロック・関節内注射(椎間関節・仙腸関節・肩関節・股関節・膝関節). ペインクリニック 2006 ; 27 : S488-500.
6) 長谷川清. 関節洗浄，パンピングの変形性膝関節症と慢性関節リウマチに対する治療効果. 手術 1986 ; 13 : 1967-71.
7) 大瀬戸清茂. 膝の痛みのペインクリニック治療(薬物療法を含む). ペインクリニック 2002 ; 23 : 478-85.
8) 腰野富久. 第1章 診察 1.臨床症状と所見 4.圧痛. 膝診療マニュアル(第5版). 東京：医学書院；2001. p.4-5.
9) 萩原正洋. 膝関節骨髄減圧術. ペインクリニック 2006 ; 27 : S647-54.

〔山口重樹，北島敏光〕

3 足関節の痛み

[足関節の構造と痛み]

距腿関節(狭義の足関節)は脛骨，腓骨，距骨により構成される蝶番関節で，外果，内果，天蓋部からなる距腿関節窩に距骨滑車がはまり込むような形で形成している足部最大の関節である(図1)。直立二足歩行する人間にとって距腿関節は，足を地面に着け，力を伝える構造と，重心の微妙なコントロールを行ううえで非常に重要な関節である。関節の安定性を保つために，多くの側副靱帯が距腿関節を支持している。さらに，足から離れた場所から起始して足に作用する足外来筋や，足そのもので起始および終止する足内在筋など多くの筋群によって関節運動が行われている。したがって，日常診療において足関節周囲に痛みを訴える患者を診察する機会は少なくない。股関節や膝関節と比較すると解剖学的に複雑な構造を有しているため，関節を構成するさまざまな器官の障害により痛みが発生し，その原因は多彩である(表1)。本稿では，足関節の痛みの原因の大半を占める変形性足関節症を中心に述べ，その後，他の足関節痛を訴える疾患についても述べる。

A 変形性足関節症

1. 疾患の概要，痛みの原因

足関節は荷重関節の一つであるが，股関節や膝関節などの関節と比較して，変形性関節症の発生頻度は少ない。その理由としては，足関節が内果，外果，脛骨天蓋からなる果間関節窩に距骨が挟み込まれた構造で力学的に安定していること，運動様式が底屈，背屈と比較的単純であることが考えられている。また，周辺に多くの関節が存在するため，ストレスが周辺の関節に分散されるなども考えられている。

変形性足関節症は，原因が明らかでない一次性と，原因が明らかな二次性とに分類される。一次性変形性足関節症は中年以降の女性に多く，両側に罹患することが多い。一次性変形性足関節症の変形は脛骨天蓋の内反かつ前方開き，内果関節面の末梢開きおよび形成不全などの変形が存在している場合が多い。二次性変形性足関節症は，靱帯損傷，骨折，感染性関節炎，隣接関節の異常などが先行して発症するものである。

2. 症状，検査，診断

1) 症状

主症状は疼痛，腫脹，可動域制限，筋力低下である。発症初期は，長距離歩行ないし運動後に重圧感と鈍痛を感じ，進行とともに局在の明

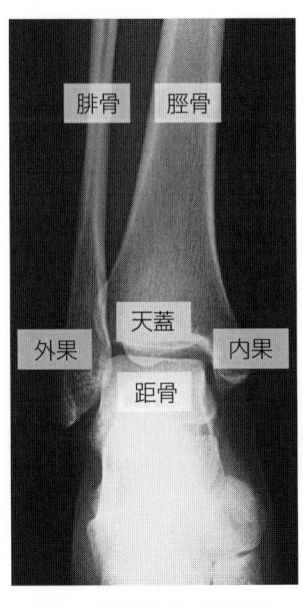

図1　足関節のX線写真

確な痛みを歩行時や運動時に感じるようなる。さらに増悪すると著明な荷重時痛となり，野外活動や階段昇降や正坐などが困難となる。

2) 検査，診断

変形性足関節症の診断は年齢(中高年以上の女性の発症が多い)，臨床所見(熱感などの炎症所見が軽度)，膝関節以外の関節に所見が乏しい，X線所見(関節裂隙の狭小化，骨硬化，骨棘形成など)から診断は比較的容易である。

a. 理学所見

視診としては足関節部の腫脹，変形を認め，一次性変形性関節症では内反変形を認めることが多い(関節リウマチでは外反変形を認めることが多い)。その他の局所所見としては，熱感，圧痛，関節の動揺性，可動域制限，筋力低下を認める。熱感は歩行後に出現し，安静により軽減，消失する。圧痛は変性変化のある部分に認める。関節の動揺性は，靱帯損傷後に発症した二次性変形性関節症で認められることが多い。

b. 画像所見

■ 単純X線

立位(荷重位)で撮影することが重要で，内果および外果を明瞭に抽出させるために足部を10°内旋とする。X線所見としては，関節症の進行とともに骨棘の形成，関節裂隙の狭小化，軟骨下骨層の骨硬化像，骨囊腫などが見られるようになる。

c. 病期分類(図2)[1]

変形性足関節症の進行具合の評価や外科的治療の決定に，加藤ら[2]が提唱した荷重時のX線正面像の距腿関節の関節裂隙の評価による病期分類が有用である。

d. その他の検査

骨壊死の診断にはMRIや骨シンチグラフィが有用で，骨腫瘍などの鑑別診断にも用いられる。

表1 足関節を構成する組織と足関節痛を訴える疾患

組織	疾患
関節由来	変形性足関節症 関節リウマチ 離断性骨軟骨炎 感染性関節炎など
骨由来	骨折(外傷・疲労) 有痛性外脛骨など
筋・腱由来	アキレス腱周囲炎・滑液包炎 アキレス腱断裂 後脛骨筋腱炎 腓骨筋腱脱臼など
靱帯由来	捻挫 靱帯損傷
神経由来	足根管症候群
血液・血管由来	痛風・偽痛風 血行障害(閉塞性動脈硬化症，閉塞性血栓性血管炎，血栓性静脈炎)

e. 鑑別診断

足関節部やその周囲に痛みを訴える疾患との鑑別診断が重要で，各病期により異なる疾患との鑑別が必要である。発症初期は足底部の変形性関節症と鑑別診断が必要なことがあり，変形性足関節症と合併することもある。中等症では関節リウマチとの鑑別が重要となるが，関節リウマチでは全身の関節に所見が及び，血液検査などでも容易に鑑別診断可能である。進行期では距骨骨壊死や神経病性関節症などとの鑑別診断が必要で，MRIが有用である。

3. ペインクリニックにおける治療

発症初期には保存的治療が優先され，関節症の所見が進行した場合や日常生活に支障が出現した際には，外科的治療が選択される。

変形性足関節症では，保存的治療が基本である。保存的治療には薬物療法，理学療法，装具療法，筋力増強訓練，関節内注入，神経ブロック療法などがある。

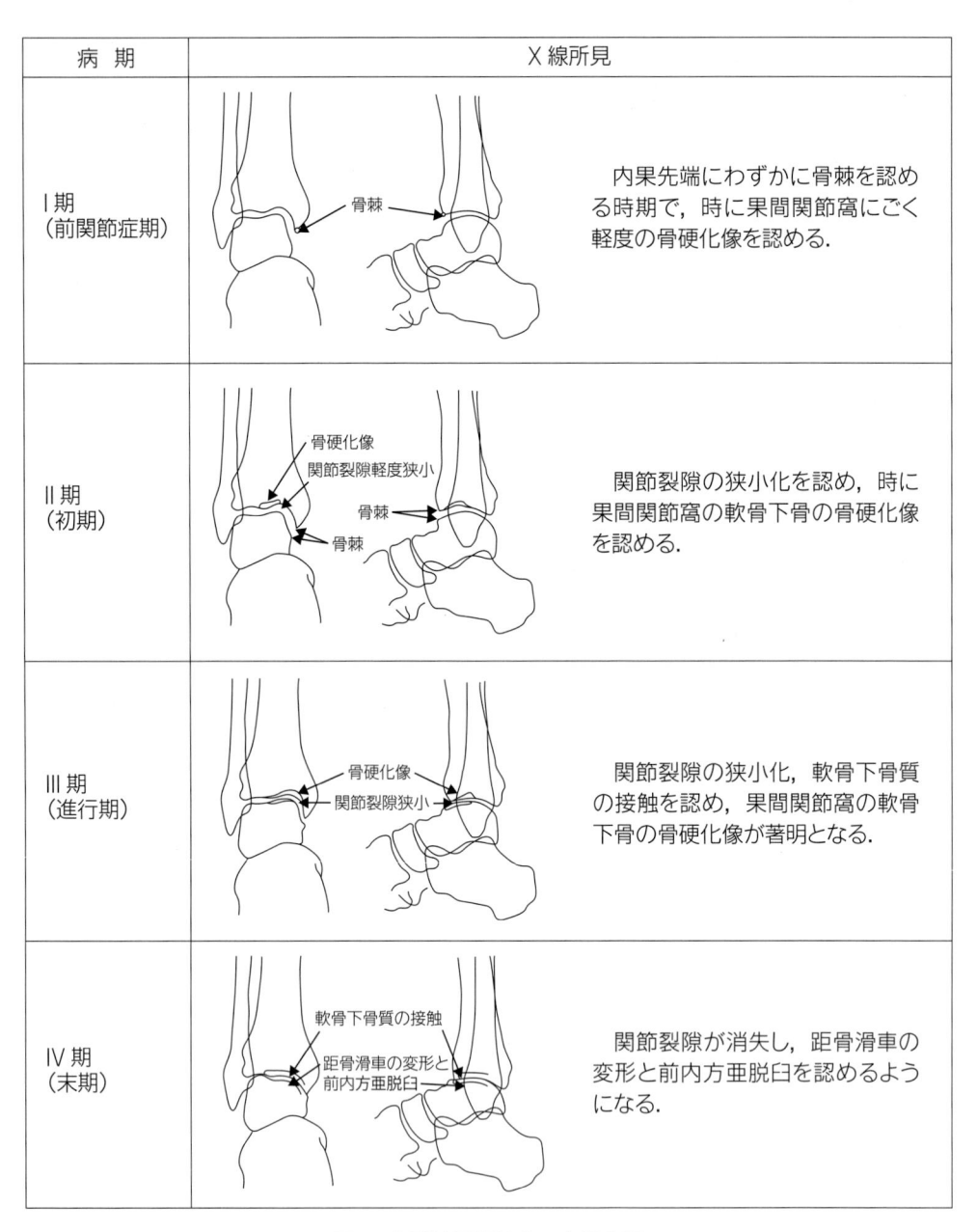

病期	X線所見	
I期 (前関節症期)	骨棘	内果先端にわずかに骨棘を認める時期で，時に果間関節窩にごく軽度の骨硬化像を認める．
II期 (初期)	骨硬化像 関節裂隙軽度狭小 骨棘	関節裂隙の狭小化を認め，時に果間関節窩の軟骨下骨の骨硬化像を認める．
III期 (進行期)	骨硬化像 関節裂隙狭小	関節裂隙の狭小化，軟骨下骨質の接触を認め，果間関節窩の軟骨下骨の骨硬化像が著明となる．
IV期 (末期)	軟骨下骨質の接触 距骨滑車の変形と前内方亜脱臼	関節裂隙が消失し，距骨滑車の変形と前内方亜脱臼を認めるようになる．

図2 変形性足関節症の病期分類
(山本晴康．足関節の痛み．整形外科 2000；51：1075-82 より改変引用)

1) 薬物療法

わが国では薬物療法の主軸は，炎症に伴って産生されるプロスタグランジンの合成酵素であるシクロオキシゲナーゼ(COX)を阻害する非ステロイド性抗炎症薬(nonsteroidal anti-inflammatory drugs：NSAIDs)である。一般的には軽度から中等度の痛みにはプロピオン酸系のロキソプロフェンナトリウム，ナプロキセンが選択されることが多く，強度の痛みにはアリール酢酸系のインドメタシンやジクロフェナクナトリウムが用いられている。最近では，オキシカム系のロルノキシカムなども使用されている。

しかし，変形性足関節症では外科的治療が選

択されない限りその経過が長期に及ぶため，COX-1選択性の高いNSAIDsの長期使用による胃腸障害，腎機能障害，血小板機能障害がしばしば問題となる。このような副作用が危惧される場合は，アセトアミノフェンやCOX-2選択作用が強いオキシカム系のメロキシカムに変更することが推奨される。

NSAIDsの経皮吸収製剤は全身への作用がほとんどなく，局所のみに効果を発揮するため安全に使用でき，わが国では広く普及している。

2) 理学療法

a. 温熱療法

温熱療法は代謝亢進，血管拡張，軟部組織の伸張性増大などの効果があるとされている。急性期の炎症を認める自発痛の強い時期を除いて，足周囲を保温することは足の痛みを改善する手段の一つである。具体的には，ホットパックや入浴などで行われている。

b. 冷却療法

変形性足関節症における冷却療法には，血管収縮と二次的な血管拡張，疼痛閾値の低下などが期待され，具体的には氷やアイスパックで行われることが多く，炎症所見が強い場合に有用とされている。

c. 装具療法

患側の足関節への荷重を軽減して痛みを緩和する目的に杖が使用され，足関節の不安定性を合併している場合，足関節を固定する装具やサポーターを使用する。下肢のアライメントが傷害されている場合，足底挿板を使用してアライメントを強制する。変形性足関節症の多くは内反変形の場合が多く，踵の外側を高くする外側楔状足底板が有効なことが多い。

d. 筋力増強訓練

関節の安定化を目的に筋力増強訓練を行う。足関節の内返しと外返しを繰り返して行う内外反筋（下腿外来筋の一つ）の強化は，足部の内外反の動的安定性を獲得するのに重要である。ま

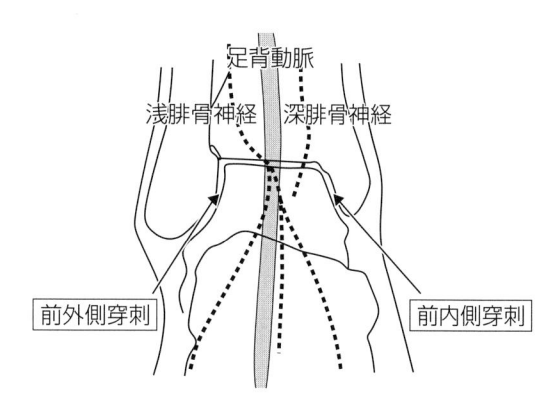

図3 足関節内注入・ブロックに必要な解剖

足関節の背側では足背動脈，内側足背皮神経，深腓骨神経が走行するため，針の刺入は足関節の前内側あるいは前外側で行う．

た，足部の内在筋の強化も足関節の安定性を維持する目的で行われる。関節の可動域は足関節の形態に依存しているため，関節の可動域訓練は無理にできないが，関節の可動域制限が少しでも改善されれば関節の局所に集中する荷重を分散させることができ，痛みが軽減されることがある。

3) 光線照射療法

半導体パルスレーザーなどの低出力レーザーなどが症状の改善に用いられている。

4) 神経調節療法

a. 電気刺激療法

経皮的電気神経刺激，神経筋電気刺激，電気針などが他の保存的治療に並行して行うことで，さらなる痛みの改善を期待できる。

5) 足関節内注入・ブロック[3]

関節内に薬液を入れるのが関節内注入であり，局所麻酔薬を注入すると関節ブロックである。患者を仰臥位とし，膝下に枕を入れて膝関節を軽度屈曲位とする。そして，足をベッドの上で平らにすると，足関節はわずかに伸展気味となって，前面の関節裂隙が広くなり，穿刺しやすくなる。足関節の背側では足背動脈，内側足背皮神経，深腓骨神経が走行するため（**図3**），針の刺入は足関節の前内側あるいは前外側アプ

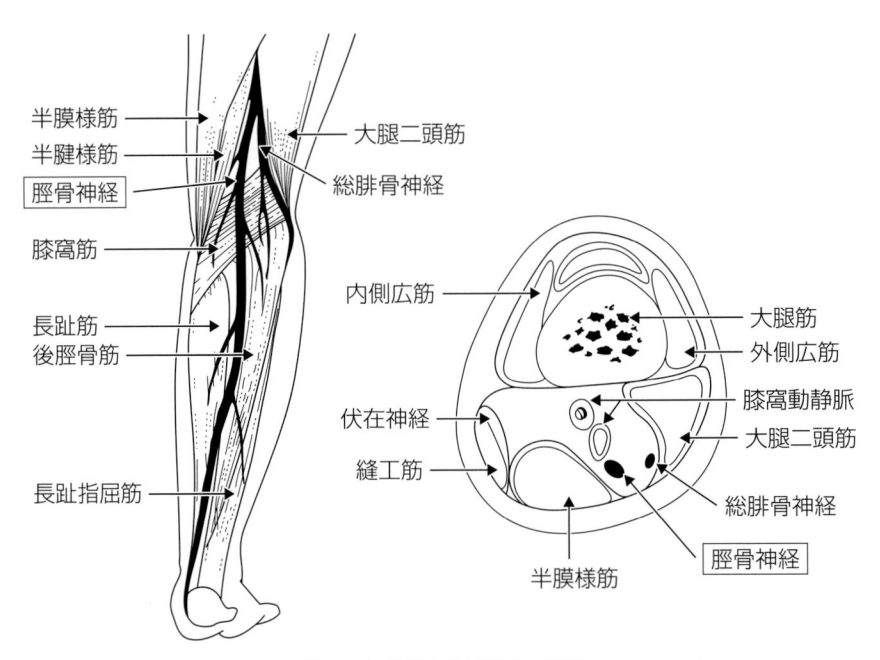

図4 脛骨神経に必要な解剖

患者を腹臥位として，膝関節を屈曲させて，膝窩動脈を触れる．膝窩動脈のやや内側を刺入点とし，皮膚に垂直に針を刺入すると，1～2cm程度で放散痛を得ることができ，血液の逆流がないことを確認したのちに1%メピバカイン3mlを注入する．超音波ガイド下に行うと確実なブロックを行うことができる．

（竹内　博．足関節，足底部，足背部の痛みに対するブロック．人間の医学 1998；33：508-11より改変引用）

ローチが一般的で，痛みの強いほうから行うとよい．足関節裂隙の前面を触診し，透視で関節裂隙を確認し，やや尾側を刺入点とすると穿刺しやすい．この際に，患者の関節面と術者の手が重ならないようにすることが重要である．造影剤を注入し関節全体に広がることを確認したのちに薬液を注入すると，確実な効果を得ることができる．薬液には，1%メピバカイン2mlを用い，ステロイド（デキサメサゾン2mg）を併用することもあるが，ステロイドの多用により軟骨破壊が助長されるため，その使用の可否には十分注意が必要である．ヒアルロン酸ナトリウムの関節内への注入は潤滑と軟骨の変性防止，痛みの軽減を目的に行われることがあるが，保険の適応がないためその使用には十分な検討が必要である．注射後は最大2週間の比較的安静を保つよう指示する．

6) 神経ブロック療法[4]

変形性足関節症，関節リウマチ，痛風，外傷後疼痛など足関節およびその周囲の痛みに適応があり，痛みの部位に合わせて脛骨神経ブロック（図4），後脛骨神経ブロック（図5），浅腓骨神経ブロック（図6）を行う．

a. トリガーポイント注射

トリガーポイントとは筋肉あるいはその周囲組織にしこりとして触れる部位のことで，持続性疼痛，圧痛，筋攣縮などを伴うことがあり，その部位の圧迫や針の刺入などによる関連痛を認める．足関節疾患においても図7に示した部位にトリガーポイントを認めることがあり，疼痛の緩和やその他の治療効果を高める作用がある．

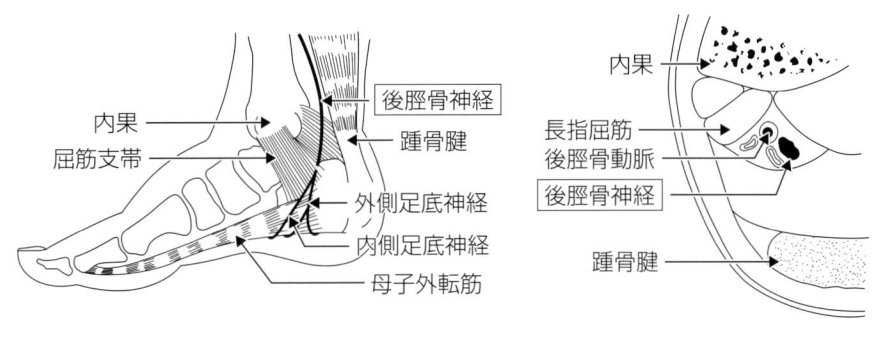

図5　後脛骨神経ブロックに必要な解剖

　内果の1～3cm背側で，アキレス腱の少し前位を刺入点とし，針を少し前方に向けながら進めると筋膜を貫く感覚と放散痛を得ることができ，血液の逆流がないことを確認したのちに1％メピバカイン3mlを注入する．超音波ガイド下に行うと確実なブロックを行うことができる．患者の体位にはこだわらない．

　（竹内　博．足関節，足底部，足背部の痛みに対するブロック．人間の医学 1998；33：508-11より改変引用）

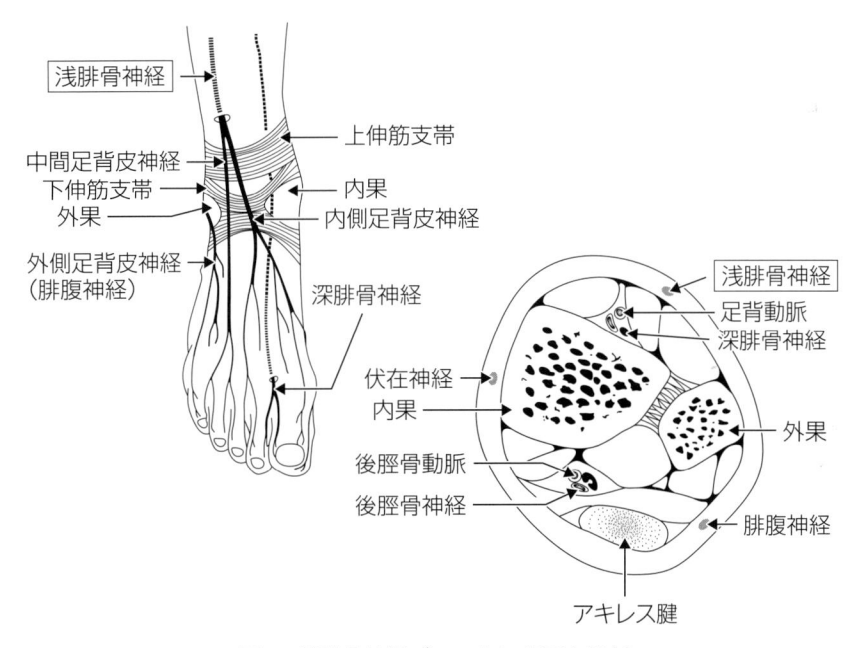

図6　浅腓骨神経ブロックに必要な解剖

　患者を軽く膝関節を屈曲した状態の仰臥位とし，足関節から約10cm上方で脛骨前縁と腓骨外側縁の中間点を刺入点の目安とする．圧痛点があれば，皮膚に垂直に針を刺入，1cm程度進めると放散痛が得られる．血液の逆流がないことを確認したのちに1％メピバカイン3mlを注入する．超音波ガイド下に行うと確実なブロックを行うことができる．患者の体位にはこだわらない．

　（竹内　博．足関節，足底部，足背部の痛みに対するブロック．人間の医学 1998；33：508-11より改変引用）

4. 予後，経過，次の手段

〈外科的治療〉

外科的治療が検討される進行例においても保存的治療は治療の基本で，保存的治療を継続しながら患者の全身状態を念頭に置いて外科的治療の適応を考える必要がある。外科的治療としては，関節鏡による遊離体摘出や滑膜切除，下位脛骨骨切り術，関節固定術，人工足関節置換術，骨・軟骨移植術などが行われている。外科的治療の選択にあたっては図8のフローチャート[4]を参考にするとよい。

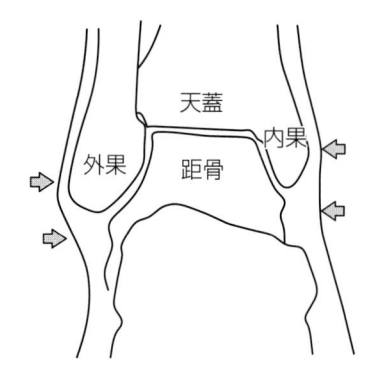

図7 足関節周囲のトリガーポイント

B その他の疾患

1. リウマチ性足関節障害

関節リウマチでは，全身の関節の滑膜に炎症が出現し，滑膜増殖，関節包の肥大，靱帯の弛緩，関節軟骨の破壊，関節の強直による痛みと変形が生じる。足関節も足部とともにリウマチ病変の好発部位である（図9）[5]。両側の足首や足趾に痛みを感じ，腫れがあれば本症を疑う。20～50歳代の女性に多いといわれている。他の関節（特に手関節）の腫脹・変形，朝のこわばり，関節局所の熱感，皮下結節，血液検査など所見により他の疾患との鑑別は比較的容易である。

X線撮影は，関節の破壊程度，変形の評価，治療方針の決定に必要不可欠である。CTは骨性病変の評価，MRIは早期の診断に有用である。

治療は，関節リウマチの診断がつきしだい，抗リウマチ薬や抗炎症薬による全身管理を行うとともに，足関節障害に対しては変形性足関節症と同様に保存的治療を行う。特に関節リウマチの足関節障害は外反を呈することが多く，足底挿板などの装具療法が重要である。進行例に対しては関節鏡による滑膜切除術，関節固定術，人工足関節置換術などが行われている。

2. アキレス腱炎，アキレス腱周囲炎，滑液包炎

足関節周辺部の痛みの原因として比較的多くみられるのがアキレス腱炎，アキレス腱周囲炎，滑液包炎である。

アキレス腱炎は，普段運動をしていない人が運動を始めたときや，普段から運動を行っている人が運動量を急激に増やしたときにみられるアキレス腱そのものの炎症である。アキレス腱周囲炎は，アキレス腱周囲のパラテノン（アキレス腱は腱鞘をもたず，コラーゲンやエラスチンからなるパラテノンによって全長を覆われている）の炎症を指す。ともにアキレス腱周囲の腫脹・熱感・圧痛を認める。通常は，安静，運動量の調整，運動後のアイスマッサージなどにより軽快する。

アキレス腱滑液包炎は，アキレス腱の踵骨付着部の前方（踵骨後部滑液包）と後方（アキレス腱皮下滑液包）の炎症で（図10），靴による機械的刺激や踵骨の後上縁にできた骨棘などが原因となって発症することが多い。アキレス腱付着部に痛みを訴えることが多く，たいていは足底板を使用する，靴を変えるなどの生活上の工夫で軽快する。

これらの疾患で安静，足底板，靴の改良などでも痛みが持続する場合，アキレス腱周囲の圧痛点に局所注射することがある（図11）。

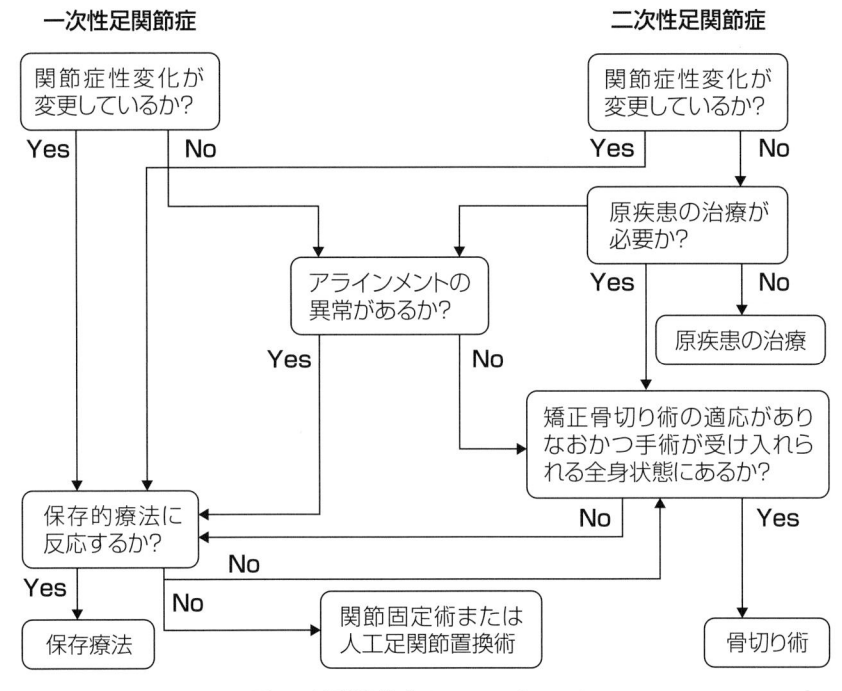

図8 外科的治療のフローチャート

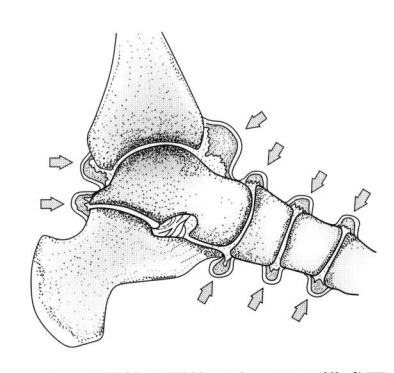

図9 足関節の関節リウマチの模式図

（寺山和雄，堀尾重治．足関節と踵部の疼痛と歩行障害．寺山和雄，堀尾重治編．図で説く整形外科疾患—外来診療のヒント．東京：医学書院；2005. p.155-60より改変引用）

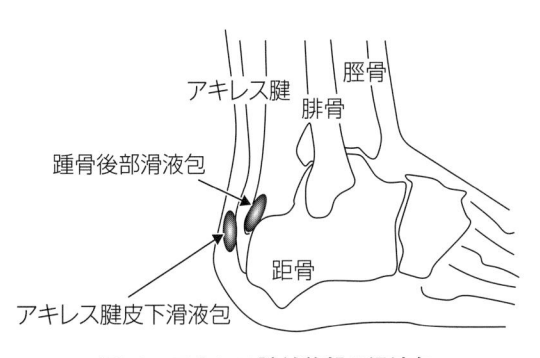

図10 アキレス腱付着部の滑液包

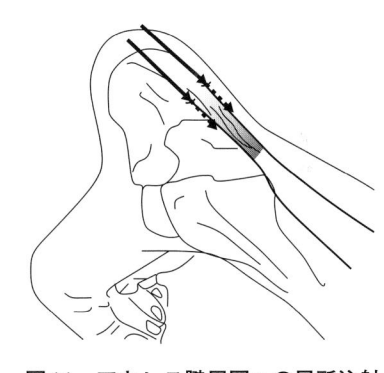

図11 アキレス腱周囲への局所注射

患者を腹臥位とし，術者が下肢を支持して足関節を背屈した状態に保持し，アキレス腱の遠位部の圧痛点を同定し，印を付ける．その部位のアキレス腱の両側から針を刺入し，アキレス腱の両脇で薬を注入する．薬液は片側1％メピバカイン1.5mlとデキサメタゾン0.5mlを使用する．アキレス腱は荷重のかかる腱であり，腱への直接穿刺は変性，断裂の原因となり，好ましくない．

3. 足根管症候群

脛骨内果，距骨，踵骨および屈筋支帯により構成される骨線維性トンネルである足根管（図12）[6]における脛骨神経の絞扼性障害で，内踝の下に限局性の圧痛を訴え，足底部から足趾にかけて放散痛を訴える．ガングリオン，足関節部の外傷や足根骨癒合症などが発症の原因となりうる．

ステロイド（デキサメタゾン1mg）と局所麻酔薬（1%メピバカイン0.5ml）の足根管内注入が有効なことが多く，難治例や再発を繰り返す症例では，原因検索を目的として手術が行われることもある．

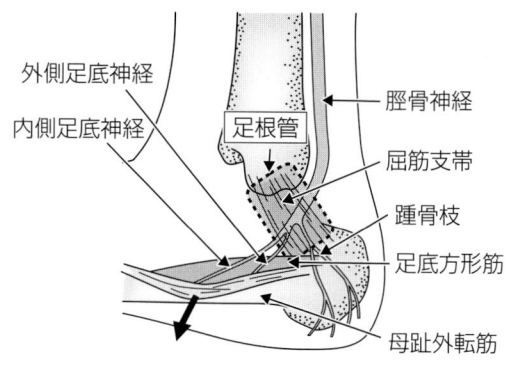

図12 足根管の解剖

脛骨神経は，脛骨内果，距骨，踵骨および屈筋支帯により構成される骨線維性トンネルである足根管を通る．
（佐藤勤也．足根管症候群．松崎昭夫編．新 図説整形外科講座 9. 下腿・足．東京：メジカルビュー社；1994. p.150-1 より改変引用）

4. 痛風

痛風発作は通常，足の第Ｉ趾の付け根に起こることが多いが，足関節周辺にも起こることがある．夜間の急激な痛み，発赤と腫脹を伴い，暴飲暴食後に発症することが多く，血清尿酸値の上昇を伴うことなどにより診断は比較的容易である．

激痛は数日で軽快することが多く，痛みの軽減にはNSAIDsが使用される．高尿酸血症の治療を並行して行うことはいうまでもない．

【文 献】

（A 変形性足関節症）
1) 山本晴康．足関節の痛み．整形外科 2000；51：1075-82.
2) 塩見由紀代，山上裕章．肘関節，手関節，足関節などのブロック．大瀬戸清茂編．透視下神経ブロック．東京：医学書院；2009. p.179-82.
3) 竹内 博．足関節，足底部，足背部の痛みに対するブロック．人間の医学 1998；33：508-11.
4) 小島 朗．変形性足関節症．越智隆弘編．整形外科外来シリーズ11：足の外来．東京：メジカルビュー社；1999. p.176-80.

（B その他の疾患）
5) 寺山和雄，堀尾重治．足関節と踵部の疼痛と歩行障害．寺山和雄，堀尾重治編．図で説く整形外科疾患―外来診療のヒント．東京：医学書院；2005. p.155-60.
6) 佐藤勤也．足根管症候群．松崎昭夫編．新 図説整形外科講座 9. 下腿・足．東京：メジカルビュー社；1994. p.150-1.

〔山口重樹，北島敏光〕

4 下肢のenthesopathy（腱・靱帯付着部症）

[enthesopathyについて[1]]

　筋と骨とを接続する腱，および，骨と骨とを接続する靱帯の骨への付着部を腱・靱帯付着部"enthesis"と総称し，この部位にみられる病変を"enthesopathy"（腱・靱帯付着部症）という。よく遭遇するのはスポーツ医学領域であるが，高齢化社会で市民のスポーツ活動も盛んな現代では，ペインクリニックでも本疾患群を診療する機会がある。スポーツによる障害[2,3]は，筋・筋膜炎，骨膜炎，腱・腱鞘炎，滑液包炎，疲労骨折，慢性コンパートメント症候群など多数あるが，enthesopathyの頻度もかなり高いといわれている。

　enthesisは，長管骨骨端にみられる軟骨性付着部と，骨幹部にみられる骨膜性付着部に分類される。enthesopathyは，運動モーメントが大きく，筋エネルギーが骨へ伝達される際に過大なストレスにさらされる軟骨性enthesisに好発する。スポーツや職業性障害，overuseなどによる外傷性enthesopathy，関節リウマチや脊椎関節炎による付着部炎（enthesitis），骨棘などによる退行性enthesopathy，代謝・内分泌性疾患によるenthesopathyなどがある。enthesopathyの病態は，反復負荷により微小な損傷がenthesisに生じ，その修復過程のバランスが崩れるとenthesisの石灰化や骨化，変性，周囲の滑膜包炎などが発生するため痛みを起こす。

　痛みは特定の動作時，活動時にみられ，安静時には軽減するが，進行すると安静時にも痛むことがある。しばしば局所の圧痛や腫脹がみられ，単純X線で腱や靱帯の付着部に一致して骨棘や骨隆起や骨片を認めることがある。超音波検査やMRIで病態の検索が試みられている。

　治療は保存的治療が主体で，急性期には局所の安静（rest）と冷却（ice），慢性期には温熱療法，ストレッチや適切な筋力トレーニング，装具治療やテーピングなどが行われる。運動メニューの見直しも必要であり，専門のトレーナーの指導を受けるのがよい。非ステロイド性抗炎症薬（nonsteroidal anti-inflammatory drugs：NSAIDs）の処方や，ステロイドや局所麻酔薬による局所ブロックが行われることもある。治療抵抗性の場合は，外科的治療が検討される。

A　ジャンパー膝（膝蓋腱付着部症）

1. 疾患の概要，痛みの原因

　跳躍と着地や，ダッシュとストップを繰り返すバレーボールやバスケットボール選手に多くみられる[4,5]。着地時の大腿四頭筋の伸長性収縮と，ジャンプ時の短縮性収縮の過度の反復による膝蓋腱付着部のenthesopathyである。

2. 症状，検査，診断

　スポーツ活動時，特に着地時や踏ん張って動作を止めるときの膝関節部の疼痛が特徴的で，膝蓋骨直下の腱付着部（図1）の圧痛を確認すれば診断できる。超音波検査で膝蓋腱の肥厚像や，MRIで膝蓋腱のT_2強調画像での高信号が見られる[6]。

3. ペインクリニックにおける治療

　保存的治療が主体で，急性期は運動後の局所の安静と冷却，慢性期には温熱療法，大腿四頭筋のストレッチ，筋肉トレーニングなどを行ってゆく。再発が多いため，運動メニューの見直しや練習環境の整備も必要である。局所ブロックを試みてもよい。

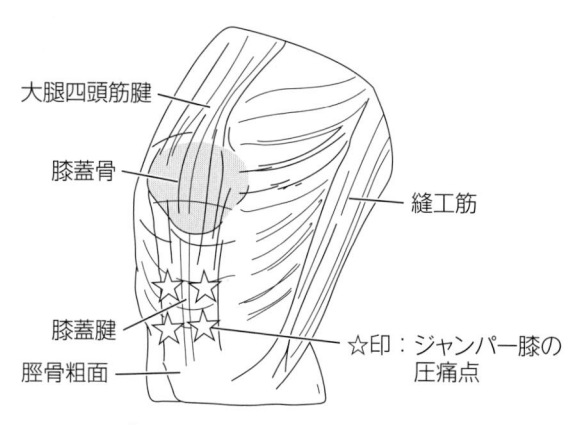

図1 ジャンパー膝(膝蓋腱付着部症)の圧痛点

跳躍と着地を反復するスポーツ選手によくみられるジャンパー膝は，膝蓋腱付着部のenthesopathyで，膝蓋骨直下の腱付着部に運動時痛と圧痛が認められる．

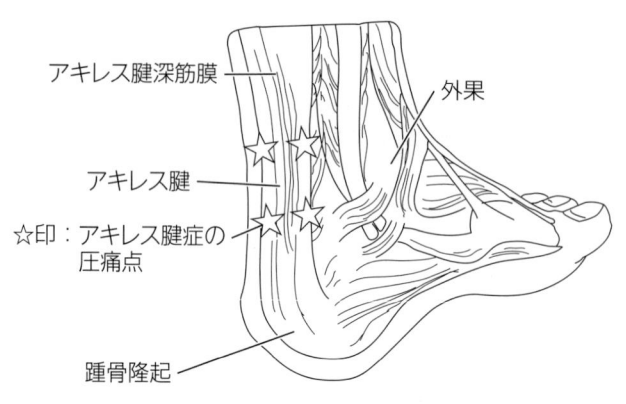

図2 アキレス腱症の圧痛点

アキレス腱の踵骨の付着部から2～6cmの部分は血行が乏しく腱上膜(パラテノン)と呼ばれ，この部位でしばしばenthesopathy(アキレス腱症)を発症する．

4. 予後，経過，次の手段

治療抵抗性の場合は，外科的治療[7]が考慮される。

B アキレス腱症(アキレス腱周囲炎)

1. 疾患の概要，痛みの原因[8, 9]

アキレス腱は，下腿三頭筋と踵骨とを結ぶ人体で最大の腱である。踵骨の付着部から2～6cmの部分は血行が乏しく腱上膜(パラテノン)と呼ばれ，この部位で病変を起こしやすい(図2)。アキレス腱炎と呼ばれることも多いが，腱付着部にかかる牽引力による組織変性が主病態であり(enthesopathy)，しばしば，踵部後部滑液包炎を合併する。不十分なウォーミングアップ，過剰なランニングなどのoveruse，下腿三頭筋の柔軟性の低下，不適切なシューズなどが原因となる。

2. 症状，検査，診断

症状は，特に走り始めのアキレス腱部の痛み

で，同部に圧痛や腫脹があり，足関節の背屈で同様の痛みが誘発される。単純X線で腱内の石灰化を認めたり，MRIで腱の肥厚やT₂強調画像で腱内に高信号を認める。

3. ペインクリニックにおける治療

保存的治療が主体で，急性期の安静・冷却は他のスポーツ障害と共通する。NSAIDsも投与する。数週間安静にしたのち，下腿三頭筋のストレッチ，筋肉トレーニングを始める。ヒールを少し上げた足底板も有効である。ステロイドを含めた局所のブロックについては否定的見解もあり，少なくとも急性期の症状の強い時期に限られる。

4. 予後，経過，次の手段

治療抵抗性の場合は，パラテノンの瘢痕部切除や癒着剝離術などの外科的治療も考慮される[10]。近年，体外式衝撃波治療（extracorporeal shock-wave treatment）も試みられている[11]。

C 足底筋膜炎

1. 疾患の概要，痛みの原因[12, 13]

足底は縦方向と横方向のアーチ構造をもち，荷重時の衝撃を緩衝する。縦方向のアーチは，母趾外転筋，短趾屈筋，小趾外転筋により保持される。これらを覆うのが足底筋膜で，踵骨隆起の内側部から起こり，5本の基節骨に付着する（図3）。強靱な足底筋膜の牽引・緊張により，着地時の荷重による縦アーチの過度の拡大が防止される。足の蹴り出し時には，中足趾節関節が伸展（背屈）して足底筋膜を巻き上げることによりアーチを挙上し，足の剛性と蹴る力を高める。このように足底筋膜の踵付着部には，足底筋膜の牽引力が集中し，さらに接地時の直接荷重が加わる。扁平足は縦アーチを低め足底筋膜

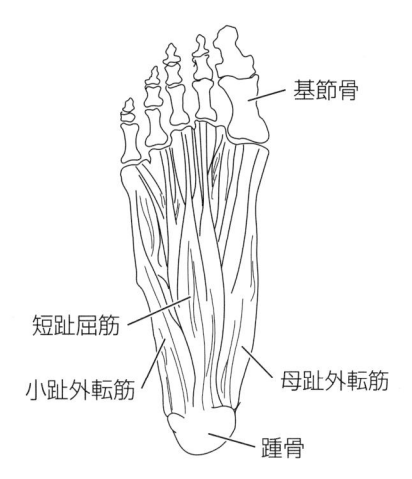

図3 足底筋膜の解剖
足底の縦方向のアーチ構造は，母趾外転筋，短趾屈筋，小趾外転筋により保持され，これらを足底筋膜が覆う．踵骨隆起の内側部から起こり，5本の基節骨に付着する．踵骨付着部には牽引ストレスが集中する．

のストレスを高めるが，極端な凹足（アーチの増強）も足の荷重緩衝作用を低下させるため，足底筋膜のストレスを増加させる。長距離ランニングやジャンプの反復，体重の増加，不適切な靴，長時間の起立なども発症原因となり，policeman's heelとの別名もある。最近は，スポーツの習慣のない高齢者にもしばしばみられる。

2. 症状，検査，診断

症状は踵内側部の痛みで，朝起床して立つときや，歩き始めや走り始めに多いのが特徴である。歩行により徐々に軽快するが，歩行量が増えると再び増悪する。進行例では，刺すような痛みとなり踵で着地できなくなり，歩行困難を訴える。

踵骨内側部に圧痛がみられ，足趾を背屈させると痛みを誘発することがある。足部側面の単純X線で踵骨底面に骨棘（踵骨棘）（図4）が認められることが多いが，反応性の骨増殖であり，これが病因とは考えられていない[14]。MRIで足底筋膜の肥厚と周囲の浮腫が認められる[15]。

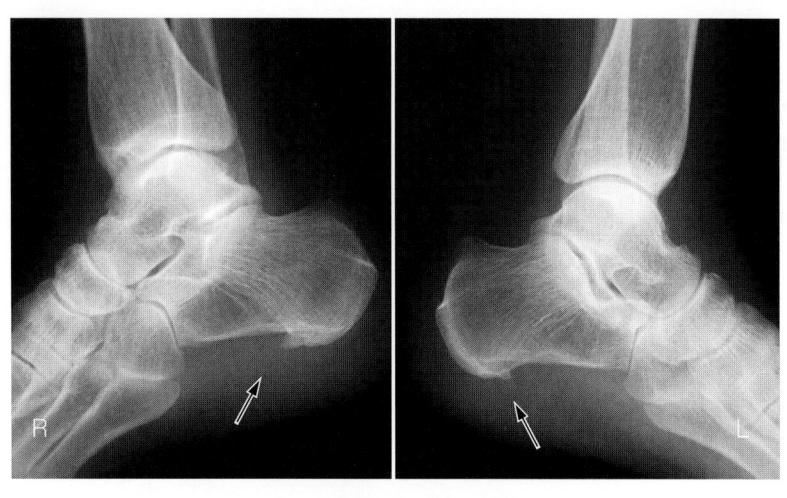

図4 踵骨棘(70歳,女性)

踵の痛み(右優位)で来院,両足底踵部に圧痛がみられ,足部側面の単純X線で右側に大きい踵骨棘が認められた.左側にも小骨棘がみられた.

3. ペインクリニックにおける治療[16]

炎症が強い場合は安静と冷却,慢性期では温熱療法などを行う.体重管理やシューズの調整,足部のアーチ構造を維持する装具療法も重要である.痛みの強い場合は,足関節背屈位で固定する装具を夜間装着させる(night splint).運動療法として,アキレス腱や足底筋のストレッチは慢性期でも有効である[17].筋力トレーニングは足部のアーチ機能を改善させる筋群の強化を目指す.

NSAIDsの内服やその経皮的吸収剤を試みてもよい.ステロイドを含めた局所ブロック注射は,発症早期で痛みの強い場合に2,3回試みてもいいが,脂肪組織の萎縮や筋膜の断裂のおそれがあり推奨されていない.熊井ら[1]は足底筋膜と踵骨間にヒアルロン酸製剤の注入を行っている(図5).

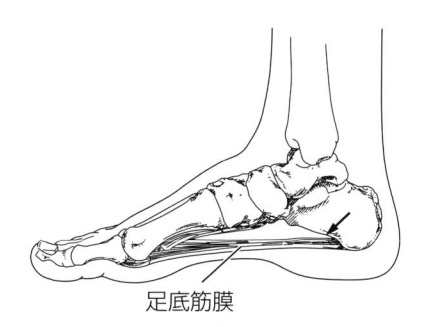

図5 足底筋膜と踵骨間へのヒアルロン酸製剤の注入

足底筋膜炎の保存的治療の一つとして,側方から筋膜下(踵骨との間隙)にヒアルロン酸製剤を注入する試みがなされている.

(熊井 司,高倉義典.腱・靱帯付着部障害の病態と治療法の選択.整・災外 2005;48:527-38より改変引用)

4. 予後,経過,次の手段

難治症例では足底筋膜の切離術(内側半側の部分切除)や踵骨棘切除術が行われ,近年は鏡視下でも行われることがある[18].また,体外式衝撃波治療も試みられている[19].

【文 献】
(enthesopathyについて)

1) 熊井 司,高倉義典.腱・靱帯付着部障害の病態と治療法の選択.整・災外 2005;48:527-38.
2) 内藤正俊.ランニング障害.医学と薬学 2008;59:339-44.
3) Wilder RP, Sethi S. Overuse injuries: tendinopathies, stress fracture, compartment syndrome, and shin splints. Clin Sports Med 2004;23:55-81.

(A ジャンパー膝)

4) Blazina ME, Kerlan RK, Jobe FW, et al.

Jumper's knee. Orthop Clin N Am 1973 ; 4 : 665-78.
5) Peers KH, Lysens RJ. Patellar tendinopathy in athletes : current diagnostic and therapeutic recommendations. Sports Med 2005 ; 35 : 71-87.
6) Khan KM, Bonar F, Desmond PM, et al. Patellar tendinosis (jumper's knee) ; findings at histopathologic examination, US, and MR imaging. Radiology 1996 ; 200 : 821-7.
7) Ferretti A, Conteduce F, Camerucci E, et al. Patellar tendinosis ; a follow-up study of surgical treatment. J Bone J Surg 2002 ; 84-A : 2179-85.

（B アキレス腱症）

8) Clement DB, Taunton JE, Smart GW. Achilles tendinitis and peritendinitis : etiology and treatment. Am J Sports Med 1984 ; 12 : 179-84.
9) Aronow MS. Posterior heel pain (retrocalcaneal bursitis, insertional and noninsertional Achilles tendinopathy). Clin Podiatr Med Surg 2005 ; 22 : 19-43.
10) Alfredson H, Lorentzon R. Achilles tendinosis ; recommendations for treatment and prevention. Sports Med 2000 ; 29 : 135-46.
11) Rasmussen S, Christensen M, Mathiesen I, et al. Shockwave therapy for chronic Achilles tendinopathy : a double-blind, randomized clinical trial of efficacy. Acta Orthop 2008 ; 79 : 249-56.

（C 足底筋膜炎）

12) 草木雄二，平山瑞晴，脇元幸一ほか．足底筋膜炎．理学療法 2006 ; 23 : 390-5.
13) Karr SD. Subcalcaneal heel pain. Orthop Clin N Am 1994 ; 25 : 161-75.
14) Kumai T, Benjamin M. Heel spur formation and subcalcaneal enthesis of the plantar fascia. J Rheumatol 2002 ; 29 : 1957-64.
15) Theodorou DJ, Theodorou SJ, Kakitsubata Y, et al. Plantar fascilitis and fascial rupture : MR imaging findings in 26 patients supplemented with anatomic data in cadevers. Radiographics 2000 ; 20 : S181-97.
16) Michelsson O, Konttinen YT, Paavolainen P, et al. Plantar heel pain and its 3-mode 4-stage treatment. Mod Rheumatol 2005 ; 15 : 307-14.
17) 庄野　和，野口昌彦，関根千晶ほか．足底筋膜炎に対する保存治療の成績．靴の医学 2005 ; 19 : 28-31.
18) 熊井　司，高倉義典．Day Surgeryによる足の外科．骨・関節・靱帯 2005 ; 18 : 243-52.
19) Tornese D, Mattei E, Lucchesi G, et al. Comparison of two extra-corporeal shock wave therapy techniques for the treatment of painful subcalcaneal spur. A randomized controlled study. Clin Rehabil 2008 ; 22 : 780-7.

〔橋爪圭司〕

5 下肢の絞扼性神経障害

[絞扼性神経障害について]

ペインクリニックでも絞扼性神経障害(entrapment neuropathy)を診療する機会がある。痛み疾患の鑑別,例えば,頸椎症性神経根症と肘部管症候群や,根性坐骨神経痛と梨状筋症候群の鑑別診断においても,本疾患群の知識は不可欠である。

1. 疾患の概要,痛みの原因[1, 2, 3]

末梢神経は,管状の狭部(tunnel)を通る場所や,線維性や筋性の帯部(band)において方向を変える場所で機械的刺激を受ける(絞扼点:entrapment point)。そこに種々の誘因が加わって,神経炎症や神経損傷を来した病態が絞扼性神経障害である。

誘因には外因性と内因性がある。外因性誘因は,tunnel容積の減少や,異常なspace occupy lesionの存在で,骨折や骨棘による変形,ガングリオンなどの腫瘍,肥厚した関節包や靱帯,破格筋や線維性構造物などである。特定の運動・作業の反復も,絞扼点での刺激を増強する。内因性誘因は,神経の易損性を亢進させる状態・疾患であり,妊娠,閉経前後,糖尿病,ビタミン欠乏症,薬物中毒などがある。これらは神経組織の浸透性を変化させ,神経浮腫を生じて神経損傷を誘発する。

慢性的・機械的刺激により,神経の線維化と血流障害が生じ,神経・血管関門が破綻すると神経内浮腫が発生する。神経内圧の上昇により神経内の血流不全・酸素欠乏状態が継続し,しだいに神経障害を起こす。神経線維レベルでの障害は,脱髄(neurapraxia),軸索断裂(axonotmesis),神経断裂(neurotmesis)の3種類に分類される(Seddon分類)。

2. 症状,検査,診断[1, 2]

絞扼性神経障害の症状は,神経支配領域の知覚障害,運動障害である。知覚障害はしびれ(numbness)で始まることが多く,錯知覚症(paresthesia)や知覚異常(dysesthesia)や異痛症(allodynia)がみられることもある。初期には間欠性で動作時に多くみられるが,しだいに恒常的になり痛みと表現されることが増える。これは,軸索の変性や脱髄などの器質的な変化を示唆する。進行すると,夜間痛を認める場合もある。

他覚的には,絞扼点の圧痛や,支配領域の知覚鈍麻(hypesthesia)または知覚過敏(hyperesthesia)や,筋力低下,巧緻運動障害,筋萎縮などを認めるが,程度はさまざまである。Tinel徴候は,絞扼神経の経皮的叩打による自覚症状の再現・増強をみるもので,本疾患群に特徴的な所見とされる。また,手根管症候群でのPhalenテストのように,特定の姿位により症状の増悪をみる誘発テストもある。

X線撮影にて,骨変形や骨棘を検索したり,CT,MRI,超音波検査などで腫瘍性病変の有無を調べる。

電気生理学的検査が重要で,筋電図と神経伝導検査がある。筋電図[4]は,針電極を用いて筋細胞の電位変化を測定する。安静時筋電図では,線維自発電位(fibrillation potential)と,陽性鋭波(positive sharp wave)が末梢神経障害を示唆する。随意収縮時の筋電図では,神経損傷や神経変性後の再生過程で,多相性で大振幅・長持続の複合電位(complex NMU potential)が認められる。

神経伝導検査[5]は,運動神経と感覚神経を区別して刺激し,誘発活動電位を測定する。運動神経では複合筋活動電位(compound muscle action potential:CMAP)の,知覚神経では感覚

神経活動電位（sensory nerve action potential：SNAP）の，潜時，振幅，持続時間などを測定する．刺激点間の距離を潜時差で除したものが伝導速度である．軸索の変性では，誘発電位の振幅低下が特徴的である．脱髄病変では潜時，潜時差が延長し，伝導速度が低下する．重度の脱髄では伝導ブロックとなる．

限局性の病変は長い正常分節に埋没して，しばしば伝導検査に反映されない．そのような場合にインチング法がある．運動性インチング法は，1～2cm間隔で刺激して支配筋からCMAPを導出し，正確な障害部位の同定を行う[6]．知覚性インチング法は，神経にそって2cm間隔で刺激に対する反応を導出し，障害部位の同定や障害の程度を判定する[7]．

鑑別診断として，脊椎疾患による神経根症や脊髄症が重要である．その他，神経痛性筋萎縮症，糖尿病性ニューロパチー，多発性ニューロパチー，ミオパチー，複合性局所疼痛症候群（complex regional pain syndrome：CRPS）や，部位によっては，変形性関節症，腱炎，滑液包炎との鑑別も必要である．

3. ペインクリニックにおける治療[1,2]

局所の安静や外因の除去により，神経の機械的刺激を軽減する．装具による負荷の軽減や，足部の絞扼障害では適切な靴による矯正・免荷も有用である．低周波療法，温熱療法などの理学療法も行われる．

薬物治療は，非ステロイド性抗炎症薬（non-steroidal anti-inflammatory drugs：NSAIDs），末梢神経代謝改善薬，末梢血行改善薬などがある．それぞれ，神経炎症，神経損傷，血行障害に対応する処方である．消炎鎮痛薬は，少なくとも神経損傷が完成するまでの神経炎症に有効である．末梢神経代謝改善薬としてビタミンB_1，B_{12}製剤などの向神経性ビタミン剤が，神経の代謝改善，神経損傷の治癒促進を期待して処方される．末梢血行改善剤は，神経内の血液循環を改善し，神経浮腫の軽減などが期待される．

絞扼点への局所麻酔薬とステロイドの注入治療（絞扼点ブロック）は，絞扼点の同定は圧痛点の同定と同じで，注射は局所浸潤ブロックの手技と同じであり，ペインクリニシャンには日常的な治療である．細い注射針を用いて，少量のステロイド（デキサメサゾン1～2mgなど）を混合した0.5～1%リドカインやメピバカインを絞扼点に1～5ml注入する．ジブカインにサリチル酸を配合したネオビタカイン®も使用される．正しく薬液が注入されて愁訴が改善すれば，診断的な意義がある．なお，運動神経枝を含む場合は，筋力低下を一時的に来すので事前に説明しておく．適切な安静や免荷を指導しながら，絞扼点ブロックを数回反復すれば，多くの症例が軽快する．

4. 予後，経過，次の手段

上記の保存的治療に抵抗する症例や，明らかな神経圧迫病変が存在する場合は，外科的な絞扼部の神経解離術や，圧迫原因の切除術などの適応になる．特に運動障害が顕著な場合は，保存的治療に固執せずに，早期に手術を行い運動機能の回復を図ることが望まれる．

[各 論]

下肢に分布する神経は，おおむね$L_{1～4}$脊髄神経からなる腰神経叢と，$L_4～S_3$脊髄神経からなる仙骨神経叢に由来する．前者からは，外側大腿皮神経，閉鎖神経，大腿神経などが分岐する．後者からは坐骨神経が生じ，総腓骨神経と脛骨神経に分かれる．神経の解剖にそって，下肢の絞扼神経障害の各論を述べる．

A 知覚異常性大腿痛（外側大腿皮神経障害）

1. 疾患の概要，痛みの原因

外側大腿皮神経は，$L_{2～3}$脊髄神経根に由来する純知覚性神経で，腸腰筋をくぐり抜けたの

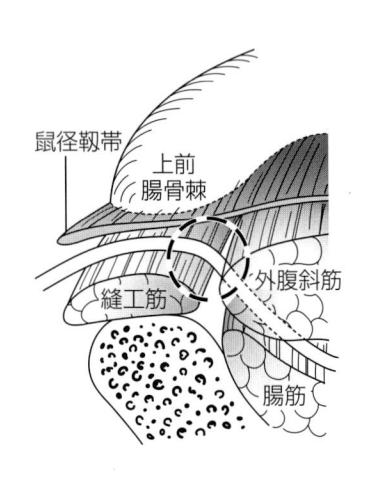

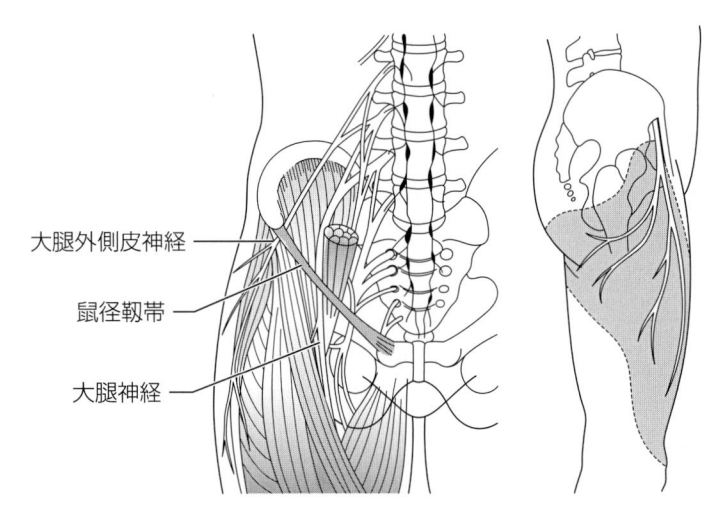

図1　外側大腿皮神経の解剖

外側大腿皮神経は純知覚性神経で，腸骨筋の表面を下方へ走り，上前腸骨棘の内側で急峻に曲がり，鼠径靱帯の外側端と，縫工筋の間を通り骨盤外に出る．
(岩崎　聖，尾鷲和也，内海秀明ほか．末梢神経障害—基礎と臨床のすべて—外側大腿皮神経障害．整・災外 2008；51：561-7より引用)

ち，骨盤内で腸骨筋(iliac muscle)の表面を下前方へ走る．上前腸骨棘の内側で急峻に曲がり，鼠径靱帯の外側端と，縫工筋の間を通り骨盤外に出る．その後，前枝と後枝に分かれ，前枝は鼠径靱帯の下方で大腿筋下に現れ，膝までの大腿前・側面の皮膚知覚を支配する．後枝は大腿の後方を走り，大転子から大腿外側面の皮膚知覚を支配する(図1)．

本神経が，鼠径靱帯と縫工筋間の狭部で絞扼されて発症する絞扼性神経障害が外側大腿皮神経障害であり，知覚異常性大腿痛(meralgia paresthetica)とも呼ばれる[8,9]．Merosはギリシャ語で足，algosは痛みを意味する．最初の報告は1878年で，報告者の名からBehnhardt-Roth症候群とも呼ばれる．

外側大腿皮神経が骨盤外に出る部位で，解剖学的にいくつかのvariationが知られている．Grossmanのreview[10]によれば，前上腸骨棘(および鼠径靱帯)の上を神経が走るtype A，鼠径靱帯を貫くtype B，縫工筋腱を通過するtype C，鼠径靱帯の深部・縫工筋の内側を通るtype D，および骨盤内で前枝と後枝に分岐しそれぞれ別個に鼠径靱帯の下を走るtype Eがあり，type Aは数％と少数だが，ほかはそれぞれ20数％の頻度でみられる(図2)．type CとDがおおむね正常解剖と考えられるが，両者を合計しても半数にすぎない．解剖屍体65体で本神経の走行を検討した報告[11]では，11％が上前腸骨棘よりも後上方を通過しており，腸骨採取時に神経を損傷しうる可能性が指摘されている．

病因として，糖尿病などの代謝性要因も指摘されるが，大部分は鼠径靱帯部での機械的圧迫と考えられる．コルセット，ベルト，tightな下着(ボディスーツなど)，肥満，妊娠，腹水，腸骨の骨性隆起などが挙げられるが，原因がはっきりしない場合も多い．また，腸骨採骨時の神経損傷や，虫垂炎や鼠径ヘルニア術中の圧迫などの医原性病因も報告されている[8,9]．

発症頻度については，年間1万人につき数人程度と考えられている[12]．

2. 症状，検査，診断

症状は，大腿前・外側部の痛みと異常知覚(焼けるよう，刺すようなど)で，外側大腿皮神経支配領域の知覚異常(鈍麻も過敏もありうる)を認める．股関節の伸展(神経を伸展する姿位)で増強することが多いといわれている．

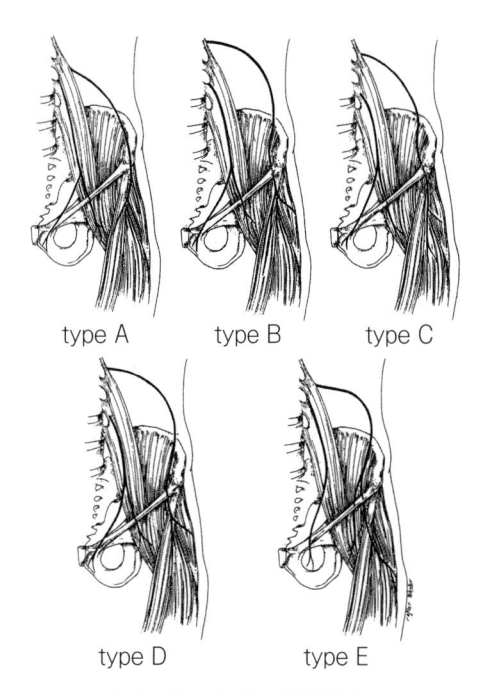

図2 外側大腿皮神経の解剖学的variation

鼠径靱帯の上を走るtype A（4％），鼠径靱帯を貫くtype B（27％），縫工筋腱を通過するtype C（23％），鼠径靱帯の深部・縫工筋の内側を通るtype D（26％），骨盤内で前枝と後枝に分岐するtype E（20％）がみられる．
（Grossman MG, Ducey SA, Nadler SS, et al. Meralgia paresthetica : diagnosis and treatment. J Am Acad Orthop Surg 2001 ; 9 : 336-44より引用）

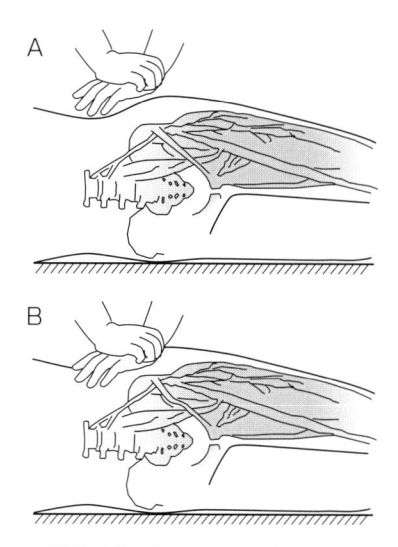

図3 Pelvic compression test

A：患者を患側上の側臥位とし，B：骨盤を45秒間圧迫し，鼠径靱帯を緩める．その結果，自覚症状が改善すれば陽性である．
（Nouraei SAR, Anand B, Spink G, et al. A novel approach to the diagnosis and management of meralgia paresthetica. Neurosurgery 2007 ; 60 : 696-700より引用）

上前腸骨棘内側部の圧痛や，絞扼部のTinel徴候を認める．側臥位にて骨盤を45秒間圧迫することにより鼠径靱帯を緩めて，自覚症状の改善の有無をみるpelvic compression testが感度，特異度とも優れるとの報告がある（図3）[13]．絞扼点ブロックの有効性は有力な診断的情報である．神経伝導検査でSNAPなどを導出して，補助診断することもある．

上位腰髄神経根症状や，股関節疾患との鑑別が必要で，まれに骨盤内腫瘍などで本神経が中枢部で障害されて類似症状を呈する場合もあるので，腰椎や骨盤MRIなどの検索が必要なことがある．

3. ペインクリニックにおける治療

NSAIDsなどを投与し，コルセットやボディスーツなどの外的要因が考えられる場合は，それを除去する．しかし，原因がはっきりしない症例も多く，本疾患が疑われる場合は，診断的意義も含めて外側大腿皮神経ブロックを行うことが多い．手技[14]は成書に詳しいが，圧痛またはTinel徴候を認める上前腸骨棘内側・鼠径靱帯直下の絞扼点を目標にする．細い注射針で，デキサメサゾン1～2mgを混合した1％メピバカインかリドカイン5～10ml程度を，深さを変えながらまんべんなく注入する．放散痛を必ずしも確認しなくても，浸潤ブロックで十分に効果が得られる．大腿外側の皮膚知覚が低下・消失して，自覚的症状も軽減・消失すれば，診断は確実である．ある程度の間隔をあけて，数回施行すれば軽快する症例が多い．

ブロック治療の効果は一般に良好であるが，時に難治性症例もある．われわれは絞扼点ブロックで一時的効果しかない症例に対して，絞扼点への高周波熱凝固治療を試み，除痛できた経験がある（図4）[15]．本疾患は，純粋な知覚神経障害なので，皮膚知覚が過敏ないし低下して

いても軽度で，外側大腿皮神経ブロックで一時的効果がある場合は，絞扼点への高周波熱凝固を試みる価値がある。ただし，絞扼性神経障害は不全神経損傷と考えられ，神経破壊術がさらなる損傷をもたらす危険性を考慮して，低温から開始し，効果をみながら凝固温度を徐々に上げる方法が安全である。

4. 予後，経過，次の手段

79例の治療経過の解析[16]では，経口鎮痛薬，安静，悪化要因の除去で21例が軽減し（→残58例），局所麻酔薬ブロックにより48例が軽減し（→残10例），ステロイド注入で7例が軽減し，残り3例に手術が行われた。このように多くは保存的治療で軽快するが，抵抗する症例は観血的治療の適応である。外科的治療には，神経剥離術[17]または神経切除術があるが，切除術後は大腿外側の皮膚知覚を喪失するので，剥離術が第一選択となる。

B 伏在神経の絞扼性障害[18, 19]

大腿神経の最長の末梢枝である伏在神経は，純知覚性である。大腿内側を下降し，内転筋管（Hunter's canal）に入り，その腱膜を前方へ貫き縫工筋の後方に出る。さらに下降し，内側上果周辺で膝蓋下枝と内側下腿皮枝（膝下枝）に分かれる。膝蓋下枝は膝前面に分布し，内側下腿皮枝はさらに下腿内側を下り下腿の前・内側の皮膚に分布し，終枝は足根内側と母趾球に至る。

伏在神経が内転筋管を貫く部位での絞扼障害は，Hunter's canal syndromeと呼ばれ，大腿内側部から下腿内側，足部内側に達する異常知覚・痛みを呈し，第3，4腰神経根症状との鑑別を要するが，まれである。誘因として，伏在静脈グラフト採取時の神経損傷が知られる。膝蓋下枝の障害では，膝関節前・内側部の痛み，膝屈曲時の増強，膝蓋下枝出口の圧痛などを呈し，変形性膝関節症との鑑別を要する。膝関節手術の既往が，発症誘因になることがある。治

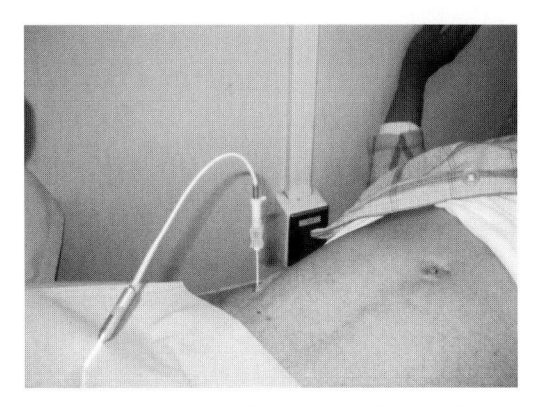

図4 外側大腿皮神経高周波熱凝固の1例

63歳の男性，右腸骨稜下部，鼠径靱帯部に圧痛ならびにTinel徴候あり．外側大腿皮神経ブロックで一時的効果あり．非絶縁部4mmの凝固針を刺入し，50Hz・1Vの試験刺激で疼痛の再現が得られたので，50℃×90秒間の高周波熱凝固を施行した．

療は，絞扼点ブロックなど，保存的に行われる。

C 閉鎖神経の絞扼性障害

股関節術後や，閉鎖孔部の腫瘍などにより発症するが，きわめてまれである。知覚神経線維，運動神経線維を含むので，鼠径部から膝部の痛み，股関節内転筋のスパスム，筋力低下などを来す。治療として，閉鎖神経ブロックがある。

D 梨状筋症候群（骨盤出口症候群）

1. 疾患の概要，痛みの原因

梨状筋症候群（piriformis syndrome）は，1947年Robinsonが名称を提唱したもので，古典的6徴候が有名である。臀部の外傷や，解剖学的変異を基礎として，梨状筋が坐骨神経を絞扼・刺激して，臀部痛や下肢痛（坐骨神経痛），腰痛などを起こす症候群である（一次性梨状筋症候群）。骨盤後方部の他の構成体（内閉鎖筋，上・下双子筋や，破格筋など）が坐骨神経を圧迫することもあり，異常血管や動脈瘤，ガングリオ

ンなどの腫瘍性病変，骨折，化骨性筋炎，滑膜包炎，子宮内膜症，股関節術後の癒着など，いろいろな原因[20, 21]が知られており，これらを二次性梨状筋症候群[22]と呼称したり，あるいは骨盤出口症候群[23]と総称されることもある。

梨状筋は第2，3，4仙骨前面から起こり，大坐骨孔を介して骨盤内を通過し，大転子の上部に達し，$S_{1, 2}$の神経支配を受ける。坐骨神経は，腰・仙骨神経叢のL_4〜S_3から生じて，通常は梨状筋の前面を後下外側方に走り，大坐骨孔の梨状筋下孔から骨盤腔外へ出て，大腿後面で下方へ曲がる。大多数の坐骨神経は，骨盤腔外で総腓骨神経と脛骨神経に分岐するが，高位で分岐する例があり，梨状筋との解剖学的関係で6種類のvariationが知られている（図5）。梨状筋前面を，分岐しない坐骨神経が通るtype Aが通常型で約80％と最も多く，分岐した総腓骨神経が梨状筋筋腹を，脛骨神経が梨状筋前面を通るtype Bが約15％，その他，分岐して筋の前後を通るtype C，分岐しない神経が筋腹を貫通するtype Dなどが，それぞれまれに見られる[24, 25]。

発症誘因として，臀部や腰部の外傷歴・手術歴，ランニングなどスポーツによるoveruseなどが指摘されている。

本症候群は以下に述べるように確定的な所見が乏しく，病歴や臨床所見に基づいて除外診断されることが多く，その実在には以前から議論がある。疫学も坐骨神経痛の1％未満とするものから，5，6％とするものなど一定しない。

2. 症状，検査，診断

症状は，車の運転などで増悪する臀部の痛みが多く，硬い椅子に座りづらい，患側臀部を浮かせて座るなどの特徴があり，"wallet neuritis"，"hip pocket neuropathy"とも呼ばれる。下肢へ放散する坐骨神経痛をしばしば随伴し，前屈や物品の挙上などで増悪する。梨状筋近位は骨盤外側壁を形成するので，腸管運動や排尿と痛みが関連することもある[22]。

他覚所見として，仙骨関節・大坐骨切痕・梨

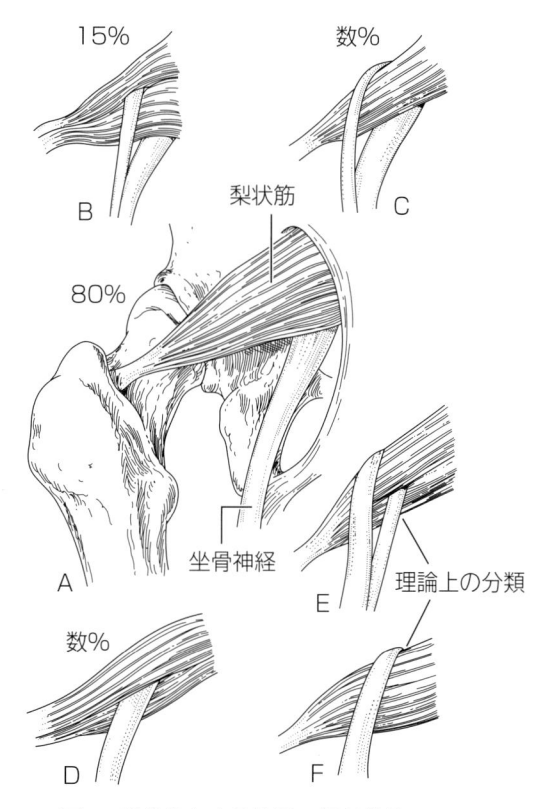

図5 梨状筋と坐骨神経の解剖学的variation

梨状筋前面を坐骨神経が通るtype Aが通常型で最も多い（約80％）が，骨盤腔内で総腓骨神経と脛骨神経に分岐する例がある．梨状筋との解剖学的関係でvariationがあり，総腓骨神経が梨状筋筋腹を，脛骨神経が梨状筋前面を通るtype B（約15％），分岐して筋の前後を通るtype C，分岐しない神経が筋腹を貫通するtype Dなどが，それぞれまれに見られる．

(Beaton LE, Anson B. The sciatic nerve and the piriformis muscle : their interrelation a possible cause of coccygodynia. J Bone J Surg Am 1938 ; 20 : 686-8, Pokorny D, Jahoda D, Veigl D, et al. Topographic variations of the relationship of the sciatic nerve and the piriformis muscle and its relevance to palsy after total hip arthroplasty. Surg Radiol Anat 2006 ; 28 : 88-91 より引用)

状筋領域に圧痛がみられ，骨盤触診や直腸診で腫大した梨状筋を触知し，時に大臀筋の萎縮を見る。坐骨神経領域の感覚障害，運動障害は必ずしも明瞭でない。腰椎椎間板ヘルニアなどによる根性坐骨神経痛との鑑別が重要であるが，容易でない。誘発試験として，Lasegue，Bragard，Kemp各徴候の特異性は低いが，しばしば陽性になる。梨状筋は股関節の外転・外

旋，歩行時は屈曲に作用する．股関節の屈曲，内転，内旋で増悪し，外旋，伸展，牽引で軽快する傾向がある．梨状筋の収縮試験としてPace徴候[26]（坐位で股関節外転に抗する），Beatty徴候[27]（患側上の側臥位で，股関節を内転・内旋して下肢を浮かすと痛む）がある．筋伸展試験にはFreiberg徴候[28]（仰臥位で股関節を軽度屈曲して内旋強制すると痛む），FAIR (FADIR)（患側肢を上の側臥位で，屈曲・内転・内旋を加える）徴候がある．臀部圧痛点へのブロック注射で各徴候が消失すれば，診断的価値が高い．

神経生理学検査ではFreiberg姿位で体性感覚誘発電位を測定したり，FAIRテスト時のH-reflexの遅延所見を認めれば診断的価値が高いといわれる[29]．

画像所見では，CT, MRで腰椎疾患や骨盤内腫瘍などの除外診断が必要である．梨状筋の萎縮や肥大所見が，梨状筋症候群を示唆するとの見解[30]もあるが，CTや超音波検査では診断は難しい[31,32]．骨盤部のMR neurographyで，梨状筋のサイズの左右非対称，坐骨切痕における坐骨神経の信号増強所見が特異的との見解[33]もある．

鑑別を要する疾患として，腰下肢痛を示す腰椎椎間板ヘルニア，腰椎椎間関節症，脊柱管狭窄症のほか，転子部滑液包炎，仙腸関節疾患，骨盤内腫瘍，子宮内膜症などがある．

3. ペインクリニックにおける治療

一般的な治療として，NSAIDs，筋弛緩薬などの薬物治療と，股関節部・臀部のストレッチ，マッサージ，温熱治療などの理学療法がある．これらに反応しない場合は，ブロック注射が適応になり，症状や誘発徴候が消失すれば，有力な診断的価値をもつ[22]．伝統的な坐骨神経ブロックの手技は，患側上の側臥位で股関節を屈曲・軽度内旋し（Sim's position），後上腸骨棘と大転子上縁間の中点の3〜5cm下方から垂直に刺入し，下肢へのparesthesiaが得られたところで，局所麻酔薬を5〜10ml注入する．正

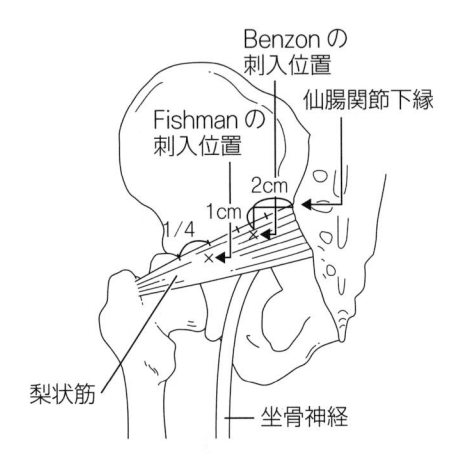

図6 透視下坐骨神経ブロック（梨状筋ブロック）の手技
X線透視下に，仙腸関節下縁の外側2cm，尾側1cmから刺入する方法[35]と，股関節臼蓋上縁と仙腸関節下縁を結ぶ線上のほぼ中点から刺入する方法[34]がある．
（大谷晃司，菊地臣一．末梢神経障害―基礎と臨床のすべて―梨状筋症候群．整・災外 2008；51：569-74より引用）

確にブロックされれば，運動麻痺が生じる．

近年の論文では，梨状筋に注入する方法（梨状筋ブロック）と，坐骨神経やその周囲に注入する方法（坐骨神経ブロック）がある．梨状筋の同定は，筋電図[34]，X線透視下[35]，CTガイド下[36]，超音波ガイド下[37]，MRIガイド下[33]で行われる．坐骨神経の同定方法は，超音波ガイド下[38]，神経刺激装置[35]が報告されている（図6）[20]．

注入薬は，局所麻酔薬，ステロイド，ボツリヌス毒素がある．運動麻痺を避けるため，坐骨神経には希釈した局所麻酔薬とステロイド（メチルプレドニゾロン40〜60mgなど）[35,38]が注入される．梨状筋には局所麻酔薬とステロイド[33,35]，ボツリヌス毒素[34,36]が注入され，ボツリヌス毒素A100単位の注入で，ステロイドよりも長期的な疼痛軽減をみたという報告もある[36]．ボツリヌス毒素の副作用として，口渇と嚥下困難が報告されている．

4. 予後，経過，次の手段

保存的治療に抵抗する症例や，解剖学的異常の指摘された症例では，梨状筋の切離術，腱付着部の移行術などの外科的治療が適応となる．

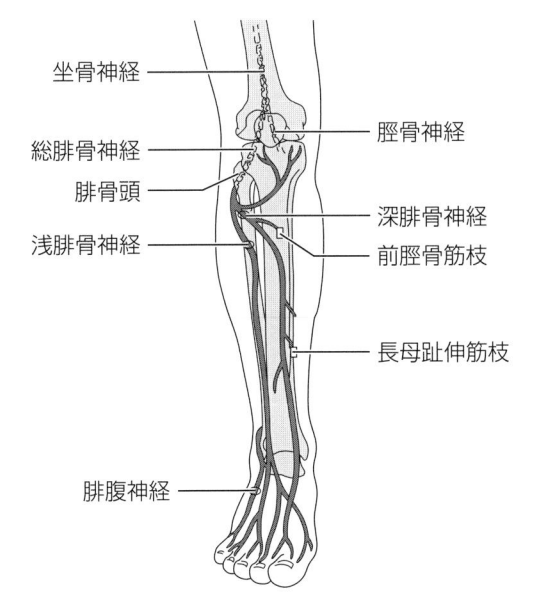

図7 総腓骨神経の解剖

総腓骨神経は，膝窩後面を大腿二頭筋縁にそって下外側に走り，膝関節下方外側の腓骨頭に接して前下方に急峻に屈曲し，膝関節前面から下腿前面に達し，浅腓骨神経と深腓骨神経に分岐する．

(McCluskey LF, Webb LB. Compression and entrapment neuropathies of the lower extremity. Clin Neurol 1999；16：97-125 より改変引用)

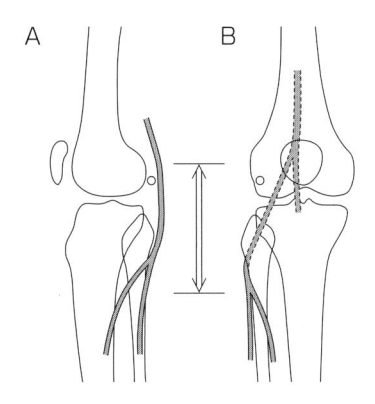

図8 総腓骨神経と腓骨頭の位置関係

総腓骨神経は膝関節外側下方の腓骨頭頸部の直上，皮膚の直下を通過するため，圧迫損傷を受けやすい．
(宮坂芳典．末梢神経障害—基礎と臨床のすべて—腓骨神経麻痺．整・災外 2008；51：581-91 より引用)

E 総腓骨神経障害

1. 疾患の概要，痛みの原因

坐骨神経は，膝窩部で総腓骨神経と脛骨神経に分岐する．総腓骨神経は，膝窩後面を大腿二頭筋縁にそって下外側に走り，膝関節下方外側の腓骨頭に接して前下方に急峻に屈曲し，外側腓腹皮神経と膝関節枝を出したのち，膝関節前面から下腿前面に達し，浅腓骨神経と深腓骨神経に分岐する(図7)[39]．

総腓骨神経が腓骨頭に接して通過する部位は fibular tunnel とも呼ばれ，その浅層は長腓骨筋の起始腱，深層は腓骨頭の外側面・ヒラメ筋の腱起始部である．このように総腓骨神経は皮下の浅層・骨の直上にあり，物理的損傷を受けやすく総腓骨神経障害(fibular tunnel syndrome)を発生させる[40,41](図8)．そのため，他の絞扼性障害と比較して外因による圧迫障害が多く，ギプス固定，手術中や臥床中の不良肢位，長時間のしゃがみ込み姿勢や膝屈曲作業[42]などが原因として挙げられる．内因として，腓骨頭骨折，外骨腫，fabella（大腿骨外顆後方の種子骨），ガングリオンなどがあり，また，糖尿病やビタミン欠乏症，急激なダイエット[43]など，全身的要因が関連する場合もある．

2. 症状，検査，診断

症状は，膝・下腿の外側部から足背の痛み・しびれで，著明な筋力低下は少ないが，前脛骨筋(AT)，長母趾伸筋(EHL)を正確に評価する必要がある．時に明白な下垂足も見られる．膝関節疾患，腰椎疾患，特に $L_{4/5}$ 椎間板ヘルニアなどによる第5腰神経根障害との鑑別を要する[44,45]．絞扼部の圧痛や Tinel 徴候が認められ，絞扼部へのブロック効果や，詳細な電気生理学的検査[40,46]が，本疾患の鑑別診断に有用である．

3. ペインクリニックにおける治療

NSAIDs，末梢神経代謝改善薬（ビタミン B_1，B_{12} 製剤など），末梢血行改善薬などを投与する．下垂足の場合は，尖足拘縮予防の理学療法や低

周波治療を継続的に行う．足関節装具を着用させる場合もある[40]．

痛みが強い場合は，腓骨頭の絞扼点への局所麻酔薬とステロイドの注入治療（総腓骨神経ブロック）を行うが，さらなる損傷を来さないように，浸潤ブロックを心がける．正確に注入されれば一時的に下垂足となり，同時に痛みが軽減すれば診断的意義がある．本疾患による下垂足の予後は良好とされているが，麻痺が回復しない例もあるので，神経栄養血流を改善させる目的で腰部（持続）硬膜外ブロックや腰部交感神経ブロックを早期から積極的に施行してよい．

4. 予後，経過，次の手段

運動障害（下垂足）が著しく，その原因が明らかな場合は，原因の除去，神経の絞扼解除術を早期に行うべきである．

F 浅・深腓骨神経障害，腓腹神経障害[47,48]（図9）[49]

下腿前面で，総腓骨神経から浅腓骨神経と深腓骨神経が分岐する．浅腓骨神経は，腓骨筋と長趾伸筋の間を下り，下腿の下1/3で伸筋膜を貫いて皮下に出て，皮枝〔内側足背皮神経（第Ⅱ，Ⅲ趾間）〕と中間足背皮神経（第Ⅲ，Ⅳ趾間）と，筋枝〔長・短腓骨筋枝（底屈筋）〕に分岐する．筋膜を貫く部位で絞扼神経障害を起こすことがあり，足背の痛み・しびれ，絞扼点のTinel徴候を認める．治療として，絞扼点ブロックなどを行う．

深腓骨神経は，長母趾伸筋の深層で脛骨前面を下り，足関節に至る．上・下伸筋支帯の下をくぐり足背に出て，外側枝と内側枝に分かれる．外側枝は，足部の背屈筋群を支配し，内側枝は，第Ⅰ，Ⅱ趾間の皮膚知覚を支配する．外傷や不適切な靴により，伸筋支帯で絞扼障害を起こすことがあり，前足根管症候群（anterior tarsal tunnel syndrome）[50]と呼ばれる．足背や第Ⅰ，Ⅱ趾間の痛み・しびれ，絞扼点のTinel徴候を認める．治療として，絞扼点ブロックや適切な

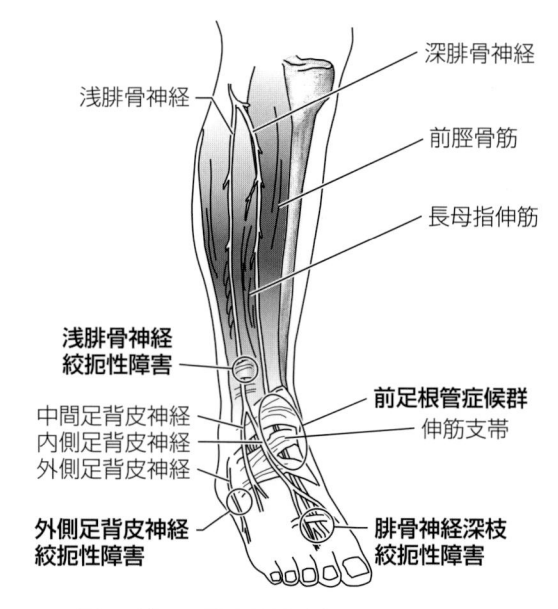

図9　浅・深腓骨神経障害，腓腹神経障害

総腓骨神経から浅腓骨神経と深腓骨神経が分岐する．浅腓骨神経は下腿下部で筋膜を貫いて皮下に出る部位で絞扼障害を起こすことがある．深腓骨神経は脛骨前面から足関節に至り，伸筋支帯の下をくぐり足背に出るところで絞扼障害を起こすことがある（前足根管症候群）．腓腹神経は下腿後面から外果下方を回って外側足背皮神経となる．伸筋支帯で絞扼性障害（外側足背皮神経障害）を起こすことがある．

(Rictor SL（図）．総腓骨神経圧迫症候群．松崎昭夫監．Patient education guide 7：下肢の末梢神経絞扼障害．大阪：日本臓器製薬；1997．p.7-8より改変引用)

靴への変更を行う．時に，伸筋支帯の切離と神経剥離術を要する．

総腓骨神経の枝である外側腓腹皮神経と，脛骨神経の枝である内側腓腹皮神経が合流した腓腹神経は，下腿後面を下降し，外果下方を回って外側足背皮神経となり，第Ⅴ趾の皮膚知覚を支配する．外傷や不適切な靴により，伸筋支帯の部位で絞扼性障害（外側足背皮神経障害）を起こすことがあり，足外側の痛み・しびれを認める．治療として，絞扼点ブロックや適切な靴への変更を行う．

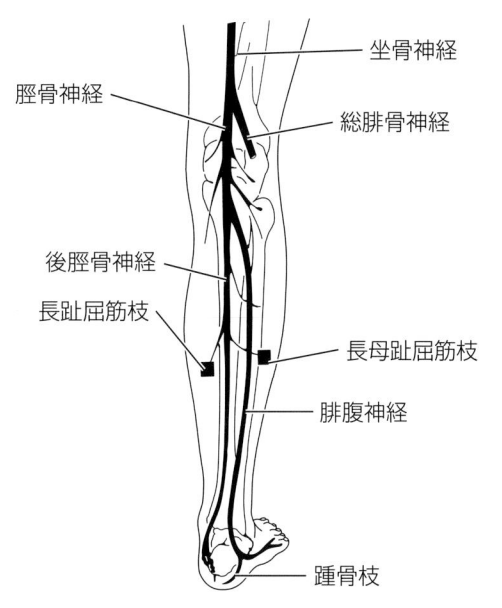

図10　脛骨神経の解剖

脛骨神経は，大腿下部で総腓骨神経と分かれ，下肢後面・筋層深部を下降し，アキレス腱内側にそって内果後方の屈筋支帯の下をくぐり，内・外側足底神経に分かれ，さらに内側踵骨枝が分岐する．

(Oh SJ, Meyer RD. Entrapment neuropathies of the tibial (posterior tibial) nerve. Neurologic Clinics 1999；17：593-615 より改変引用)

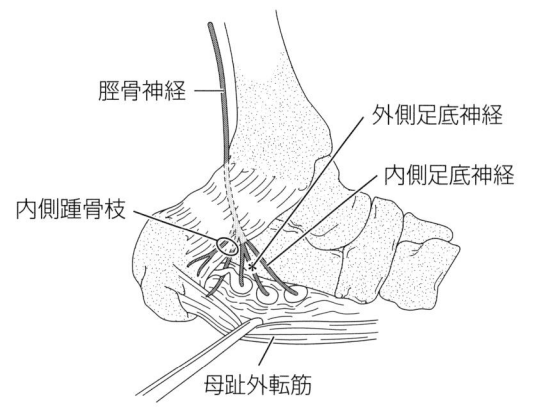

図11　足根管の解剖

屈筋支帯と脛骨内果，踵骨・距骨からなる線維骨性 tunnel を足根管といい，後脛骨神経・動静脈，後脛骨筋腱，長趾屈筋腱，長母趾屈筋腱が通る．内側・外側足底神経は足根管内で分岐し，母趾外転筋を貫いて足底に至る．足根管における絞扼性神経障害が足根管症候群である．

(McCluskey LF, Webb LB. Compression and entrapment neuropathies of the lower extremity. Clin Neurol 1999；16：97-125 より改変引用)

G 足根管症候群（後脛骨神経障害）

1. 疾患の概要，痛みの原因

　脛骨神経は，大腿の下1/3で総腓骨神経と分かれ，下肢後面・筋層深部を下降する．膝関節枝，足関節枝を出し，腓腹筋，ヒラメ筋などほぼすべての底屈筋群に筋枝を出す．アキレス腱内側にそって内果後方の屈筋支帯の下をくぐり，内・外側足底神経に分かれ，さらに内側踵骨枝が分岐する（図10）[51, 52]．

　屈筋支帯と脛骨内果後面，踵骨・距骨内壁からなる線維骨性 tunnel を足根管（tarsal tunnel）といい，母趾外転筋の上面がその底部を形成する．後脛骨神経・動静脈のほか，後脛骨筋腱，長趾屈筋腱，長母趾屈筋腱が通る（図11）．内側・外側足底神経の大部分は足根管内で分岐し，母趾外転筋を貫いて足底に至る．足根管トンネル内または，足底神経が母趾外転筋を貫く部位における絞扼性神経障害が足根管症候群（tarsal tunnel syndrome）である[53, 54]．

　原因が特定できない特発性が多い[55]とされるが，本邦の報告ではガングリオンが多い[56, 57]．その他，足関節外傷後の変形治癒（踵骨骨折，脛骨果部骨折など），距踵関節癒合症などの骨・関節病変，静脈瘤，内反足，外反足，腱・腱鞘炎などが原因となる．

2. 症状，検査，診断

　症状は，歩行などで増悪する足底，足内側，踵部などの痛み・しびれで，夜間痛の存在が特徴的とされる．解剖屍体での検討で，足関節の外反・外転，または内反・内転で足根管内圧が上昇した[58]．運動時や夜間睡眠時に痛みが増強し，装具で中立位に固定すると軽減するのは，この機序によると推測される．足底神経分岐前に絞扼されると足底全体に，分岐後に内側足底神経が絞扼されると，足底内側と第I趾から第IV趾内側半分までに症状が出現する[59]．外側

足底神経単独の障害はまれである[53, 56]。進行すると，母趾外転筋の筋力低下がみられ，足内側のアーチが弛緩する。

足根管部の圧痛，絞扼点のTinel徴候を認め，検者の指や駆血帯による足根管部の圧迫テスト（30秒）により症状が誘発・増強する[54]。足根管部ブロック（後脛骨神経ブロック）の有効性は診断的意義がある。電気生理学的検査では，母趾外転筋から内側足底神経の，小趾外転筋から外側足底神経の運動神経活動電位を導出する。また，第I趾に置いたリング電極から内側足底神経の，第V趾のリング電極から外側足底神経の感覚神経活動電位を導出する。それぞれ潜時の延長や振幅の低下が認められる[53, 59, 60]。

単純X線，CTなどで，足根管の骨性異常の検索を行う。ガングリオンなど腫瘍性病変の検索には，超音波検査やMRIも有用である。

3. ペインクリニックにおける治療

明らかな占拠性病変を認めない場合は，まず保存的治療が行われる[53, 54]。NSAIDs，ビタミンB₁，B₁₂製剤などを投与し，適切な装具治療で局所の安静を図る。また，診断を兼ねて局所麻酔薬とステロイドを混合して後脛骨神経ブロック[61]を行う。後脛骨動脈を触知し，そのすぐ外側を刺入点とし，痛みが軽減すれば診断的意義がある。必ずしも神経に当てる必要はなく，浸潤ブロックでも十分である。ガングリオンは神経に騎乗していることがあり，安易な穿刺は神経損傷を起こす可能性が指摘されている[59]。

4. 予後，経過，次の手段

保存的治療に抵抗する場合や，占拠性病変や骨性異常が原因として確認された場合は，外科的治療適応となる。外科的治療は，屈筋支帯を十分に開放して足根管を除圧し，ガングリオンなどが原因の場合は摘出する。母趾外転筋による絞扼に注目する意見があり，十分な同筋膜の剥離が推奨されている[62, 63]。一般に手術成績は良好とされているが，患者の術前の期待度に応じて，術後の満足度が左右されたという解析がある[64]。

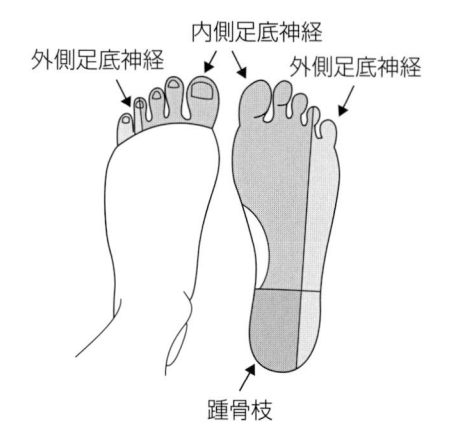

図12　足趾の神経解剖

足根管を通る後脛骨神経から内・外側足底神経が分岐し，底側趾神経となって，それぞれ，足底内側と第I～IV趾内側までと，足底外側と第IV趾中央から外側の皮膚に分布する．

（Oh SJ, Meyer RD. Entrapment neuropathies of the tibial (posterior tibial) nerve. Neurologic Clinics 1999；17：593-615より改変引用）

H　モルトン病

1. 疾患の概要，痛みの原因

足根管を通過する後脛骨神経から内・外側足底神経が分岐する。内側足底神経は，筋枝を出しながら底側趾神経となって，足底内側と第I趾から第IV趾内側までの皮膚に分布する。外側足底神経も，内側踵骨枝を分岐後，筋枝を出しながら底側趾神経となり，足底外側と第IV趾中央から外側の皮膚に分布する（図12）[65, 66]。

おのおのの底側趾神経（足底趾神経）は，趾動・静脈，虫様筋腱と併走して，中足骨頭レベルで横中足骨間靱帯（深横中足靱帯），足底腱膜，MTP関節包で囲まれたmetatarsal tunnelを通過し，趾へ至る（図13）。趾間部における足底趾神経の絞扼性障害がモルトン病（Morton metatarsalgia, interdigital neuritis）で，モルトン神経腫とも呼ばれる[67, 68]。第IIおよび第III趾間

に好発し，40〜60歳代の女性に多く，靴との関連性[69]が考えられている．そもそも歩行時の足趾の底・背屈時に，足底趾神経は横中足骨間靱帯によって慢性的に摩擦されるが，先端が細い靴を履くと中足骨頭間が開きにくくなり，足底趾神経はより圧迫されやすくなる．しかもヒールが高いと，前足部への圧迫がさらに強くなる．このような状態が続くと，metatarsal tunnel内圧が上昇し神経が虚血に陥り，神経障害を発症する．

欧米の報告では第III趾間の発症が多く，その理由として，第III中足骨の可動性が不良なことや，第III趾神経が内側足底神経と外側足底神経が吻合して太いため神経腫になりやすい[70]といわれたが，吻合はあまり多くなく，組織学的にも必ずしも神経腫でない[71]．わが国では第II趾間の罹患症例も多く，神経の腫大を認めない例が多いとの報告がある[72]．その他，慢性関節リウマチ，扁平足，外反母趾，捻挫や骨折などの外傷が発症に関連する．

2. 症状，検査，診断

足底中足部から足趾に放散する痛みを訴える．起立時や歩行時に痛むことが多く，爪先立ち，しゃがみ込み（MTP関節の背屈）や，窮屈な靴で増強する．靴を脱いで前足部をマッサージすると軽快するが，進行例では常時，痛みやしびれを訴える．

局所の圧痛を認め，前足部を側方から握り締めると中足骨間で神経を圧迫するので，足趾への放散痛を認める．罹患趾間の相接する皮膚の知覚障害を認めることがあるが，足底部の知覚は正常である（図14）．ていねいに触診すると，神経腫を触知できることがある．趾間開大徴候を約20％で認め，特に第II趾間に多い[67]．

単純X線で，中足骨骨折などを除外する．MRIで神経腫を描出できる場合がある．電気生理学的検査は有用とされていない．

中足骨骨折，足根管症候群，MTP関節障害（フライバーク病，滑膜嚢腫など），CRPSなどとの鑑別診断が必要である．

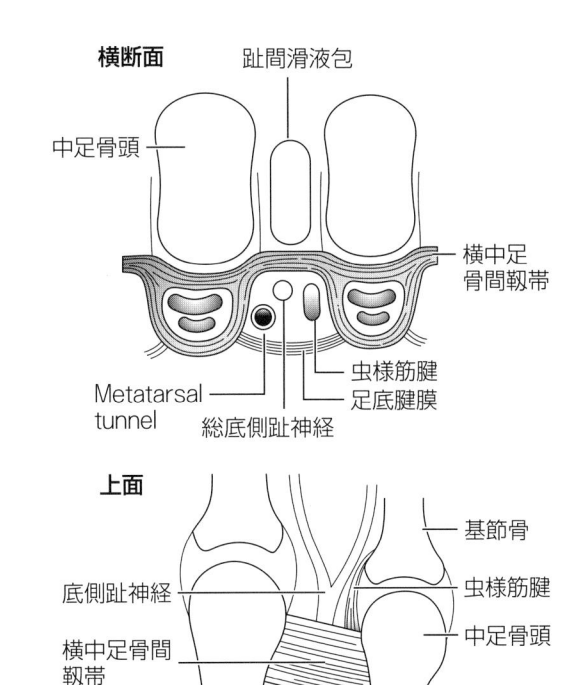

図13 底側趾神経（足底趾神経）の解剖

底側趾神経（足底趾神経）は，趾動・静脈，虫様筋腱と併走して，中足骨頭レベルで横中足骨間靱帯（深横中足靱帯），足底腱膜，MTP関節包で囲まれたmetatarsal tunnelを通過し，趾へ至る．
（仁木久照．末梢神経障害―基礎と臨床のすべて―Morton病．整・災外 2008；51：593-600より改変引用）

3. ペインクリニックにおける治療

足先が細くヒールの高い靴を中止して，幅が広くソールの柔らかいローヒールに変更する．これだけで軽快する症例もある．前足部のアーチを支持するパッド（metatarsal pad）や足底板の装着が有効なこともある．局所麻酔薬とステロイドによる局所ブロックは診断的意義もあり，平均3〜4回のブロックにより約80％が軽快する[73]が，長期的には，局所ブロックと靴の修正に有意差はなくなり[74]，早期の治療開始が望まれる．

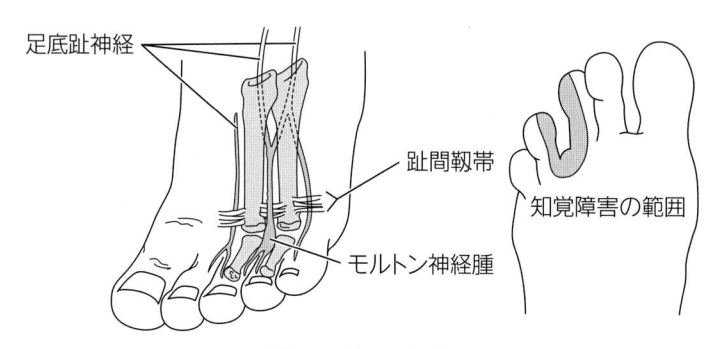

図14 モルトン病

中足骨頭レベルでの足底趾神経の絞扼障害がモルトン病である．局所の圧痛を認め，罹患趾間の相接する皮膚知覚障害を認める．

（McCluskey LF, Webb LB. Compression and entrapment neuropathies of the lower extremity. Clin Neurol 1999；16：97-125 より改変引用）

4. 予後，経過，次の手段

局所ブロックが有効だが一時的で，数回行っても抵抗する場合は，外科的治療の適応になる．罹病期間が長いほど成績が悪い傾向があるので，早期に適応を検討するべきである．背側侵入と底側侵入があり，横中足骨間靱帯の切離や神経剥離が行われる場合もあるが，通常は神経（腫）を切除する[75]．術後，趾先の知覚が失われる問題があり，断端神経腫を予防する試みがなされている[76]．

【文献】
（絞扼性神経障害について）

1) 佐藤勤也．Entrapment neuropathyの診断と治療．Modern Physician 1998；18：721-4.
2) 濱 弘道．絞扼性神経障害．ペインクリニック（別冊：神経ブロック―関連疾患の整理と手技―）1999；20：S19-21.
3) 落合直之（企画）．末梢神経障害―基礎と臨床のすべて―．整・災外（5：臨時増刊）2008；51：501-761.
4) 信田進吾．末梢神経障害―基礎と臨床のすべて―電気生理学一般．整・災外 2008；51：687-94.
5) 栢森良二．絞扼症候群―電気診断と病態 1.神経伝導検査の基礎―神経変性と波形分析―．臨床脳波 2008；50：685-95.
6) 信田進吾，佐藤克巳，小坂哲郎ほか．絞扼性神経障害の診断における運動性インチング法．整・災外 2002；45：177-84.
7) 青木孝文，南野光彦，服部幹彦ほか．絞扼性神経障害の診断における知覚性インチング法．整・災外 2002；45：171-6.

（A 知覚異常性大腿痛）

8) 岩崎 聖，尾鷲和也，内海秀明ほか．末梢神経障害―基礎と臨床のすべて―外側大腿皮神経障害．整・災外 2008；51：561-7.
9) 二見俊郎，小林明正，脇田隆司ほか．大腿外側皮神経障害の診断と治療．関節外科 2002；21：59-64.
10) Grossman MG, Ducey SA, Nadler SS, et al. Meralgia paresthetica: diagnosis and treatment. J Am Acad Orthop Surg 2001；9：336-44.
11) 村田泰章，高橋和久，山縣正庸ほか．外側大腿皮神経腸骨部の肉眼解剖学的検討―腸骨採骨により生ずる外側大腿皮神経障害に関して．臨床整形外科 1999；34：1355-8.
12) vas Slobbe AM, Bohnen AM, Bernsen RMD, et al. Incidence rates and determinants in meralgia paresthetica in general practice. J Neurol 2004；251：294-7.
13) Nouraei SAR, Anand B, Spink G, et al. A novel approach to the diagnosis and management of meralgia paresthetica. Neurosurgery 2007；60：696-700.
14) 大瀬戸清茂．下腹部・下肢の末梢神経ブロック．若杉文吉監．大瀬戸清茂，塩谷正弘，長沼芳和ほか編．ペインクリニック―神経ブロック法（第2版）．東京：医学書院；2000．p.117-33.
15) 阿部龍一，右衛門佐博千代，岩田敏男ほか．高周波熱凝固術が著効したMeralgia paraestheticaの

1例. 第32回日本ペインクリニック学会関西地方会会議録；2002：47.
16) Haim A, Pritsch T, Ben-Galim P, et al. Meralgia paresthetica ; a retrospective analysis of 79 patients evaluated and treated according to a standard algorithm. Acta Orthop 2006；77：482-6.
17) Siu TLT, Chandran KN. Neurolytic for meralgia paresthetica：an operative series of 45 cases. Surg Neurol 2005；63：19-23.

(B 伏在神経の絞扼性障害)

18) McCluskey LF, Webb LB. Compression and entrapment neuropathies of the lower extremity. Clin Neurol 1999；16：97-125.
19) 長岡正宏. 末梢神経疾患とその鑑別診断：下肢絞扼神経障害と脊椎脊髄疾患との鑑別診断. 脊椎脊髄 2003；16：1099-103.

(D 梨状筋症候群)

20) 大谷晃司, 菊地臣一. 末梢神経障害—基礎と臨床のすべて—梨状筋症候群. 整・災外 2008；51：569-74.
21) McCrory P, Bell S. Nerve entrapment syndromes as a cause of pain in the hip, groin and buttock. Sports Med 1999；27：261-74.
22) Papadopoulos EC, Safdar NK. Piriformis syndrome and low back pain：a new classification and review of the literature. Orthop Clin N Am 2004；35：65-71.
23) 川谷義行, 松田芳郎, 木原洋介ほか. 骨盤出口部における絞扼性坐骨神経障害(梨状筋症候群を含む)の診断と治療. 関節外科 2002；21：65-74.
24) Beaton LE, Anson B. The sciatic nerve and the piriformis muscle：their interrelation a possible cause of coccygodynia. J Bone J Surg Am 1938；20：686-8.
25) Pokorny D, Jahoda D, Veigl D, et al. Topographic variations of the relationship of the sciatic nerve and the piriformis muscle and its relevance to palsy after total hip arthroplasty. Surg Radiol Anat 2006；28：88-91.
26) Pace JB, Nagel D. Piriformis syndrome. West J Med 1976；124：435-9.
27) Beatty RA. The piriformis muscle syndrome：a simple diagnostic manouevre. Neurosurgery 1994；34：512-4.
28) Freiberg AH, Vinke TH. Sciatica and the sacroiliac joint. J Bone J Surg Am 1934；16：126-36.
29) Fishman LM, Dombi GW, Michaelsen C, et al. Piriformis syndrome：diagnosis, treatment, and outcome—a 10-year study. Arch Phys Med Rehabil 2002；83：295-301.
30) Jankiewicz JJ, Hennrikus WL, Houkom JA. The appearance of the piriformis muscle syndrome in computed tomography and magnetic resonance imaging. A case report and review of the literature. Clin Orthop 1991；262：205-9.
31) Benson ER, Schutzer SF. Posttraumatic piriformis：diagnosis and results of operative treatment. J Bone J Surg Am 1999；81：941-9.
32) Broadhurst NA, Simmons DN, Bond MJ. Piriformis syndrome：correlation of muscle morphology with symptoms and signs. Arch Phys Med Rehabil 2004；85：2036-9.
33) Filler AG. Piriformis and related entrapment syndrome：diagnosis & management. Neurosurg Clin N Am 2008；19：609-22.
34) Fishman LM, Konnoth C, Rozner B. Botulinum neurotoxin type B and physical therapy in the treatment of piriformis syndrome：a dose-finding study. Am J Med Rehabil 2004；83：42-50.
35) Benzon HT, Katz JA, Benzon HA, et al. Piriformis syndrome：anatomic considerations, a new injection technique, and a review of the literature. Anesthesiology 2003；98：1442-8.
36) Porta MA. A comparative trial of botulinum toxin type A and methylprednisolone for the treatment of myofascial pain syndrome and pain from chronic muscle spasm. Pain 2000；85：101-5.
37) Smith J, Hurdle MF, Lockeitz AJ, et al. Ultrasound-guided piriformis injection：technique description and verification. Arch Phys Med Rehabil 2006；87：1664-7.
38) Reus M, Berna JD, Vazquez V, et al. Piriformis syndrome：a simple technique for US-guided infiltration of the perisciatic nerve—preliminary results. Eur Radiol 2008；18：616-20.

(E 総腓骨神経障害)

39) McCluskey LF, Webb LB. Compression and entrapment neuropathies of the lower extremity. Clin Neurol 1999；16：97-125.

40) 宮坂芳典．末梢神経障害—基礎と臨床のすべて—腓骨神経麻痺．整・災外 2008；51：581-91．
41) Ryan W, Mahony N, Delaney M, et al. Relationship of the common peroneal nerve and its branches to the head and neck of the fibula. Clin Anat 2003；16：501-5.
42) 舟橋 敦, 池田 聡, 和田山憲ほか．職業性総腓骨神経麻痺—膝屈曲位作業による．末梢神経 2001；11：63-8.
43) Shahar E, Landau E, Genizi J. Adolescence peroneal neuropathy associated with rapid marked weight reduction: case report and literature review. Eur J Paediatr Neurol 2007；11：50-4.
44) 長岡正宏．末梢神経疾患とその鑑別診断 下肢絞扼神経障害と脊椎脊髄疾患との鑑別診断．脊椎脊髄 2003；16：1099-103.
45) 松崎昭夫．総腓骨神経圧迫症候群の病態と治療．関節外科 2002；21：77-83.
46) Raudino F. The value of inching technique in evaluating the peroneal nerve entrapment at the fibular head. Elctromyogr Clin Neurophysiol 2004；44：3-5.

(F 浅・深腓骨神経障害, 腓腹神経障害)

47) McCluskey LF, Webb LB. Compression and entrapment neuropathies of the lower extremity. Clin Neurol 1999；16：97-125.
48) 宮坂芳典．末梢神経障害—基礎と臨床のすべて—腓骨神経麻痺．整・災外 2008；51：581-91．
49) 総腓骨神経圧迫症候群．松崎昭夫監．Patient education guide 7：下肢の末梢神経絞扼障害．大阪：日本臓器製薬；1997．p.7-8.
50) 清水 真, 田村 清．前足根管症候群の3例．靴の医学 1995；9：73-4.

(G 足根管症候群)

51) Oh SJ, Meyer RD. Entrapment neuropathies of the tibial (posterior tibial) nerve. Neurologic Clinics 1999；17：593-615.
52) McCluskey LF, Webb LB. Compression and entrapment neuropathies of the lower extremity. Clin Neurol 1999；16：97-125.
53) 佐野倫生, 大村威夫, 長野 昭．末梢神経障害—基礎と臨床のすべて—足根管症候群．整・災外 2008；51：575-9.
54) Lau JTC, Daniels TR. Tarsal tunnel syndrome: a review of the literature. Foot Ankle Int 1999；20：201-9.
55) Cimino WR. Foot fellows review: tarsal tunnel syndrome: review of the literature. Foot and Ankle 1990；11：47-52.
56) Nagaoka M, Satou K. Tarsal tunnel syndrome caused by ganglia. J Bone Joint Surg 1999；81-B：607-10.
57) 高倉義典, 田中康仁, 熊井 司ほか．手術症例からみた足根管症候群の原因と成績．別冊整形外科 1994；25：118-21.
58) Trepman E, Kadel NJ, Chisholm K, et al. Effect of foot and ankle position on tarsal tunnel compartment pressure. Foot Ankle Int 1999；20：721-6.
59) 長岡正宏．足根管症候群の診断と治療．関節外科 2002；21：84-90.
60) Mondelli M, Morana P, Padua L. An electrophysiological severity scale in tarsal tunnel syndrome. Acta Neurol Scand 2004；109：284-9.
61) 大瀬戸清茂．下腹部・下肢の末梢神経ブロック．若杉文吉監．大瀬戸清茂, 塩谷正弘, 長沼芳和ほか編．ペインクリニック—神経ブロック法（第2版）．東京：医学書院；2000．p.117-33.
62) 古賀崇正, 松崎昭夫．当科における足根管症候群の手術例の検討．整・災外 2004；53：441-4.
63) Bailie DS, Kelikian AS. Tarsal tunnel syndrome: diagnosis, surgical technique, and functional outcome. Foot Ankle Int 1998；19：65-71.
64) Gondring WH, Shield B, Wenger S. An outcome analysis of surgical treatment of tarsal tunnel syndrome. Foot Ankle Int 2003；24：545-50.

(H モルトン病)

65) Oh SJ, Meyer RD. Entrapment neuropathies of the tibial (posterior tibial) nerve. Neurologic Clinics 1999；17：593-615.
66) McCluskey LF, Webb LB. Compression and entrapment neuropathies of the lower extremity. Clin Neurol 1999；16：97-125.
67) 田中康仁．Morton病の病態と治療．関節外科 2002；21：92-7.
68) 仁木久照．末梢神経障害—基礎と臨床のすべて—Morton病．整・災外 2008；51：593-600.
69) 松崎昭夫, 有田哲彦．モルトン病の発生機序について—靴の役割について．日足外会誌 1999；20：25-9.
70) Mann RA. Disease of the nerves of the foot. In: Mann RA, et al, editors. Surgery of the foot.

5th ed. St Louis：CV Mobsy；1986. p.199-208.
71) Weinfeld SB, Myerson MS. Interdigital neuritis：diagnosis and treatment. J Am Acad Orthop Surg 1996；4：328-35.
72) 磯本慎二, 田中康仁, 門野邦彦ほか. わが国におけるMorton病の特徴. 別冊整形外科 2006；49：212-6.
73) 田中康仁, 高倉義典, 秋山晃一ほか. 神経ブロックによるMorton病の治療成績. 整形外科 1998；49：629-31.
74) Saygi B, Yildirim Y, Saygi EK, et al. Morton neuroma：comparative results of two conservative methods. Foot Ankle Int 2005；26：556-9.
75) Coughlin MJ, Pinsonneault T. Operative treatment of interdigital neuroma；a long-term follow-up study. J Bone Joint Surg 2001；83-A：1321-8.
76) Colgrove RC, Huang EY, Barth AH, et al. Interdigital neuroma；intermuscular neuroma transposition compared with resection. Foot Ankle Int 2000；21：206-11.

〔橋爪圭司〕

V

神経障害性疼痛

1. 幻肢痛・断端痛，複合性局所疼痛症候群，腕神経叢引き抜き損傷
2. 脊髄損傷，視床痛

整形外科
ペインクリニック

1 幻肢痛・断端痛，複合性局所疼痛症候群，腕神経叢引き抜き損傷

A 幻肢痛，断端痛

1. 疾患の概要，痛みの原因

　外傷，手術などによって四肢が切断されたあとに，あたかも切断肢が現存するかのように感じる幻肢覚(phantom limb sensation)や，幻肢が激しく痛む幻肢痛(phantom limb pain)が発生することがある。四肢だけでなく，乳房，鼻，舌，歯など身体各部の喪失後にも同様の現象(phantom sensation, phantom pain)が認められる。四肢以外では乳房切除後のphantom sensationがよく知られている[1]。

　同一患者において幻肢覚と幻肢痛が現れる時期は必ずしも一致しない。両者は異なるメカニズムで起きると考えられている。幻肢痛は求心路遮断痛であり，神経障害性疼痛に分類される。幻肢痛はさまざまな痛みを呈する不快かつ有害な症状で，切断後のリハビリテーションや社会復帰の障害となり治療を要する。幻肢痛は切断端部に限局する断端痛(stump pain)と分かちがたく，幻肢痛と断端痛が混在した苦痛として報告される。

　一方，幻肢覚は必ずしも不快な症状ではなく，時に義肢装着のうえで有用でさえあることがある。本稿では，有害な幻肢痛，断端痛について述べる。

1) 幻肢痛の発生頻度

　幻肢痛は，幻肢覚や断端痛と混在した苦痛表現として述べられることも影響してか，報告者によって大きく異なる。切断直後から7割以上の症例に認められるが徐々に減弱し，2年後の発現率は6割以下という報告がある[1]。遅発性に発現することもある[2,3]。過去の報告では切断前の痛みが強いほど幻肢痛が発現しやすいとするものが多いが，異論もあり単純ではない。小児で幻肢痛は起こりにくい。先天性四肢欠損者でも幻肢覚を体験することが報告されている[4]。

2) 幻肢痛の経過

　退役軍人を対象とした長期予後では，消失16％，著しく軽減37％，不変44％，悪化3％であった[5]。

3) 原因

a. 幻肢痛の発生原因

　中枢，脊髄，末梢レベルで各種のメカニズムが提唱されてきた。MelzackによるNeuromatrix理論[6]に加え，近年では，肢切断後に大脳皮質感覚領野の再構築が生じているということを示す報告が注目されている。Ramachandranらは鏡を用いて健常肢の鏡像を幻影肢の位置に一致させて運動させると，徐々に幻肢痛がやわらぐことを報告した[7]。FlorらによるfMRIの実験では音刺激による口唇運動を行う際に，幻肢痛のある患者では口唇以外に切断肢に対応する運動領野，感覚領野が活性化されることが示されている[8]。中枢レベルの問題以外に，末梢レベルでの感染，血行障害，炎症によって断端痛とともに幻肢痛が誘発されること，硬膜外ブロック[9]によって一時的に幻肢痛が軽快・消失する場合があることから，末梢および脊髄レベルでの病態も考慮されなければならない。また，患者本人の疲労や心理的問題など体調による影響とも無縁ではない。

b. 断端痛の発生原因

　切断後早期から生じる。幻肢痛に伴うことが多い。創感染，断端組織の虚血，骨端部の刺激，神経腫形成，癒着，瘢痕が誘因となる[2]。感染，

血行障害，骨片による刺激などは侵害受容性疼痛であり，原因が取り除かれれば自然治癒する。しばしば骨断端の骨棘形成が生じると断端痛が起こる[1]。神経腫や末梢神経の癒着などによる神経障害性疼痛，交感神経依存性疼痛として発現することもある。

2. 症状，検査，診断

〈幻肢痛〉

幻肢覚は切断直後から発現し，直後では切断直前の四肢と同じく鮮明な感覚であるが，時間とともに遠位端（手または足部）の感覚を残して短縮（telescoping），消退（fading）する経過をとる傾向がある[2]。

1) 症状

患者ごとに多彩である。切断直後は，創部痛，断端痛，幻肢痛と区別がつきにくい。幻肢痛は，持続していることも，発作的に生じることもある。断端痛によって誘発されやすい。灼熱痛，拍動性の痛み，しびれ，締めつけられる痛み，押しつぶされるような痛み，など多彩である。

2) 検査，診断

a. 断端痛の存在

断端痛による誘発が生じていないか確認する。神経腫切除，感染対策，骨棘処理，断端再形成によって断端痛が解決できれば幻肢痛も軽減する可能性がある。

b. 薬理学的反応性

次項に述べるとおり，薬物療法による痛みの緩和が非侵襲的治療の中心であるため，薬物療法の導入前には低用量鎮痛薬・鎮痛補助薬の静脈内負荷試験による薬理学的疼痛機序判別試験[10]が有用と考えられる。低用量リドカイン，フェントラミン，モルヒネ，ケタミンなどの反応性を確認する。

c. 長期的痛み評価ツール

幻肢痛患者では切断直後から義肢作成，リハビリテーション，社会復帰まで長期的な痛み評価と治療を必要とする。痛みだけでなく，社会生活まで包括的支援をするためにVAS（visual analogue scale）だけでなく，CPG（chronic pain grade）評価の使用が勧められている[11]。CPGは，半年間の自己評価，日常生活および社会生活への支障の程度，人間関係と家庭環境，就業参加を評価するスコア表である。

〈断端痛〉

切断直後から治癒経過とともに軽快していくが，上記のように，創部の感染，切断部骨棘形成，皮膚瘢痕化や神経腫の有無を確認する必要がある。X線，知覚検査（触刺激に対するアロディニアの有無）を定期的に観察し，外科的治療の必要について検討する。

3. ペインクリニックにおける治療（幻肢痛）（表1）[2]

非侵襲的治療として，薬物療法と理学療法（鏡療法，経皮的電気刺激療法，鍼ほか），低侵襲治療として刺激療法（脊髄刺激，視床刺激，大脳皮質刺激）が挙げられる。硬膜外ブロックは一時的に幻肢痛を緩和するが，長期的効果はない[2,9]。

いずれの方法も施術前に断端神経腫の存在を確認し，あれば除去しておかなければ治療効果を正しく評価できない。

1) 薬物療法

幻肢痛に対する確立された薬物療法ガイドラインはまだ提示されていない。これまでに有効性が示唆されてきた薬物として，抗てんかん薬（ガバペンチン[12]ほか），抗うつ薬（三環系抗うつ薬），NMDA受容体拮抗薬（ケタミン，memantineほか），ナトリウムチャネル遮断薬（リドカイン，メキシレチン），オピオイドが挙げられるが大規模調査で有効性が確立されている薬物はまだない。また，それぞれの薬物の有効性についても肯定的なもの，否定的なものと議

表1 幻肢痛の治療

薬物療法	理学療法	刺激療法
三環系抗うつ薬 　アミトリプチリン 　doxepine 抗てんかん薬 　ガバペンチン 　カルバマゼピン リドカイン/メキシレチン オピオイド NMDA受容体拮抗薬 　ケタミン β遮断薬 カルシトニン	鏡療法 TENS 鍼 催眠療法 マッサージ	脊髄電気刺激療法 視床VC核刺激療法 大脳皮質運動領野刺激療法

（Nikolajsen L, Jensen TS. Phantom limb pain. Br J Anaesth 2001；87：107-16より引用）

論が分かれ，この点で他の神経障害性疼痛とは異なる．症例ごとに切断に至る病態（外傷，血管障害，腫瘍ほか）や反応性が異なるためと考えられるが，小規模研究や症例報告レベルでは，ガバペンチン[12, 13)]を有効とするものが多い．また，義肢装着によるリハビリテーション時の痛みにはモルヒネの有用性が示されている[13, 14)]．

薬物療法は非侵襲的で，基本的な治療といえる．実践的な薬物療法の開始方法は国際疼痛学会による神経障害性疼痛治療の指針[15)]に従うとよい（表2）．邦人高齢者では表2の指針よりも低用量から開始することを勧める．オピオイドとケタミンはそれ自体に身体依存性形成の懸念があるため，使用に際しては，薬物乱用の可能性の高い患者への使用や長期連用を避ける．

幻肢痛そのものに対する治療ではないが，著者の経験では義肢装着によるリハビリ訓練前に侵害受容性疼痛治療薬（アセトアミノフェン，モルヒネ10～30mg/日と緩下剤）を内服することで訓練が容易となり，退院と社会復帰が促進される．義肢装着に慣れるころにモルヒネを漸減・終了している．

2) 理学療法

a. 鏡療法

鏡を用いて健常肢の鏡像を幻影肢の位置に一致させて運動させると，徐々に幻肢痛がやわらぐ[7)]という鏡療法（mirror visual feedback）が注目されている．知覚と運動の統合・破綻によって幻肢痛が誘発されるが，鏡療法は患肢への運動指令に対応した体性感覚フィードバックの欠損を視覚的に代償して中枢神経系に還元する[16)]と考えられる．

住谷らによれば，身体正中矢状断面に鏡を置き健常肢と指を自由に運動させ，あたかも患肢が動いているような鏡像を観察する．同時に，患肢が動いているイメージで患肢に運動指令を出す．これを1日1回約10分間行い，患者の希望で数週間継続すると効果的で，痛みそのものの軽減だけでなく，不快な幻肢覚を自己管理できるようになる[16)]という．

b. その他

同様に，鍼治療も試みられるべき代替治療と考えられている[2)]．

3) 神経調節療法

a. 経皮的電気刺激療法

経皮的電気刺激療法（transcutaneous electrical nerve stimulation：TENS）は非侵襲的で施術も容易な方法として勧められている[2, 17)]．患側外耳を刺激するとよい[17)]．

表2　国際疼痛学会による神経障害性疼痛に対する薬物療法推奨用量

分類	開始用量	滴定用量	最大用量	観察期間
2級アミンTCA 　ノリトレン 　desipramine[a] （2級アミンTCA使用不能時のみ4級アミン可）	25mg就寝時	25mg/日を3〜7日ごと	150mg/日 活性母薬と代謝物<100ng/mlであれば慎重に増量可能	6〜8週間かけて増量 最大用量で2週間観察
SSNRI 　duloxetine	30mgを1日1回	1週間後に60mgを1日1回	60mgを1日2回まで	4週間
venlafaxine	37.5mgを1〜2回/日	毎週75mg	225mg/日	4〜6週間
カルシウムチャネルα2-δリガンド 　ガバペンチン[a]	100〜300mg就寝時 または 100〜300mg/日を1日3回	100〜300mg/日を1日3分割 1〜7日ごとに増量（認容できれば）	3,600mg/日3分割投与 腎障害で減量	3〜8週間かけて増量 最大用量で2週間観察
pregabalin[a]	50mgを1日3回 または 75mgを1日2回	3〜7日後300mg/日 その後3〜7日ごとに150mg/日ずつ増量	600mg/日2〜3分割投与 腎障害で減量	4週間
外用リドカイン 　5%リドカイン貼付剤	最大3枚/日 12時間ごと張り替え	なし	最大3枚/日 12〜18時間ごと	3週間
オピオイド類[b] 　モルヒネ 　オキシコドン 　methadone 　levorphanol[a]	モルヒネ量として10〜15mgを4時間ごと 他のオピオイドはモルヒネ換算で算出	1〜2週間後1日用量を徐放性製剤に変更するか速放性製剤のままか検討	慎重に滴定すれば上限なし モルヒネ換算で120〜180mg/日以上の比較的高用量では疼痛専門医の評価を要する	4〜6週間
トラマドール[c]	50mgを1〜2回/日	認容できれば50〜100mg/日を3〜7日ごとに増量	400mg/日4分割投与 75歳以上では300mg/日	4週間

TCA：三環系抗うつ薬
SSNRI：選択的セロトニン，セロトニンノルアドレナリン再取り込み阻害薬
　a：高齢者では低用量から開始，滴定増量はゆっくりと行う．
　b：オピオイド類は特殊な状況では第一選択薬とする．
　　①他の第一選択薬の滴定増量中で迅速な鎮痛が必要である場合
　　②一過性の激痛再燃時
　　③神経障害性疼痛急性期
　　④癌疼痛としての神経障害性疼痛
　c：高齢者では低用量から開始，滴定増量はゆっくりと行う．記載用量は速放性製剤．

（Dworkin RH, O'Connor AB, Backonja M, et al. Pharmacologic management of neuropathic pain：evidence-based recommendations. Pain 2007；132：237-51 より引用）

表3 IASPによるCRPS判定基準（1994年）

1. The presence of an initiation noxious event, or a cause of immobilization.
2. Continuing of pain, allodynia, or hyperalgesia, with which the pain is disproportionate to an inciting event.
3. Evidence at some time of edema, changes in skin blood flow, or abnormal sudomotor activity in the region of pain.
4. This diagnosis is excluded by the existence of conditions that would otherwise account for the degree of pain and dysfunction.

神経損傷がない場合をtype 1，神経損傷がある場合をtype 2とする．

b. 脊髄電気刺激療法

これまで報告された報告では有効率は14～83％と幅広い．幻肢の部分に一致して放散痛が得られる（superposition）症例では治療初期で70％，長期的（5年以上）には50％の有効率が示されている[18]．四肢損傷による切断後の幻肢痛には有効性は高いが，腕神経叢引き抜き損傷など，脊髄に損傷が及んでいる幻肢痛では脊髄刺激の有効率が低い[19]ことに留意する．

4. 予後，経過，次の手順

四肢のみならず脊髄損傷も伴う場合には脊髄レベルで体性感覚伝導路の障害によってsuperpositionが得られにくいと推測され，このような症例では脊髄よりさらに高位刺激が有効である．視床知覚中継核（視床VC核）刺激，大脳運動領野刺激を検討する．脊髄をはじめこれらの刺激においてもsuperpositionが得られることで有効率が向上し，また長期的には刺激条件，刺激部位，装置の再調整を適宜行うことが必要と考えられている[20]．

B 複合性局所疼痛症候群

1. 疾患の概要，痛みの原因

1）はじめに

複合性局所疼痛症候群（complex regional pain syndrome：CRPS）は局所の組織損傷に続き，自発痛，感覚障害，血管障害，浮腫，発汗異常，運動器障害など多彩な臨床症状を呈する慢性疼痛症候群で，損傷部位を超えた症状の拡大（空間的拡大）と治癒期間の遷延（時間的拡大）を特徴とする．時に患側肢のみならず健側肢や四肢に及ぶことがある．

国際疼痛学会（International Association on the Study of Pain：IASP）は反射性交感神経性ジストロフィー（reflex sympathetic dystrophy：RSD）およびカウザルギー（Causalgia）という用語がすべての徴候や症状を表現するものとして適切ではないと考え，これらを一括してCRPSとした．IASPによる1994年の分類[21,22]によって神経損傷の明らかでないものをCRPS type 1（従来のRSD），明らかな神経損傷を伴うものをCRPS type 2（従来のCausalgia）としている（表3）．その後IASPは診断的精度を向上させるために2005年に新診断基準を提示した[23]（表4）．わが国では眞下らによって日本版CRPS判定指標が提示されている[24]（表5）．

表4　IASPによる臨床用CRPS判定基準（2005）
（Sensory, Vasomotor, Sudomotor/Edema, Motor/Trophicの4項目について判定する）

臨床用CRPS判定基準

General definition of the syndrome：
CRPS describes an array of painful conditions that are characterized by a continuing (spontaneous and/or evoked) regional pain that is seemingly disproportionate in time or degree to the usual course of any known trauma or other lesion. The pain is regional (not in a specific nerve territory or dermatome) and usually has a distal predominance of abnormal sensory, motor, sudomotor, vasomotor, and/or trophic findings. The syndrome shows variable progression over time.

To make the *clinical* diagnosis, the following criteria must be met：

1. Continuing pain, which is disproportionate to any inciting event

2. Must report at least one symptom in *three of the four* following categories：
    Sensory： Reports of hyperesthesia and/or allodynia
    Vasomotor： Reports of temperature asymmetry and/or skin color changes and/or skin color asymmetry
    Sudomotor/Edema： Reports of edema and/or sweating changes and/or sweating asymmetry
    Motor/Trophic： Reports of decreased range of motion and/or motor dysfunction (weakness, tremor, dystonia) and/or trophic changes (hair, nail, skin)

3. Must display at least one sigh *at time of evaluation* in *two or more* of the following categories：
    Sensory： Evidence of hyperalgesia (to pinprick) and/or allodynia (to light touch and/or temperature sensation and/or deep somatic pressure and/or joint movement)
    Vasomotor： Evidence of temperature asymmetry (>1℃) and/or skin color changes and/or asymmetry
    Sudomotor/Edema： Evidence of edema and/or sweating changes and/or sweating asymmetry
    Motor/Trophic： Evidence of decreased range of motion and/or motor dysfunction (weakness, tremor, dystonia) and/or trophic changes (hair, nail, skin)

4. There is no other diagnosis that better explains the signs and symptoms

（感度は0.70，特異度は0.96とされている）
　研究目的の診断基準では，symptom（自覚症状）として上記4項目すべてで1個以上が該当し，かつ診察時点でsign（他覚所見）としていずれか2項目以上で1個以上が該当する．（Harden R, Bruehl S. Diagnostic criteria：The statistical derivation of the four criterion factors. In：Wilson P, Stanton-Hicks M, Harden R, editors. CRPS：Current Diagnosis and Therapy. Seattle：IASP press；2005. p.45-58より引用）

2）疫学

　米国の頻度調査では，発病率は10万人に5人，期間有病率は10万人に20人という[25]。臨床では，四肢遠位の受傷（特に骨折，外科処置，打撲，術後固定または牽引）に続発するものが大半でCRPS type1の65％を占める[25]。脊髄や中枢神経系損傷に続発するCRPSはまれであると考えられている[26]。

3）病因

　いまだ十分に解明されていないが，実験的にCRPS type 1モデルの作成が可能であって，ヒトCRPS症状を再現できる[27]ようになって以来，以下の機序が考えられるようになっている（図1）。発症初期では病態として交感神経依存性疼

表5 日本版CRPS判定指標（厚生労働省CRPS研究班作成）

〈臨床用CRPS判定指標〉
A　病期のいずれかの時期に，以下の自覚症状のうち2項目以上該当すること．
　　ただし，それぞれの項目内のいずれかの症状を満たせばよい．
　　1．皮膚・爪・毛のうちいずれかに萎縮性変化
　　2．関節可動域制限
　　3．持続性ないしは不釣合いな痛み，しびれたような針で刺すような痛み（患者が自発的に述べる），知覚過敏
　　4．発汗の亢進ないしは低下
　　5．浮腫
B　診察時において，以下の他覚所見の項目を2項目以上該当すること．
　　1．皮膚・爪・毛のうちいずれかに萎縮性変化
　　2．関節可動域制限
　　3．アロディニア（触刺激ないしは熱刺激による）ないしは痛覚過敏（ピンプリック）
　　4．発汗の亢進ないしは低下
　　5．浮腫

〈研究用CRPS判定指標〉
A　病期のいずれかの時期に，以下の自覚症状のうち3項目以上該当すること．
　　ただし，それぞれの項目内のいずれかの症状を満たせばよい．
　　1．皮膚・爪・毛のうちいずれかに萎縮性変化
　　2．関節可動域制限
　　3．持続性ないしは不釣合いな痛み，しびれたような針で刺すような痛み（患者が自発的に述べる），知覚過敏
　　4．発汗の亢進ないしは低下
　　5．浮腫
B　診察時において，以下の他覚所見の項目を3項目以上該当すること．
　　1．皮膚・爪・毛のうちいずれかに萎縮性変化
　　2．関節可動域制限
　　3．アロディニア（触刺激ないしは熱刺激による）ないしは痛覚過敏（ピンプリック）
　　4．発汗の亢進ないしは低下
　　5．浮腫

＊ただし書き1
　1994年のIASP（国際疼痛学会）のCRPS判定基準を満たし，複数の専門医がCRPSと分類することを妥当と判断した患者群と四肢の痛みを有するCRPS以外の患者とを弁別する指標である．臨床用判定指標を用いることにより感度82.6％，特異度78.8％で判定でき，研究用判定指標により感度59％，特異度91.8％で判定できる．

＊ただし書き2
　臨床用判定指標は，治療方針の決定，専門施設への紹介判断などに使用されることを目的として作成した．治療法の有効性の評価など，均一な患者群を対象とすることが望まれる場合には，研究用判定指標を採用されたい．外傷歴がある患者の遷延する症状がCRPSによるものであるかを判断する状況（補償や訴訟など）で使用するべきでない．また，重症度・後遺障害の有無の判定指標ではない．

痛（sympathetically maintained pain：SMP）であることが多く，神経ブロックや薬物による交感神経遮断と血行改善が奏功しやすい。

a．炎症

　CRPSは炎症の遷延化であるとも考えられている[26,28,29]。通常の治癒機転を大きく逸脱し炎症の遷延や再燃が見られる。損傷部位のみならず脳脊髄液中にも神経原性炎症を示唆する炎症性サイトカインが顕著である[30]。ステロイド療法，抗炎症治療の有効性が示されている[26,31]。損傷組織に対する過剰な自己免疫反応に注目している研究者もいる[32〜34]。

図1　CRPSの病態

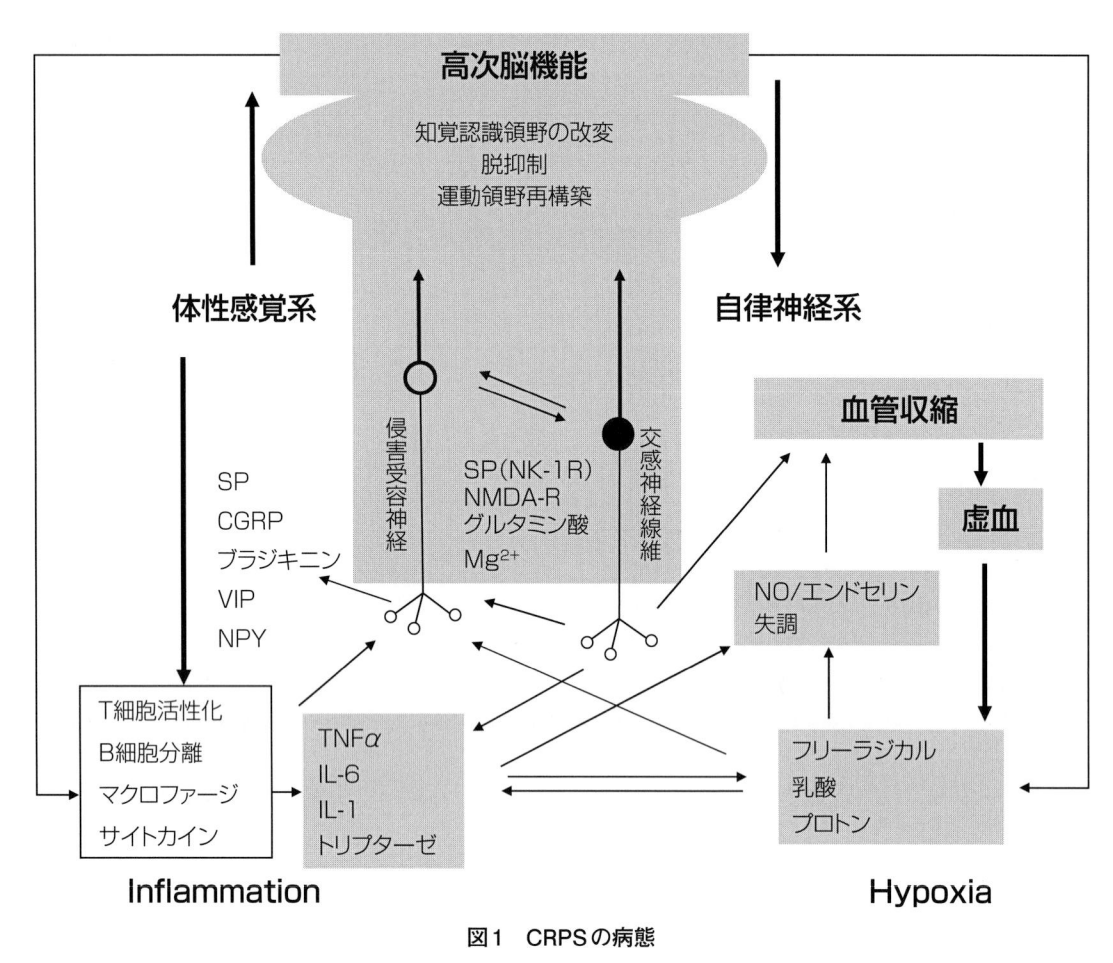

(de Mos M, Sturkenboom M, Huygen F. Current understandings on comples regional pain syndrome. Pain Practice 2009 ; 9 : 86-99より改変引用)

b. 損傷組織における虚血と再灌流（CRPS type 1）[27, 35, 36]

組織損傷後の炎症と浮腫による一過性虚血によって乳酸，プロトン，フリーラジカルなどが発生する。再灌流によってこれらが血管壁を障害，さらに血管収縮と虚血を招く。一連の過程に炎症サイトカイン，免疫細胞などが影響する。

c. 交感神経

交感神経節節後線維と，皮膚や骨組織に至る一次侵害受容線維との化学的・電気的短絡形成[28]が関与していると考えられている。発症初期におけるCRPSはSMPを伴うことが多く，CRPS発症後長期間が経過すると交感神経非依存性疼痛（sympathetically independent pain：SIP）の比率が増加する[36]。

d. 中枢神経系機能変化

近年の脳機能画像研究より，運動障害を伴うCRPS患者では大脳運動領野における知覚入力と運動出力間の過剰応答が注目され，健常肢の動きを鏡に映して無痛を体験させる鏡療法（mirror visual feedback）による運動領野再構築訓練法の効果が注目されている[37, 38]。

2. 症状，検査，診断

1）症状

診断基準に掲載されている下記のごとくであ

る。

①知覚異常(自発痛,痛覚過敏),②血管異常(血管拡張,皮膚温左右差,皮膚色調変化),③浮腫・発汗障害,④運動障害または萎縮性変化(振戦,ジストニア,協調運動障害,皮膚・爪・毛髪変化,関節拘縮,軟部組織変化)が認められる。

国際疼痛学会旧基準(1994年)では痛み以外の症状として浮腫・皮膚温異常・発汗異常のいずれかが罹患期間中に認められればCRPSと判定できたため,診断に際しては患者の自己申告に左右されやすく特異度が低いという問題があった[39,40]。CRPSでは診断が後遺障害保障や事故係争上の論点にもなることから,感度と特異度をともに上げて診断精度を向上させる必要があり,その結果2005年の基準が設けられた。米国ではHardenらによる判定指標[41]が,わが国では眞下ら[24]により日本版CRPS判定指標が提示されている。

2) 検査

発症初期,炎症再燃時には交感神経遮断が奏功する確率が高い。交感神経遮断療法を導入するまえに薬理学的疼痛機序判別試験(低用量フェントラミンほか)に対する反応性[28,42]を確認しておくことを勧める。

3) 診断

表3〜5参照。

3. ペインクリニックにおける治療[26,43]

CRPS研究専門家による基本的な治療アルゴリズム[43]を図2に示した。

①CRPS徴候を認めたらすぐに治療を開始する。肢機能温存が最優先課題である[26,43]。四肢機能温存のために理学療法やリハビリテーション治療が欠かせないが,リハビリテーション実施に伴う疼痛緩和も必要である。
②必要に応じて心理療法を開始する。整形外科以外に疼痛医療,リハビリテーション学,神経学,精神医学の専門医,理学療法士,メディカルソーシャルワーカーなどによる集学的治療が望ましい。
③疼痛治療には薬物療法とインターベンション治療がある。

1) 薬物療法

a. 抗炎症治療

通常の治癒機転を逸脱してCRPS徴候を認める発症初期には,積極的に抗炎症作用を施す。

- プレドニゾロン漸減療法(50〜60mg/日から開始し数日ごとに減量し2週間で終了する[28])。
- 1%リドカイン20mlとベタメサゾン20mgの混合溶液をダブルタニケット法による40分間の局所静脈内投与を週2回行う方法も勧められている[28,44]。
- このほか非ステロイド性抗炎症薬(non-steroidal anti-inflammatory drugs:NSAIDs),フリーラジカルスカベンジャー(ビタミンC,海外でジメチルスルホキシドDSMO外用など)の有効性が立証されている[26]。

b. 疼痛緩和

神経障害性疼痛が存在すれば,神経障害性疼痛治療薬として次の薬物が症状緩和に有用である。理学療法中の疼痛(侵害受容性疼痛)緩和には解熱性鎮痛薬(NSAIDs,アセトアミノフェンなど)の併用も考慮する。

- リドカイン静脈内投与。
- 抗てんかん薬(ガバペンチン,pregabalin,フェニトイン)。
- 抗うつ薬(ノリトレン,アミトリプチリン)。
- カルシウムチャネル遮断薬(ニフェジピン)。
- NMDA受容体拮抗薬(ケタミン)静脈内投与[28]。
- 医療用麻薬(コデイン,モルヒネ)は他剤で疼痛制御困難な場合に用いられる。

2) 交感神経遮断療法

治療だけでなく,初回治療前にSMPの要素があるかどうかも診断に用いられる。SMPで

CRPS診断とケア

精神心理療法
- 精神心理疾患の評価
  (認知障害,不安障害,適応障害,総合失調症,身体表現性障害,気分障害,睡眠障害,摂食障害ほか)
- 痛みへの対処法を習得
  バイオフィードバック・リラクゼーション
- 上記精神心理障害に対する認知行動療法

無効または効果不十分 →
- 精神心理療法を強化

リハビリテーション治療方針 (内服薬・外用薬による鎮痛、教育的精神心理療法)
- リハビリ治療参加を促す
- 痛みの脱感作
- 等尺収縮運動
- 柔軟性、関節屈曲伸展
- 浮腫治療
- 末梢性電気刺激
- 随伴する筋骨格系疼痛治療
- 可動域の改善(愛護的に!)
- 運動負荷と加重負荷
- 等張収縮運動
- 有酸素運動
- 姿勢矯正
- 人間工学的治療
- 運動療法
- 正常機能への調整
- 職業訓練、機能訓練

侵襲的疼痛治療
低侵襲治療法
- 交感神経ブロック
- 静脈内局所ブロック
- 体性神経ブロック

無効または効果不十分 →
インターベンション治療
- 硬膜外カテーテル
- 神経叢カテーテル
- 脊髄電気刺激療法
- 脊髄くも膜下鎮痛(バクロフェンなど)

無効または効果不十分 →
- 外科的治療
- 交感神経破壊
- 大脳皮質運動領野刺激

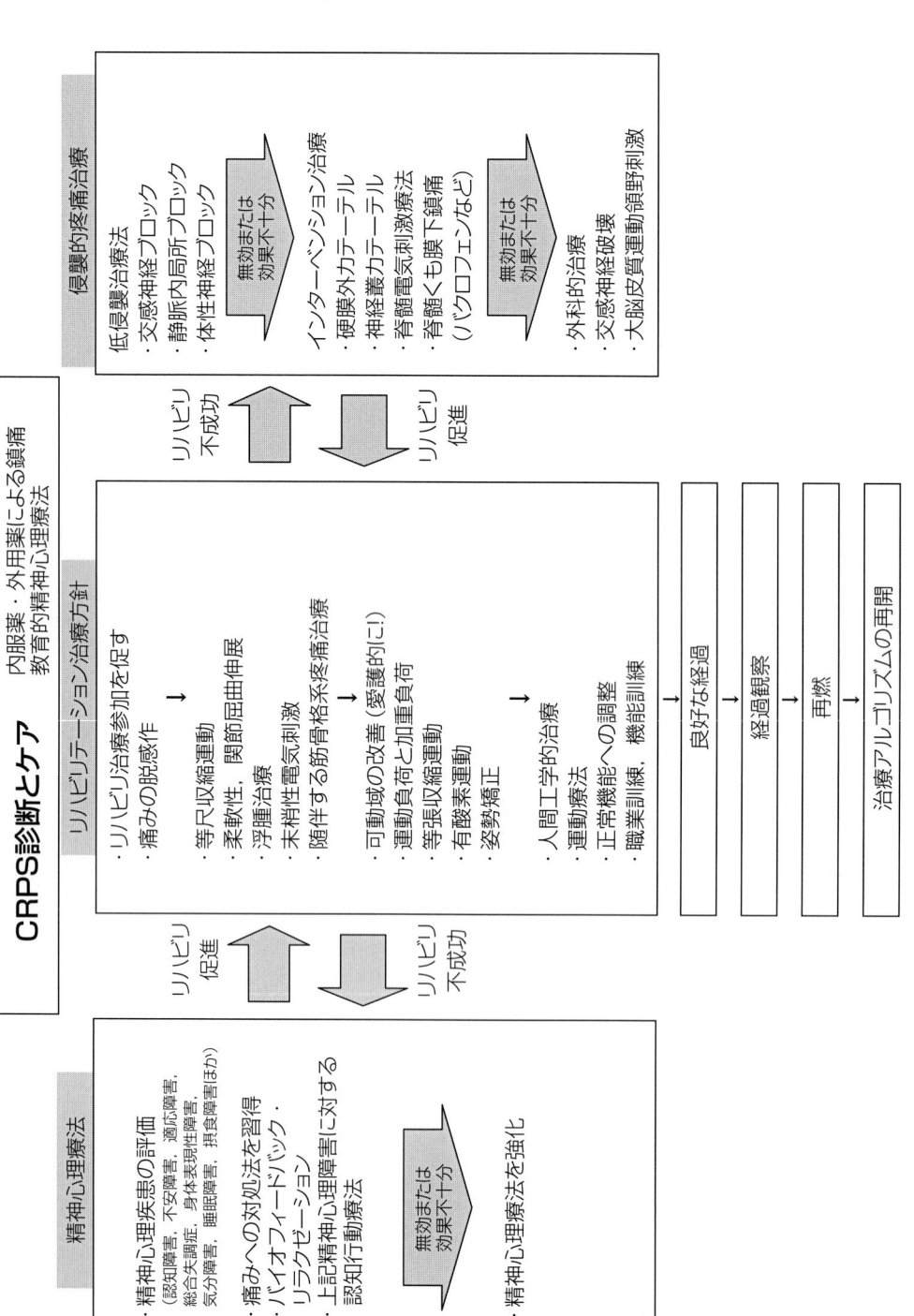

リハビリ促進 ↑ リハビリ不成功 ↓

良好な経過 → 経過観察 → 再燃 → 治療アルゴリズムの再開

図2 CRPSの治療アルゴリズム

(Stanton-Hicks MD, Burton AW, Bruehl SP, et al. An updated interdisciplinary clinical pathway for CRPS : report of an expert panel. Pain Practice 2002 ; 2 : 1-16 より改変引用)

は強力な治療手段である。

a. 交感神経遮断薬による薬物療法

フェントラミン2〜5mg/30分の静脈内全身投与（過度の低血圧に注意），レゼルピン局所静脈内投与などが行われる。後者では患肢の症状により実施困難なこと，施術後の低血圧の対処が難しいなどの欠点がある。

内服薬では交感神経遮断薬（クロニジン，プラゾシン）が用いられる。

b. インターベンション治療による交感神経遮断

上肢に対しては星状神経節ブロック，下肢に対しては硬膜外ブロックが有用である。これらは反復して施術できる利点がある。

反復する交感神経節ブロック療法が奏功する場合には神経破壊薬による胸部または腰部交感神経節ブロックを検討してもよいが，CRPSでしばしば生じる患部拡大に対して対応が困難で侵襲性も高い。恒久的交感神経破壊の前段階として脊髄電気刺激（次項）の効果を確認することが勧められている[43]。

3) その他の治療法

a. 脊髄電気刺激療法

試験的脊髄電気刺激で有効な症例に検討される。脊髄電気刺激療法による血流改善効果が確認されている[43]。

b. 髄腔内バクロフェン療法

痙縮や異常不随意運動などジストニアを伴うCRPSでは埋没型持続髄腔内注入システムによるバクロフェン髄腔内投与が検討される。わが国では重症痙縮に対して適応があり有資格者が実施できる。

c. 鏡療法

CRPS，幻肢痛，腕神経叢引き抜き損傷などでは，中枢レベルにおいて患肢に関する視覚情報と体性感覚情報の統合破綻が存在し，病的疼痛の発生要因として注目されている[38,45]。鏡を用いた視覚情報と体性感覚情報の再統合によって病的疼痛が軽減すると期待されている。

4. 予後，経過，次の手段

1) 予後，経過

比較的軽度な症例は数週間で治癒するが，徐々に進行するもの，寛解と再発を反復するものなど，病状の進行は患者ごとに多様で予期できない。過去の病期分類は現在用いられていない。

CRPS初期には外傷部位に限局しているが，しだいに疼痛と症状は拡大する傾向がある。

Malekiら[46]によれば，拡大パターンとして，①連続型（同側遠位から近位へ，同側下肢から上肢へ），②ミラーイメージ型（対側への拡大），③独立型（身体の離れた部位へ拡大）が示されている。

2) 外科的治療

脊髄電気刺激療法で効果が得られなければ，大脳運動領野刺激療法などが検討される[43]。

C 腕神経叢引き抜き損傷

1. 疾患の概要，痛みの原因

腕神経叢引き抜き損傷は，交通外傷（オートバイ事故），労務災害，分娩時など，過度の牽引力が腕神経叢に及び，頸髄・胸髄神経根が脊髄から引き抜かれた状況の腕神経叢損傷（traumatic brachial plexus injury）を指す。脊髄後根神経節より中枢側の損傷であり，応力によって一部脊髄損傷を伴う。腕神経叢引き抜き損傷（traumatic avulsion injury of the brachial plexus）による疼痛は，脊髄レベルで生じる求心路遮断痛であり，中枢性神経障害性疼痛に分類される。神経根損傷のレベルに応じて，肩，肘，手指運動麻痺を伴う。

受傷形態によっては神経幹や神経束など末梢

表6　脊髄損傷性疼痛に対する薬物治療アルゴリズム

選択肢	
第一選択薬	リドカイン全身投与（静脈内投与） ガバペンチン，pregabalin
第二選択薬	アミトリプチリン，ノリトリプチリン それぞれ単独，または第一選択薬と併用
第三選択薬	ケタミン 上記以外の抗てんかん薬（バルプロ酸，lamotrigine） オピオイド（麻薬性鎮痛薬） セロトニンノルアドレナリン再取り込み阻害薬（SNRI）

レベルの損傷，血管損傷など神経以外の組織損傷を合併することも多く，運動麻痺だけでなく，末梢神経障害性疼痛，虚血痛なども加わり疼痛原因はさらに複雑になる。また，受傷直後には神経障害性疼痛に加え，神経はじめ各組織の挫滅による炎症性疼痛（侵害受容性疼痛）も著明である。

2. 症状，検査，診断

1）症状

損傷レベルに応じた麻痺が認められる。痛みは引き抜き分節に一致した無感覚な領域と一致している。初期に炎症性疼痛を伴い，初期から慢性期を通じて神経障害性疼痛（灼熱感，異常知覚，電撃様疼痛など）が無痛域（特に手）に著しい。典型的腕神経叢引き抜き損傷以外にも椎骨片，脊椎不安定性による機械的神経圧迫や，脊髄周囲組織の炎症，癒着など合併するとさらに複雑な疼痛になる[47]。

麻痺肢をかばうように頸部および背部筋群に負荷がかかっていることが一般的である。腕神経叢引き抜き損傷に加え頸部や背部に筋骨格系疼痛を合併している。

2）検査，診断

①基本的理学所見，②電気生理学検査による受傷レベル診断（脊髄誘発電位，末梢神経伝導速度ほか），③脊髄造影，CTミエログラフィー，MRIなど。しばしば脊髄造影で引き抜き高位に偽性髄膜瘤を認める。

3. ペインクリニックにおける治療

疼痛治療を開始するまえに，上肢機能回復のための神経移植および神経筋移植による再建術の適応について専門施設に紹介する。施術可能な施設は限られているが，肢機能改善が期待できれば最優先されなければならない。神経移行術，神経筋移行術（double free muscle transfer法）による再建術によって良好な結果が得られている[48, 49]。再建術後または適応外であれば，リハビリテーションを継続しながら薬物療法を開始する。合併する筋骨格系疼痛緩和は長期的に必要である。薬物療法に反応せず，著しい激痛が持続する場合には，「4.予後，経過，次の手段」（次項）に述べる脊髄後根進入破壊術（dorsal root entry zone：DREZ破壊術）について検討する。

腕神経叢引き抜き損傷は脊髄レベルでの求心路遮断痛（中枢性神経障害性疼痛）であるために，神経ブロックには反応しない[47]。脊髄電気刺激療法による除痛効果[50]も報告はあるが，期待できない[51, 52]。

（著者の施設でも，患者側の求めに応じて星状神経節ブロック，超音波ガイド下腕神経叢ブロックを実施したことがあるが，いずれも無効であった。腕神経叢ブロックでは麻痺が強くなるばかりで痛みは改善しない。）

1) 薬物療法

a. 腕神経叢引き抜き損傷痛に対する治療

受傷直後から痛み症状は著明である。抗てんかん薬および抗うつ薬が有用[47]で，脊髄損傷性疼痛治療（at-level痛）に準じると考えられる。Finnerupら[53〜55]，やShiddallら[56,57]の解析に基づく脊髄損傷性疼痛治療に有用な薬物療法のアルゴリズムを示す（表6）。使用開始には「A 幻肢痛，断端痛」表2の推奨用量[58]が有用であろう。

b. 筋骨格系疼痛治療

侵害受容性疼痛治療薬（解熱性鎮痛薬）の中では臓器障害性の少ないアセトアミノフェンが長期使用に適している。リハビリテーション前の内服で効果が上がる。

2) 理学療法

腕神経叢引き抜き損傷痛にリラクゼーションやマッサージは無力であるが，合併する筋骨格系疼痛には有用で，リハビリテーションには欠かせない。

4. 予後，経過，次の手段

年単位の経過を経て徐々に自然軽快することが多い[47]とされるが，激痛のために日常生活や社会復帰が困難であれば，最も実績のある外科的治療としてDREZ破壊術も検討する価値がある[47,52,59]。

【文 献】
（A 幻肢痛，断端痛）

1) Loeser JD. Pain after amputation：Phantom limb and stump pain. In：Loeser JD, et al, editors. Bonica's management of pain. 3rd ed. Philadelphia：Lippincott Williams & Wilkins；2001. p.412-23.
2) Nikolajsen L, Jensen TS. Phantom limb pain. Br J Anaesth 2001；87：107-16.
3) Rajbhandari SM, Jarett JA, Griffiths PD,et al. Diabetic neuropathic pain in a leg amputated 44 years previously. Pain 1999；83：627-9.
4) Wilkins KL, McGrath PJ, Finley GA, et al. Phantom limb sensations and phantom limb pain in child and adolescent amputees. Pain 1998；78：7-12.
5) Wartan SW, Hamann W, Wedley JR, et al. Phantom pain and sensation among British veteran amputees. Br J Anaesth 1997；78：652-9.
6) Melzack R. Phantom limbs and the concept of a neuromatrix. Trends Neurosci 1990；13：88-92.
7) Ramachandran VS, Rogers-Ramachandran D, Stewart M. Perceptual correlates of massive cortical reorganization. Science 1992；258：1159-60.
8) Flor H, Elbert T, Knecht S, et al. Phantom limb pain as a perceptual correlate of cortical reorganization following arm amputation. Nature 1995；375：482-4.
9) Nikolajsen L, Ilkjaer S, Christensen JH, et al. Randomised trial of epidural bupivacaine and morphine in prevention of stump and phantom pain in lower-limb amputation. Lancet 1997；350：1353-7.
10) 小川節郎. ニューロパシックペインに対するドラッグチャレンジテストと治療への応用. ペインクリニック 1996；17：855-61.
11) 井出 睦. 幻肢痛のリハビリテーション. 痛みと臨床 2007；7：29-33.
12) Bone M, Critchley P, Buggy DJ. Gabapentin in postamputation phantom limb pain：a randomized, double-blind, placebo-controlled, cross-over study. Reg Anesth Pain Med 2002；27：481-6.
13) Attal N, Cruccu G, Haanpää M, et al. EFNS Task Force. EFNS guidelines on pharmacological treatment of neuropathic pain. Eur J Neurol 2006；13：1153-69.
14) Huse E, Larbig W, Flor H, et al. The effect of opioids on phantom limb pain and cortical reorganization. Pain 2001；90：47-55.
15) Dworkin RH, O'Connor AB, Backonja M, et al. Pharmacologic management of neuropathic pain：evidence-based recommendations. Pain 2007；132：237-51.
16) 住谷昌彦. 幻肢痛とRamachandranの鏡. 痛みと臨床 2007；7：23-8.

17) Katz J, Melzack R. Auricular transcutaneous electrical nerve stimulation (TENS) reduces phantom limb pain. J Pain Symptom Manage 1991 ; 6 : 73-83.
18) Kranick JU, Thoden U, Riechert T. Pain reduction in amputees by Long-term follow-up study over 5 years. J Neurosurg 1980 ; 52 : 346-50.
19) Miles J, Lipton S. Phantom limb pain treated by electrical stimulation. Pain 1978 ; 5 : 373-82.
20) 大島秀規,片山容一. 幻肢痛に対する神経刺激装置. 痛みと臨床 2007 ; 7 : 8-17.

(B 複合性局所疼痛症候群)

21) In : Merskey H, Bogduk N, editors. Descriptions of chronic pain syndromes and definitions of pain terms. Classification of chronic pain. Seattle : IASP press ; 1994. p.40-3.
22) Stanton-Hicks M, Jänig W, Hassenbusch S, et al. Reflex sympathetic dystrophy : changing concepts and taxonomy. Pain 1995 ; 63 : 127-33.
23) Harden R, Bruehl S. Diagnostic criteria : The statistical derivation of the four criterion factors. In : Wilson P, Stanton-Hicks M, Harden R, editors. CRPS : Current Diagnosis and Therapy. Seattle ; IASP press ; 2005. p.45-58.
24) 眞下 節ほか. 厚生労働科学研究こころの健康科学成果報告書.
25) Sandroni P, Benrud-Larson LM, McClelland RL, et al. Complex regional pain syndrome type I : incidence and prevalence in Olmsted county, a population-based study. Pain 2003 ; 103 : 199.
26) Baron R. Complex regional pain syndromes : Translation from science to clinical practice. Pain 2008 an updated review. Seattle : IASP press ; 2008. p.99.
27) Coderre TJ, Xanthos DN, Francis L, et al. Chronic posr-ischemia pain (CPIP) : a novel animal model of complex regional pain syndrome-type I (CRPS-I ; reflex sympathetic dystrophy) produced by prolonged hindpaw ischemia and reperfusion in the rat. Pain 2004 ; 112 : 94.
28) 小川節郎. 複合性局所疼痛症候群の診断と治療. ペインクリニック 2008 ; 29 : S95.
29) Weber M, Birklein F, Neundörfer B, et al. Facilitated neurogenic inflammation in complex regional pain syndrome. Pain 2001 ; 91 : 251-7.
30) Alexander GM, van Rijn MA, van Hilten JJ, et al. Changes in cerebrospinal fluid levels of pro-inflammatory cytokines in CRPS. Pain 2005 ; 116 : 213-9.
31) 古瀬洋一. 早期ステロイド療法と手術療法. 整・災外 2002 ; 45 : 1345-50.
32) Blaes F, Schmitz K, Tschernatsch M, et al. Autoimmune etiology of complex regional pain syndrome (M. Sudeck). Neurology 2004 ; 63 : 1734-6.
33) Blaes F, Tschernatsch M, Braeu ME, et al. Autoimmunity in complex-regional pain syndrome. Ann N Y Acad Sci 2007 ; 1107 : 168-73.
34) Goebel A, Vogel H, Caneris O, et al. Immune responses to campylobacter and serum autoantibodies in patients with complex regional pain syndrome. J Neuroimmunol 2005 ; 162 : 184-9.
35) de Mos M, Sturkenboom M, Huygen F. Current understandings on comples regional pain syndrome. Pain Practice 2009 ; 9 : 86-99.
36) Schattschneider J, Binder A, Siebrecht D, et al. Complex regional pain syndromes : the influence of cutaneous and deep somatic sympathetic innervation on pain. Clin J Pain 2006 ; 22 : 240-4.
37) Moseley GL. Graded motor imagery is effective for long-standing complex regional pain syndrome : a randomised controlled trial. Pain 2004 ; 108 : 192-8.
38) McCabe CS, Haigh RC, Blake DR. Mirror visual feedback for the treatment of complex regional pain syndrome (type 1). Curr Pain Headache Rep 2008 ; 12 : 103-7.
39) Bruehl S, Harden RN, Galer B, et al. Factor analysis of signs and symptoms of complex regional pain syndrome : a partial validation of IASP diagnostic criteria and suggestions for change. Neurology 1998 ; 50 : S254.
40) 住谷昌彦, 柴田政彦, 眞下 節ほか. CRPS. 小川節郎編著. 痛みの概念が変わった. 東京 : 真興交易医書出版部 ; 2008. p.64-5.
41) Harden RN, Bruehl S, Stanton-Hicks M, et al. Proposed new diagnostic criteria for complex

42) 小川節郎. ニューロパシックペインに対するドラッグチャレンジテストと治療への応用. ペインクリニック 1996；17：855-61.
43) Stanton-Hicks MD, Burton AW, Bruehl SP, et al. An updated interdisciplinary clinical pathway for CRPS：report of an expert panel. Pain Practice 2002；2：1-16.
44) 表 圭一. 組織損傷性・炎症性疼痛：病態と治療. ペインクリニック 2004；25：142-9.
45) 住谷昌彦. 幻肢痛とRamachandranの鏡. 痛みと臨床 2007；7：23-8.
46) Maleki J, LeBel AA, Bennett GJ, et al. Patterns of spread in complex regional pain syndrome, type I (reflex sympathetic dystrophy). Pain 2000；88：259-66.

（C 腕神経叢引き抜き損傷）

47) Loeser JD, Butler SH, Chapman CR, et al. Cervicobrachial neuralgia. In：Loeser JD, et al, editors. Bonica's management of pain. 3rd ed. Philadelphia：Lippincott Williams & Wilkins；2001. p.1019-31.
48) Hattori Y, Doi K, Ikeda K, et al. Restoration of prehension using double free muscle technique after complete avulsion of brachial plexus in children：a report of three cases. J Hand Surg Am 2005；30：812-9.
49) 土井一輝, 服部泰典. 腕神経叢全型麻痺に対するdouble free muscle transfer (DFMT) グリップ機能の検討. 第49回手の外科学会学術集会 2004；S18.
50) Bennett MI. Tai MY. Cervical dorsal column stimulation relieves pain of brachial plexus avulsion. J R Soc Med 1994；87：5-6.
51) In：The British Pain Society. Spinal cord stimulation for the management of pain：recommendations for best clinical practice. A consensus document prepared on behalf of the British Pain Society in consultation with the Society of British Neurological Surgeons. London：Published by The British Pain Society；2009.
52) 谷口 真, 高橋 宏. DREZ破壊術. 求心路遮断痛の診断と治療. ペインクリニック 2008；29：S215-22.
53) Finnerup NB, Johannsen IL, Sindrup SH, et al. Pharmacological treatment of spinal cord injury pain：assessment, mechanisms, management. Progress in pain research and management. Vol 23. Seattle：IASP Press；2002. p.341-51.
54) Finnerup NB, Jensen TS. Spinal cord injury pain—mechanisms and treatment. Eur J Neurol 2004；11：73-82.
55) Finnerup NB, Biering-Sørensen F, Johannesen IL, et al. Intravenous lidocaine relieves spinal cord injury pain：a randomized controlled trial. Anesthesiology 2005；102：1023-30.
56) Siddall PJ, Cousins MJ, Otte A, et al. Pregabalin in central neuropathic pain associated with spinal cord injury：a placebo-controlled trial. Neurology 2006；67：1792-800.
57) Siddall PJ, Middleton JW. A proposed algorithm for the management of pain following spinal cord injury. Spinal Cord 2006；44：67-77.
58) Dworkin RH, O'Connor AB, Backonja M, et al. Pharmacologic management of neuropathic pain：evidence-based recommendations. Pain 2007；132：237-51.
59) Sindou MP, Blondet E, Emery E, et al. Microsurgical lesioning in the dorsal root entry zone for pain due to brachial plexus avulsion：a prospective series of 55 patients. J Neurosurg 2005；102：1018-28.

〔益田律子〕

2 脊髄損傷，視床痛

[はじめに]

　脊髄損傷による痛みと視床痛は，痛みの機序による3つの分類（表1）のうち神経障害性疼痛の代表的疾患であり，痛みの原因部位による分類では，末梢からの痛み信号が伝達されて痛みを感じるという痛み（末梢性疼痛）ではなく，痛覚伝導路に関与する脳や脊髄の障害により中枢側の神経活動が過剰となって生じる痛み（中枢性疼痛）である（表2）。これらの痛みに対しては，神経障害性疼痛，しかも中枢性疼痛に対する特殊な治療が行われるべきであるが，通常の痛み治療のように非ステロイド性抗炎症薬（nonsteroidal anti-inflammatory drugs：NSAIDs）などが漫然と使用されている場合がある。また，神経障害性疼痛，および中枢性疼痛という診断に至っても，難治性，かつ遷延性となることが多いことが問題である。これら2つの疾患の概要や痛みの原因，臨床像，診断，治療などについて概説する。

A 脊髄損傷

1. 疾患の概要，痛みの原因

1）疾患の概要

　脊髄損傷で問題になるのは主に，①運動麻痺に伴う日常生活活動性（activity of daily living：ADL）制限，②知覚麻痺に伴う痛み・異常知覚である。特に，①は現在までの生活を大きく一変してしまうため，②もまた大きな問題であるにもかかわらず軽視されたり，治療やケアが後回しにされてしまったりすることが多い。しかし，脊髄損傷の痛みや異常知覚は，脊髄損傷患者にとって運動麻痺による苦痛を増悪させるばかりでなく，日常生活や社会復帰へのリハビリテーションを阻害する因子となる。さらに，痛みや異常知覚に対する苦痛が原因となり，うつ状態や希死念慮をはじめとして精神科的な治療を要するケースも存在するため，身体面のみならず，精神面に対するアプローチも重要であると考えられる。

2）脊髄損傷の疫学と痛み

　わが国での脊髄損傷の発生頻度は，1990～1992年の全国調査によると，人口100万人あたり，年間40.2人であった[1]。男女比は男性：女性が4：1と男性に多く，原因は交通事故，転落，転倒，打撲，スポーツ，自殺企図などであった。年齢では，20歳代と50～60歳代に2峰性のピークがあり，前者は主にバイクでの交通事故やスポーツ，後者は主に転倒・転落や自転車・歩行での交通事故が原因であった。部位では頸髄損傷が胸髄損傷よりも多かった。2002年の調査では，2峰性のうち若年者のピークが低下して高齢者のピークがより大きくなっていることが明らかとなった[2]。また，2005年の福岡県における調査[3]では，人口100万人あたり，年間33.8人と報告され，2002年の報告と同様に，

表1 痛みの機序による分類

| 侵害受容性疼痛 |
| 神経障害性疼痛 |
| 心因性疼痛 |

表2 痛みの原因部位による分類

末梢性疼痛	末梢からの痛み信号が伝達されることによる痛み．
中枢性疼痛	痛覚伝導路の障害により中枢側の神経活動が過剰となって生じる痛み．

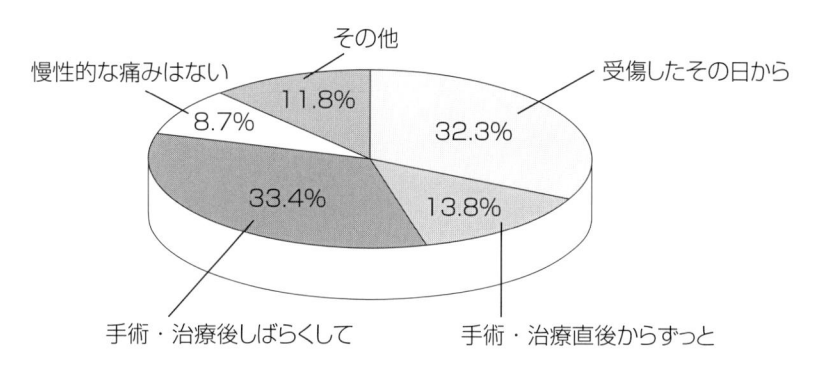

図1 脊髄損傷の痛みの発生時期
日本せきずい基金の報告では，受傷直後からが32.3%，手術・治療直後からが13.8%，治療後しばらくしてからが33.4%であった．
（日本せきずい基金 脊髄損傷に伴う異常疼痛に関する実態報告書. 2004より引用）

高齢者（70歳代）をピークとしていた。これらの調査から近年，脊髄損傷は高齢化に伴って高齢者に多くなってきていることが特徴として挙げられる[4]。

脊髄損傷患者において，どのくらいの確率で痛みが発生しているかについては，Siddalら[5]は，脊髄損傷後の64%が6ヶ月後になんらかの痛みを抱えており，55%が神経障害性疼痛を，22%が激痛（耐えがたい痛み）を抱えていると報告している。また，Ravenscroftら[6]は79%，Finnerupら[7]は77%に異常知覚を含む痛みが存在することを報告している。わが国のデータとしては日本せきずい基金により刊行された「脊髄損傷に伴う異常疼痛に関する実態報告書（2004年9月）」[8]に詳しく，75%が脊髄損傷後疼痛を経験し，66%が現在痛みに苦しみ，なかでも痛みのために生活に支障を来しているものは26%という数値を報告している。さらに，激しい痛みのために仕事を辞めたり，痛みによる著しい日常生活活動性の低下がみられたりする患者は16〜22%存在しているとされる。脊髄損傷患者にとって，痛みは著しい苦痛と日常生活上の大きな支障をもたらしていることが推察される。

3) 痛みの発生時期

脊髄損傷の痛みは脊髄損傷直後から出現するのではなく，しばらく時間をおいて出現することがある。受傷直後から痛みが存在する症例もあれば，受傷後数日〜数十年経過してから発生する症例もある。日本せきずい基金の報告[8]では，受傷直後からが32.3%，手術・治療後からが13.8%，治療後しばらくしてからが33.4%であった。その中で，受傷後10年以上経過して痛みが出現した症例も数例存在し，22年経過して出現した症例もあるとしている。逆に，痛みが時間経過とともに消失する例も存在し，同報告では，そのような患者が9.2%存在し，そのうち7.9%が治療によらない自然軽快であることを報告している（図1）。これらは，脊髄損傷の痛みが時間経過によって多様に変化することを示唆している。

4) 痛みの原因

脊髄損傷の痛みは，脊髄の障害により，中枢側の痛覚伝導路に関与する神経系の活動が過剰となって生じる中枢性の神経障害性疼痛が主因と考えられている。損傷した脊髄髄節の支配領域以下の疼痛は，求心路が遮断されたことによる疼痛であり，求心路遮断痛と呼ばれる[9]。一部，境界領域や麻痺領域以外の侵害受容性の疼痛が含まれている場合がある。それらの痛みがいつから生じるか，また，身体のどの部位に生じるか，さらにどのような性質か，などはそれぞれの症例において非常に多様である。

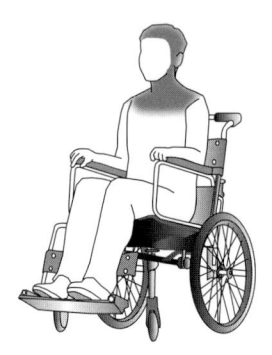

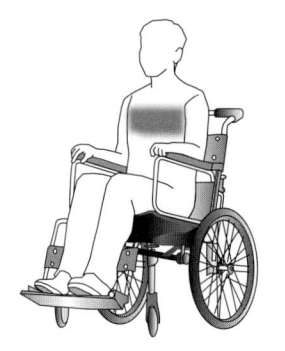

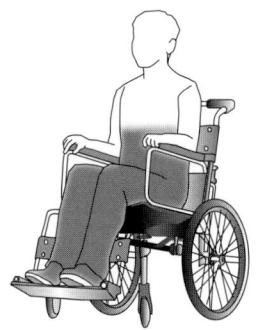

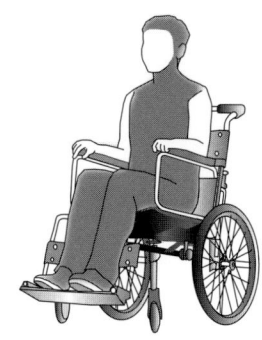

損傷部位より上位　　損傷部位と同じ高位　　損傷部位より下位　　ほぼ全身

図2　脊髄損傷患者の痛みの部位（胸髄損傷の場合）

2. 症状，検査，診断

1) 症状

a. 痛みの部位

痛みの部位はさまざまであるが，大きく分けると①損傷部位より上位，②損傷部位と同じ高位，③損傷部位より下位，④ほぼ全身，に分けられる（図2）。日本せきずい基金の報告「脊髄損傷に伴う異常疼痛に関する実態報告書（2004年9月）」では，最も多いのが損傷部位より下位の痛みで（70.8％），続いて損傷部位と同じ高位（20.2％），ほぼ全身（7.8％），損傷部位より上位（3.9％）と報告している[8]。

損傷部位より上位の痛みには，神経障害性疼痛のみではなく，椎間関節や椎間板，筋肉などによる脊椎不安定性による痛みが含まれていることがある。しばしば脊椎を固定している金属が原因となっている場合がある。その他，頸髄損傷の症例では自律神経反射による頭痛や痙性発作のときに全身性に生じる電撃痛の一部として頭痛や頸肩腕痛，後頭部痛などを訴えることがある。また，胸髄以下の損傷では車椅子や移動による過剰使用や過剰負荷に伴う痛みも存在することを考慮すべきである。

損傷部位と同じ高位の痛みは正常領域と麻痺領域の境界部の痛みで，胸部では両側性に帯状の痛みがみられるため帯状痛（band pain）と呼ばれる。境界領域の痛みについて，患者はしばしば『締め付けられるような』『締め上げられるような』『押されるような』と表現することがある。また，本来は痛みを誘発することのない風や軽い接触，わずかな振動，音響刺激などの非侵害刺激で痛みや異常知覚が出現するアロディニア（異痛症）と呼ばれる状態がみられる。

損傷部位より下位の痛みは主に下肢痛であるが，肛門や会陰部の激しい痛みを伴うことがある。痛みは『強くしびれたような痛み』や，『針で突かれるような痛み』，などと表現される。また，痙縮や痙攣と関連した痛みがみられる。痙縮は，"腱反射亢進を伴った緊張性伸長反射の速度依存性増加を特徴とする運動障害"と定義されており，痙縮や痙攣が強く苦しんでいるのは脊髄損傷患者の35％にものぼる[8]。

また，全身痛を呈する症例は，全身性の痙攣発作を呈する症例が代表的であるが，心理・社会的要因の強い慢性疼痛（線維筋痛症など）の症例も含まれているものと思われる。

b. 痛みの性質

多くの患者は痛みについて"しびれを伴った痛み"と表現することが多く，その他，"電気が走るような"，"やかれるような"，"切り裂かれるような"などと表現されることが多い。このような痛みは損傷部位より下位である下肢に多く，損傷部位と同じ高位で見られる帯状痛については，"締め付けられるような"，"押しつぶされるような"と表現されることが多い。これらの表現で訴えられる痛みは主に神経障害性疼痛と考えられる。脊髄損傷の痛みと同様の性

表3 脊髄損傷のFrankel分類

Frankel A：運動・知覚の完全麻痺
Frankel B：運動完全麻痺，知覚不全麻痺
Frankel C：運動不全麻痺（残存機能は非実用的），知覚不全麻痺
Frankel D：運動不全麻痺（残存機能は実用的），知覚不全麻痺 　　　　　　D1〜3：残存運動機能と膀胱直腸麻痺の程度により分類
Frankel E：運動麻痺・知覚麻痺のないもの

質の痛みを症状とする疾患としては，外傷性の脊髄損傷，多発性硬化症，脊髄空洞症，脊髄瘻，脊髄動静脈奇形などが挙げられる。

上記のような自発痛のほかに，発作痛や誘発痛がみられる。発作痛は麻痺領域との境界部や全身性に誘因なく生じる強い痛みである。誘発痛としては，アロディニア（異痛症）が代表的であり，脊髄損傷患者の約1/4が訴えていると報告されている[8]。その他，自律神経反射に伴う痛みがあり，膀胱への充満やカテーテル挿入などをはじめとする生殖器への強い刺激や気温などの環境変化などが，血圧の上昇とともに激しい頭痛や全身性の痛みを誘発することがある。

2）検査，診断

検査としては神経学的検査と画像検査が重要である。

神経学的検査により，脊髄損傷のレベルを深部腱反射，表在反射，知覚障害，運動障害などから総合的に評価する[10]。脊髄損傷の分類は神経障害によるFrankel分類が広く用いられてきた[11]。同分類は運動機能と感覚機能とにより，運動・知覚の完全麻痺のFrankel Aから運動麻痺・知覚麻痺のないFrankel Eまでの5段階に分類したものである（表3）。BradfordとMcBrideはFrankel Dをさらに残存運動機能と膀胱直腸麻痺の程度によりD1〜3に分類している[12]。

画像診断としての基本は単純X線検査であるが，脊椎損傷にはCT検査が，脊髄損傷にはMRI検査が必須の検査である（図3）[13]。脊髄損傷におけるMRI検査では髄内信号の有無が重要であるが，脊髄の評価のみならず，損傷部位付近の靱帯や椎間板，筋肉などの評価に有用で

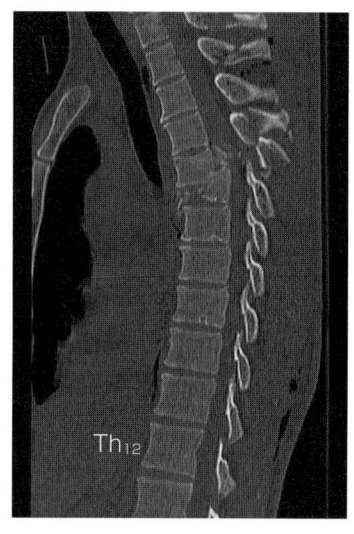

図3 外傷による脊髄損傷症例（41歳，男性）の受傷当日のCT
T6椎体の脱臼骨折，T5椎体の骨折，T5〜6レベルで脊柱管内に骨片や空気が見られる．

あるため，神経障害性疼痛以外の要素の有無についても評価できる。脊髄損傷が出現するのは頸椎から第10胸椎にかけての損傷で脊髄損傷が出現する。上位，あるいは中位胸髄損傷では，下肢〜下半身麻痺とともに肋間筋麻痺による呼吸機能低下を合併していることを念頭に置くべきであり，管理において呼吸機能検査や胸部X線検査，胸部CT検査などが有用な場合もある。

3. ペインクリニックにおける治療

1）薬物療法

脊髄損傷後疼痛の治療としてまず行うべきものは薬物療法であるが，通常，神経障害性疼痛

に対してアセトアミノフェンやNSAIDsは無効であるとされ，治療薬として多くのレビューで対象とされていない[13]。また，麻薬類は一般的には神経障害性疼痛に対して有効性が乏しいと考えられており，第二，または第三選択薬として考えられている[14,15]。ただ，先に述べたように，脊髄損傷後疼痛は侵害受容性疼痛の要素も含まれている場合があることや，個人差が大きいことを念頭に置いて，アセトアミノフェンやNSAIDs，麻薬類の有効性を試してみることが望ましい。

脊髄損傷後疼痛の主因である求心路遮断痛に対する薬物療法の第一選択は，抗うつ薬，抗痙攣薬などの鎮痛補助薬である[14,15]。抗うつ薬では，三環系抗うつ薬であるアミトリプチリンやノルトリプチリンが最も期待できる薬物である。抗痙攣薬は神経根性の痛みなどの電撃的な痛みに特に有効とされ，ガバペンチンやプレガバリン，クロナゼパムなどが使用されている。その他，局所麻酔薬，抗痙縮薬，ベンゾジアゼピン系薬物(抗不安薬，睡眠薬)，向精神薬が用いられる。近年，SNRI(セロトニン・ノルアドレナリン再取り込み阻害薬)も第一選択薬として位置づけられてきている[14]。海外では，リドカインパッチ(貼付薬)も使用されているが，治験の結果から発売予定が中止となり，わが国での使用できる見込みは現在のところない。その他，麻薬類や弱い麻薬性作用とセロトニン・ノルアドレナリン再取り込み阻害薬の作用をもつトラマドール，またその他の抗痙攣薬(バルプロ酸，カルバマゼピンなど)，抗うつ薬〔選択的セロトニン再取り込み阻害薬(SSRI)〕，ナトリウムチャネル遮断薬であるリドカインやメキシレチン，NMDA受容体拮抗作用をもつケタミン，デキストロメトルファン，アマンタジンなどが用いられる。わが国で開発されたノイロトロピンはワクシニアウイルス接種家兎炎症皮膚から抽出した非蛋白性の活性物質であり，末梢性の神経障害性疼痛である帯状疱疹後神経痛に保険適応があるため使用する場合がある[16]。

脊髄損傷後疼痛の神経障害性疼痛には中枢性と末梢性の2種類が含まれていると考えられるが，中枢性の神経障害性疼痛に対するデータは末梢性のものより乏しく，かつ成績も不良であることから難治性と考えられている[15]。中枢性の神経障害性疼痛にはNMDA受容体拮抗作用をもつケタミン，デキストロメトルファン，アマンタジンなどが用いられることが多い。特にケタミンについては，ケタミンの静脈内投与の求心路遮断痛に対する有用性が報告されている[17]。ケタミン20mg/回を緩徐に(約1時間で)静脈内投与する治療法で，単独で，また脊髄電気刺激療法や大脳皮質運動野刺激療法などの神経調節療法との併用療法として有用であると考えられている。また，その有効性の有無が神経調節療法の治療適応を決定する際の参考とされており，有効性が高い症例では脊髄電気刺激療法や大脳皮質運動野刺激療法の治療効果が期待できると判断されている。

2) 神経ブロック療法

神経ブロック療法はその奏効機序から考えて，求心路遮断痛が中心である脊髄損傷後疼痛に対しては有効な治療とはいえない。しかし，侵害受容性疼痛の要素(健常部の過剰使用による疼痛など)や末梢性の神経障害性疼痛に対しては有効と考えられるため，症例によっては有用な治療になりうる場合がある[18]。損傷部位より上位の筋筋膜性疼痛には星状神経節ブロック(stellate ganglion block：SGB)や肩甲上神経節ブロック，トリガーポイント注射などが有効な場合がある。また，神経根性の痛みには神経根ブロックや硬膜外ブロックをはじめとした体性神経のブロックが有効なことがあるため，治療を計画する際にその有無を診察と画像診断で評価しておくことが望ましい。その他，交感神経の異常興奮・過敏状態で生じる病態が含まれていることがあり，交感神経ブロックであるSGBや胸部・腰部交感神経節ブロックが有効なことがある。

その他，脊髄くも膜下腔への薬物投与が行われることがあり，薬物としては現在までにオピオイド，リドカイン，ミダゾラム，ケタミンなどが試みられているが，確立した治療とはいえない。

3）神経調節療法（ペインクリニック）

薬物療法や神経ブロック，その他の補助的療法が無効である場合は，神経調節療法（neuromodulation）が治療候補として挙げられる。神経調節療法の主なものには，経皮的電気刺激療法（transcutaneous electrical nerve stimulation：TENS），脊髄電気刺激療法（spinal cord stimulation：SCS），脳深部刺激療法（deep brain stimulation：DBS），大脳皮質運動野刺激療法（motor cortex stimulation：MCS），反復的経頭蓋磁気刺激療法（repetitive transcranial magnetic stimulation：rTMS）などがある[19〜25]。ペインクリニックではTENSとSCSが，その他は主に脳神経外科で行われることが多い。TENSはAβ線維を刺激して鎮痛を得る方法であり，電気刺激装置を用いて体表から刺激を行うが，中枢性疼痛に対する効果は乏しい[21]。また，SCSは硬膜外腔に電極を挿入して一定期間試験刺激を行い，効果があれば刺激発生装置を体内に埋め込むという治療法であるが，脊髄損傷後疼痛に対するSCSは，脊髄損傷が完全である場合は無効であると考えられている[22]。不完全な脊髄損傷でも有効例は存在するものの，一般的には有効性は高いとはいえない。

4）その他の治療，痛みのケア

その他鍼灸療法など中医学的治療などを含む代替・補完療法が選択されることがある。また，認知療法や行動療法が有用な場合があると考えられている。

脊髄損傷患者の痛みやしびれは難治性であることや長期間にわたることから，その苦痛を回避する方法を患者自身が知り自己で対処すること（セルフ・マネジメント）は重要である。痛みやしびれは気候（特に寒冷）や発熱，疲労，痙性の悪化，不眠や便秘などで増悪することがあるため，適宜，温罨法や，マッサージ，ストレッチ，鍼灸などを自己判断で行うよう，または依頼するように指導する。

また，脊髄損傷患者の心理的葛藤は非常に大きく，障害や痛み・しびれに適応している患者

表4　脊髄損傷患者の受傷からの時期と治療目標

時期	治療目標
受傷早期	生命の維持
回復期	機能性の改善
慢性期	脊髄損傷後疼痛の改善，精神面の安定

でも時には混乱と苦悩の時期に戻ることがあり，それを繰り返して安定した適応期に入るといわれている。治療者がその苦悩や変化を十分に理解することはもちろんであるが，同じ脊髄損傷患者によるサポート（ピア・サポート）が有用であるといわれている[26]。同じ境遇の人同士がその苦痛を理解し合い，対処法を同じ目線の高さで考えることは重要であると思われ，日本ピア・サポート学会ではピア・サポートプログラム（サポートを行う人材育成のプログラム）が定められ，一部で実践され始めている。

4. 予後，経過，次の手段

1）予後，経過

脊髄損傷患者における治療目標は時期によって移り変わる[8]。受傷早期は生命の維持が最大の問題であるが，その問題が落ち着いた回復期には機能性の改善が最大の問題となる。そして慢性期には難治性である脊髄損傷後疼痛が問題となり，不安や抑うつなどを伴って患者の大きな問題となる（表4）。また，脊髄損傷患者は，損傷のないものに比較して平均余命が短いといわれている。原因としては尿路感染症や褥創に起因する敗血症や高位の頸髄損傷患者では呼吸障害などが挙げられる。近年，管理の向上により若年者では差が少なくりつつあるが，高齢になるほど，また損傷レベルが高位であるほど，正常者に比較して短命となっている（表5）[27]。

また，脊髄損傷による痛みの問題も時期によって変化する。先に述べたように痛みの発生時期はさまざまであり，かつ時間経過とともに変化することが多い。発生時期は受傷直後から，手術・治療直後から，手術後しばらくしてから，

など多くのタイプが存在する．脊髄損傷患者では経過中約90％が慢性的な痛みを経験しているといわれているため，初期に痛みがない患者に対しても，のちに痛みが出現することがある旨を説明し，治療者も痛みの発生を念頭に置いて経過観察する必要がある．

また，時間経過とともに痛みが改善・消失する症例はわずかながら存在するが，性状や部位が変化した例や，程度が強まったりする例，刺激に対する過敏症状が加わった例など多様であることが報告されている[8]．

2) 神経調節療法（脳神経外科）

不完全な脊髄損傷でSCSが無効な場合や完全な脊髄損傷などの求心路遮断痛に対しては，主に脳神経外科でDBS，MCS，rTMSなどが行われる[23〜25]．

近年，求心路遮断痛に対するDBSでは，視床知覚中継核や内包の刺激療法の有効性が報告されているが，いずれの報告とも50〜60％の有効率である[23]．脊髄損傷後疼痛に対する有効性は明らかではない．MCSは一次運動野の電気刺激が帯状回や視床，前頭葉，脳幹などの機能を賦活して除痛効果をもたらすと考えられており，求心路遮断痛に対する有効性が期待されている[24]．これらの治療は侵襲的であること，医療費が高額となること，まだ有効性が高いとはいえないこと，から問題点は多く含まれている[24]．rTMSはBakerらが経頭蓋磁気刺激（TMS）について報告[28]して以来，10〜20Hzという高頻度で刺激が可能なように機器が改良され，今世紀に入ったころから臨床応用され始めた方法である．TMSも求心路遮断痛に対する治療法として報告されているが，脊髄損傷後疼痛に対しても有用である報告がみられる[29]．除痛機序に関しては不明な点が多いが，MCSによる除痛機序とほぼ同様と考えられている．MCSと比べて，非侵襲的であるという点が最大の利点であり，副作用も軽微であると考えられているが，痙攣発作を誘発したという報告があるため注意を要する．近年，正確に刺激部位をモニターするために，光学式ナビゲーションシステムを

表5 脊髄損傷患者の平均余命

障害時の年齢	正常者	余命 対麻痺	高位頸髄損傷
10歳	68.2	54.6	44.6
30歳	48.9	36.0	27.7
50歳	30.6	19.7	13.2
70歳	14.9	7.4	3.9

（内田竜生．脊椎・脊髄損傷者の生命予後と死因．ペインクリニック 2009；30：791-802より引用）

用いて施行することが報告されている[24]．効果持続時間が数分以内と短い症例が多いことが問題であるが，除痛効果が数日間にわたった症例も報告されているため，今後，どのように臨床応用していくかに注目が集まっている．

その他，外科的に神経を破壊・焼灼する方法も報告されているが，有効性は高いとはいえず，施術により痛みが悪化する場合もあるため，慎重に適応を検討することが望ましい．

3) 痙縮による痛みに対する髄腔内バクロフェン療法

また，脊髄損傷に伴う痙縮による痛みが問題となっている症例では局所的にはボツリヌス毒素治療が行われることがあるが，下肢の広範囲の痙縮に対しては髄腔内バクロフェン療法（intrathecal baclofen：ITB）が行われることがある[30]．体内に埋め込んだポンプからくも膜下腔にカテーテルを通して微量のバクロフェン（50〜600μg／日）を投与する方法で，2006年からバクロフェン髄腔内微量持続投与療法として保険適応となった．バクロフェンの経口投与による副作用（傾眠，ふらつきなど）が問題となる症例や効果が乏しい症例で効果が期待できる．

4) 脊髄空洞症への外科的アプローチ

さらに一部症例で脊髄空洞症を合併している場合がある．数年から十数年で脊髄空洞症が出現し，坐位や咳，運動などで増悪する痛みを呈するようになる．原因は損傷部におけるくも膜と軟膜の癒着による髄液灌流障害とされており，従来の麻痺高位よりも上昇しているような

場合は脊髄空洞症が存在していることを念頭に置くべきである。そのような場合は外科的に空洞をくも膜下腔や腹膜と短絡させたり（S-S shunt, S-P shunt），損傷部を挟んでくも膜下腔間をチューブでつなぐ手術（S-S bypass）が行われることがある[31]。

B 視床痛

1. 疾患の概要，痛みの原因

1）疾患の概要

視床痛（thalamic pain）は中枢性疼痛の代表的な疾患の一つで，出血や梗塞による視床の障害を原因として出現する痛みである。視床痛は大きな視床病変より，後外側腹側尾側部の小さな病変で出現することが多い[32]。内包や視床皮質間線維など，より上位の痛覚伝導路に所属する部位の障害も視床痛とほぼ同様の症状を呈することから，これらを含めて視床痛として扱われることがある。また，これらの視床付近の病変による痛みを包括して脳卒中後疼痛（post-stroke pain）と呼ばれることも多い[33]。脳出血や脳梗塞の発症後，半数は1ヶ月以内に出現したという報告があるが[34]，数週間～数ヶ月以上経過して出現する症例も多く存在する。脳卒中患者の8%にpost-stroke painが出現したとの報告がある[35]。通常は病変の反対側（麻痺側）の四肢，体幹，顔面などに広範囲の痛みを生じる。

2）痛みの原因

視床，または視床から大脳皮質に至る痛覚伝導路に所属する部分の異常興奮が痛みの原因と考えられている。知覚求心路の切断後に中枢側ニューロンに過剰放電が出現することが報告されていることから[36]，遮断部位より中枢側の脊髄視床路の神経活動が異常に興奮していることが疼痛発現機序と考えられている。これには，主に興奮性アミノ酸とその受容体であるNMDA受容体が関与していることが推察されている[37]。NMDA受容体遮断薬であるケタミンや興奮性アミノ酸のシナプス伝達を抑制するバルビタール剤が約半数の症例に有効であることからもこれらのシステムが痛みの原因に深く関与していることが示唆される[33,38]。また，後内側腹側核（ventral posterior medial nucleus：VPM）や後外側腹側核（ventral posterior lateral nucleus：VPL）などの外側脊髄視床路に入力する視床の部位のみ部分的に障害されると，内側脊髄視床路の活動性が相対的に高まって発症することも関与していると考えられている[39]。その他，抑制性の介在細胞が機能低下を来して脱抑制状態となることや残存した細胞が過剰に興奮することなども発症機序の一つと考えられている[40,41]。

2. 症状，検査，診断

1）症状

視床痛はしびれ（dysesthesia）を伴った不快な痛み・知覚異常で，"耐えがたい疼痛"と表現されることがしばしばある[41]。痛みは顔面，四肢，体幹にみられる。自発痛と発作痛，誘発痛があり，自発痛は持続痛が特徴的で，"やけるような"や"ジンジンした"，"裂けるような"などと表現される。痛みは時間経過により変化し，気温の変化や感情の乱れ，体位変換などにも影響されることがある。発作痛は自発痛に併存していることが多く，患者は"刺されたような"，"電気ショックのような"などと表現されることが多い[42]。誘発痛は触覚，圧覚，冷覚，温覚などで誘発されるが，風に当たるだけで誘発されるなど，痛み刺激よりはるかに弱い刺激（非侵害刺激）で強い痛みが誘発される異痛症（アロディニア；allodynia）がみられることがある。また，通常は体性感覚が麻痺しているが（感覚鈍麻；hypesthesia），刺激により持続性の痛みを呈することがある（痛覚過敏；hyperpathia）（表6）。

表6 視床痛の痛み・知覚異常の種類

dysesthesia：ジンジンなどと表現されるしびれ．
allodynia　　：アロディニア．触覚，圧覚，冷覚，温覚などの非侵害刺激で誘発される痛み．
hypesthesia：感覚鈍麻．知覚閾値の上昇により麻痺した感覚．
hyperpathia：痛覚過敏．侵害刺激により誘発される刺激相応以上の痛み．

2）検査，診断

　視床痛のような求心路遮断痛の診断は，痛みの部位および性状，既往歴の聴取，神経学的所見，電気生理学的検査，画像診断などが有用である。

　特に中枢性疼痛の場合は画像診断のうちMRIが有用である[43]。視床痛の症例では，視床後外側腹側尾側部の出血や梗塞などの小さな病変をT_1協調画像とT_2協調画像の水平断で確認する。視床梗塞による視床痛ではT_1協調画像で低信号，T_2協調画像で高信号を呈する（図4）。視床皮質間線維や内包など，より上位の痛覚伝導路の病変も原因となっていることがあるためあわせて評価する。近年ポジトロン断層撮影（positoron emission tomography：PET）が普及してきており，視床痛の脳内糖代謝をPETとブドウ糖類似物質を用いて検討したものでは，痛みと対側の視床で糖代謝の低下が認められたと報告している[44]。PETは脳機能の変化をとらえることが可能であり，かつ空間分解能に優れているため，視床痛のメカニズムの解明に大変有用な検査となりうると考えられる[45]。

　神経学的所見では，疼痛側のしびれなどの自覚症状やアロディニアや感覚鈍麻，痛覚過敏などの他覚的所見を主に調べ，運動障害，深部知覚障害などについても評価しておく。また，痛みが視床痛であることを確認するためには，他の原因による痛みでないことを除外する必要がある。他臓器の病変や神経根症，脊椎の退行変性による痛みなどを，血液検査や疼痛部位および関連した脊椎レベルの画像診断などで評価する。

　さらに，薬理学的疼痛機序判別試験（pharmacological test）を用いて，薬物に対する反応性（除痛効果）を調べておくことは，有効な薬物

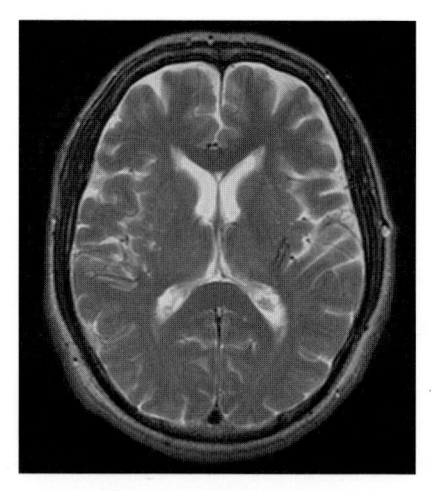

図4　症例（57歳，男性）
左視床の小出血による視床痛．発症直後からしびれが，発症3ヶ月ごろから痛みが出現．現在抗痙攣薬と日中の催眠導入薬の少量投与で痛みが改善している．

や脳神経外科的治療の適応決定に有意義であると思われる。チオペンタールテストやケタミンテストにおいて除痛効果がみられ，モルヒネテストに反応がないことが典型的な視床痛の性質であるが，山本らはケタミン，サイアミラールともに，約半数の症例に有効であることを報告しており，視床痛の疼痛発現機序が複雑であることを述べている[33,38]。

3. ペインクリニックにおける治療

1）薬物療法

　通常，アセトアミノフェンやNSAIDsは基本的に無効であるとされ[46]，治療薬として多くのレビューで対象とされていない[47]。また，麻薬類は神経障害性疼痛に対して有効性が乏しいと考えられており，抗うつ薬，抗痙攣薬などの鎮痛補助薬が第一選択である[48,49]。抗うつ薬の

うち，三環系抗うつ薬であるアミトリプチリンやノルトリプチリンの有効性が最も優れていると考えられているが，中枢性の神経障害性疼痛に対する薬物療法は，末梢性のものに対するより有効性が乏しいと考えられている[46]。SNRI（セロトニン・ノルアドレナリン再取り込み阻害薬）や，ノルアドレナリン再取り込み抑制作用の強い四環系抗うつ薬のマプロチリンも有効性が高いと考えられている[33]。また，ベンゾジアゼピン系薬物（抗不安薬，睡眠薬）はGABA-A受容体に作用することからしばしば用いられる。その他，ナトリウムチャネル遮断効果をもつリドカインやメキシレチンなどの抗不整脈薬，またカルバマゼピンやフェニトインをはじめとする抗痙攣薬，カルシウムチャネル遮断作用をもつガバペンチンやプレガバリンなどの有効性が報告されている[46,50]。その他，抗痙縮薬，向精神薬などが用いられることがある。また，興奮性アミノ酸とその受容体であるNMDA受容体が発症機序に関与していると推察されているため，ケタミンやデキストロメトルファン，アマンタジンなどのNMDA受容体拮抗薬が疼痛改善をもたらす可能性があり使用される[51]。特にケタミンについては，ケタミン20mg/回を緩徐に（約1時間で）静脈内投与する治療法の求心路遮断痛に対する有用性が報告されている[52]。さらに，その有効性が後のSCSやMCSなどの神経調節療法の適応決定に有用であるということや，併用療法として有効であると考えられている。

2）神経ブロック療法

視床痛は中枢性の神経障害性疼痛であること，一方，神経ブロック療法は主に末梢性の神経障害性疼痛や侵害受容性疼痛に対して奏効することなどから，視床痛に対して神経ブロック療法の積極的な適応はない。また，効果があっても一過性であると考えられている[53]。しかし，痛みの要素に肩手症候群のような末梢性の病態が含まれている場合，SGBや肩甲上神経ブロックなどの末梢神経ブロックやトリガーポイント注射などが有効な場合があるため，リハビリテーションの併用療法として行うことが望ましい[54,55]。また，自験例で純粋な視床梗塞による手掌と口の痛み（手掌口症候群）に対してSGBを繰り返して行い治療した症例を経験しており[56]，症例によっては交感神経ブロックが奏効する可能性がある。

3）神経調節療法（ペインクリニック）

薬物療法や神経ブロック，その他の補助的療法が無効である場合は，神経調節療法（neuromodulation）が治療候補として挙げられ，TENS, SCS, DBS, MCS, rTMSなどが候補とされる[57〜63]。このうちペインクリニックではTENSとSCSが行われるが，両者とも有効性は乏しいと考えられている[59,60]。

4）その他の治療，痛みのケア

視床痛患者をはじめとする中枢性疼痛の痛みは不快なことが多く，感情の変化に影響されやすいという特徴をもつため，患者の心理状態のケアを重視し，治療者−患者関係を良好に保つことが求められる。周囲がその苦痛を良好に受容して，精神的に安定して過ごせるような工夫を行うことが重要である[46]。補助的療法として，鍼灸療法など中医学的治療などを含む代替・補完療法や認知・行動療法などを適宜併用する。また，痛みやしびれは環境や体調の変化などで増悪することがあるため，自己判断で温罨法や，マッサージ，ストレッチ，鍼灸などの苦痛を回避する方法を習得すること（セルフ・マネジメント）が望ましい。

4. 予後，経過，次の手段

1）神経調節療法（脳神経外科）

脳神経外科では，主に刺激療法と破壊療法が行われる。刺激療法としては，DBS, MCS, rTMSなどが行われる[61〜63]。求心路遮断痛に対するDBSでは，視床知覚中継核や内包の刺激療法が行われるが，有効性はいずれの報告とも50〜60％である[61]。MCSは一次運動野の電

気刺激により除痛する方法であるが，視床痛に対する効果はおおむね50％程度である[62]。katayamaらは軽度改善も含めれば73％と報告している[64]。疼痛部位が片側四肢であり，刺激による放散痛が重なるようにすることが治療上のポイントであるが，残存する運動機能が低い例では有効性が低いといわれている。

これらの侵襲的治療以外に，除痛機序はMCSによる除痛機序とほぼ同様と考えられているrTMSがある。10～20Hzという高頻度で連続的に磁気刺激を行う方法で，近年，正確に刺激部位をモニターするために，光学式ナビゲーションシステムを用いて施行することが報告されている[62]。短時間である効果持続時間をどのように延長させるかが今後の課題である。

その他，定位脳手術で視床を破壊・焼灼する視床破壊術（thalamotomy）も報告されている。視床の腹側中間核（Vim核）や内髄板や視床枕，視床下部などを破壊する手術であるが，有効性は高いとはいえず，施術により痛みが悪化する場合もあるため，慎重に適応を検討することが望ましい[46]。その他，ガンマナイフで視床の破壊を行う方法や電気痙攣療法なども試みられている。

【文献】
（A 脊髄損傷）

1) Shingu H, Ohama M, Ikata T, et al. A nationwide epidemiological survey of spinal cord injuries in Japan from January 1990 to December 1992. Paraplegia 1995 ; 33 : 183-8.
2) 柴崎啓一. 全国脊髄損傷登録統計2002年1月～12月. 日本せきずい障害医学会雑誌 2005；18：271-4.
3) 坂井宏旭, 植田尊善, 森 英治ほか. 福岡県脊髄損傷ネットワーク構想―福岡県における脊髄損傷患者の統括的データベースの構築を中心に―. 日整会誌 2008；82：S405.
4) 加藤真介. 本邦における脊椎・脊髄損傷の疫学. ペインクリニック 2009；30：609-15.
5) Siddal PJ, Taylor DA, McClelland JM, et al. Pain report the relationship of pain to physical factors in the first 6 months following spinal cord injury. Pain 1999 ; 81 : 187-97.
6) Ravenscroft A, Ahmed YS, Burnside IG. Chronic pain after SCI. A patient survey. Spinal cord 2000 ; 38 : 611-4.
7) Finnerup NB, Johannesen IL, Sindrup SH. Pain and dysesthesia in patients with spinal cord injury : A postal survey. Spinal cord 2001 ; 39 : 256-62.
8) 日本せきずい基金 脊髄損傷に伴う異常疼痛に関する実態報告書. 2004.
9) 大島秀規, 片山容一. 求心路遮断痛の神経学的特徴. ペインクリニック 2008；29：S31-5.
10) 恩田 啓, 紺野慎一, 菊地臣一. 脊椎・脊髄損傷の診断の進め方（神経学的所見を中心に）. ペインクリニック 2009；30：584-90.
11) Frankel HL, Hancock DO, Hyslop G, et al. The value of postural reduction in the initial management of closed injuries of the spine with paraplesia and tetraplasia. Paraplesia 1969 ; 7 : 179-92.
12) Bradford DS, McBride GG. Surgical management of thoracolumbar spine fractures with incomplete neurologic deficits. Clin Orthop Relat Res 1987 ; 218 : 201-16.
13) 井関雅子, 宮崎東洋. NSAIDs. 弓削孟文編. 麻酔科診療プラクティス 6.ニューロパシックペインの今. 東京：文光堂；2002. p.100-3.
14) Dworkin RH, O'Connor AB, Backonja M, et al. Pharmacological management of neuropathic pain : evidence-based recommendations. Pain 2007 ; 132 : 237-51.
15) Finnerup NB, Otto M, McQuay HJ, et al. Algorithm for neuropathic pain treatment : an evidence based proposal. Pain 2005 ; 118 : 289-305.
16) 山村秀夫, 檀健二郎, 若杉文吉ほか. ノイロトロピン錠の帯状疱疹後神経痛に対する効果. 医学のあゆみ 1988；147：651-64.
17) 山本隆充, 大渕敏樹, 小林一太ほか. 求心路遮断痛に対する各種の治療法 薬物療法 ケタミン点滴療法. ペインクリニック 2008；29：S263-70.
18) 森田義仁, 井関雅子. 求心路遮断痛に対する各種の治療法 神経ブロック療法. ペインクリニック 2008；29：S235-44.
19) 齋藤洋一. 慢性疼痛に対する脳刺激療法. ペインクリニック 2009；30：929-38.
20) 押野 悟, 齋藤洋一, 吉峰俊樹. 代表的な求心路遮断痛 末梢神経損傷後疼痛の治療と特徴. ペイン

クリニック 2008；29：S127-35.
21) 稲森耕平．求心路遮断痛に対する各種の治療法 刺激療法 経皮的電気刺激療法．ペインクリニック 2008；29：S169-82.
22) 村川和重，森山萬秀，柳本富士雄ほか．求心路遮断痛に対する各種の治療法 刺激療法 脊髄電気刺激療法．ペインクリニック 2008；29：S183-90.
23) 深谷 親，山本隆充，片山容一．求心路遮断痛に対する各種の治療法 刺激療法 脳深部刺激療法．ペインクリニック 2008；29：S191-9.
24) 齋藤洋一．求心路遮断痛に対する各種の治療法 刺激療法 大脳皮質電気刺激療法．ペインクリニック 2008；29：S200-5.
25) 近藤啓太，丸石正治．求心路遮断痛に対する各種の治療法 刺激療法 大脳皮質磁気刺激療法．ペインクリニック 2008；29：S206-14.
26) 下松智哉，田島文博．ピア・サポート．ペインクリニック 2009；30：616-24.
27) 内田竜生．脊椎・脊髄損傷者の生命予後と死因．ペインクリニック 2009；30：791-802.
28) Barker AT, Jalinous R, Rreeston IL. Non-invasive magnetic stimulation of human motor cortex. Lancet 1985；11：1106-7.
29) Defrin R, Grunhaus L, Zamir D, et al. The effect of a series of repetitive transcranial magnetic stimulations of the motor cortex on central pain after spinal cord injury. Arch Phys Med Rehabil 2007；88：1574-80.
30) 佐々木寿之，平 孝臣．脊髄性疼痛・痙縮に対する手術療法．ペインクリニック 2009；30：771-81.
31) 大田秀樹，植田尊善，久保勝祐．脊椎・脊髄損傷後空洞症に対する治療．ペインクリニック 2009；30：771-81.

(B 視床痛)

32) Dejerine J, Roussy G. Le syndrome thalamique. Rev Neurol 1906；14：521-32.
33) 山本隆充，大渕敏樹，小林一太ほか．Post-stroke painの特徴と治療．ペインクリニック 2008；29：S119-26.
34) Nasreddine ZS, Saver JL. Pain after thalamic stroke：Right diencephalic predominate and clinical features in 180 patients. Neurolgy 1997；48：1196-9.
35) Andersen G, Vestergaard K, Ingeman-Nielsen M. Incidence of central post-stroke pain. Pain 1995；61：187-93.
36) Loeser JD. Some effects of deafferentation on neurons of the cat spinal cord. Arch Neurol 1967；17：48-50.
37) Coderre T, Katz J, Vaccarino AL, et al. Contribution of central neuroplasticity to pathological pain：review of clinical and experimental evidence. Pain 1993；52：259-85.
38) Yamamoto T, Katayama Y, Hirayama T, et al. Pharmacological classification of central post-stroke pain：comparison with the results of chronic motor cortex stimulation therapy. Pain 1997；72：5-12.
39) Hirato M, Kawashima Y, Horikoshi S, et al. A possible role of the Vim and intralaminar nuclei for central pain. Pain Res 1991；6：153-64.
40) 大江千廣．視床痛 痛みと鎮痛のメカニズム．Clinical Neuroscience 1996；14：1014-5.
41) 衛藤誠二，川平和美，下堂薗恵ほか．視床痛．痛みと臨床 2004；4：2-8.
42) 大島秀規，片山容一．求心路遮断痛の神経学的特徴．ペインクリニック 2008；29：S31-5.
43) 藤井正美，秋村龍夫，鈴木倫保．求心路遮断痛の画像診断(MRI)．ペインクリニック 2008；29：S49-56.
44) Laterre EC, De Volder AG, Goffinet AM. Brain glucose netabolism in thalamic syndrome. J Neurosurg Psychiatry 1988；51：427-8.
45) 貴島晴彦，齋藤洋一，吉峰俊樹．PETによる求心路遮断痛の脳機能分析．ペインクリニック 2008；29：S57-63.
46) 衛藤誠二，川平和美，下堂薗恵ほか．視床痛．痛みと臨床 2004；4：108-14.
47) 井関雅子，宮崎東洋．NSAIDs．弓削孟文編．麻酔科診療プラクティス 6.ニューロパシックペインの今．東京：文光堂；2002. p.100-3.
48) Dworkin RH, O'Connor AB, Backonja M, et al. Pharmacological management of neuropathic pain：evidence-based recommendations. Pain 2007；132：237-51.
49) Finnerup NB, Otto M, McQuay HJ, et al. Algorithm for neuropathic pain treatment：an evidence based proposal. Pain 2005；118：289-305.
50) 石原直毅，佐藤周三，柚木和太．視床痛とその内科的治療．高血圧性脳出血の治療 1989；4：51-60.

51) 飯田宏樹. NMDA受容体拮抗薬. 弓削孟文編. 麻酔科診療プラクティス 6.ニューロパシックペインの今. 東京：文光堂；2002. p.131-3.
52) 山本隆充, 大渕敏樹, 小林一太ほか. 求心路遮断痛に対する各種の治療法 薬物療法 ケタミン点滴療法. ペインクリニック 2008；29：S263-70.
53) 長櫓 巧, 安部俊吾, 宮本友美ほか. 中枢痛に対する神経ブロック. ペインクリニック 2003；24：656-61.
54) 森田義仁, 井関雅子. 求心路遮断痛に対する各種の治療法 神経ブロック療法. ペインクリニック 2008；29：S235-44.
55) 山鹿眞紀夫, 古閑博明, 田中智香ほか. 肩手症候群. 痛みと臨床 2004；4：115-22.
56) 川井康嗣, 得津佳道. 星状神経節ブロックが有効であった手掌口症候群の1例. ペインクリニック 1995；16：395-7.
57) 齋藤洋一. 慢性疼痛に対する脳刺激療法. ペインクリニック 2009；30：929-38.
58) 押野 悟, 齋藤洋一, 吉峰俊樹. 代表的な求心路遮断痛 末梢神経損傷後疼痛の治療と特徴. ペインクリニック 2008；29：S127-35.
59) 稲森耕平. 求心路遮断痛に対する各種の治療法 刺激療法 経皮的電気刺激療法. ペインクリニック 2008；29：S169-82.
60) 村川和重, 森山萬秀, 柳本富士雄ほか. 求心路遮断痛に対する各種の治療法 刺激療法 脊髄電気刺激療法. ペインクリニック 2008；29：S183-90.
61) 深谷 親, 山本隆充, 片山容一. 求心路遮断痛に対する各種の治療法 刺激療法 脳深部刺激療法. ペインクリニック 2008；29：S191-9.
62) 齋藤洋一. 求心路遮断痛に対する各種の治療法 刺激療法 大脳皮質電気刺激療法. ペインクリニック 2008；29：S200-5.
63) 近藤啓太, 丸石正治. 求心路遮断痛に対する各種の治療法 刺激療法 大脳皮質磁気刺激療法. ペインクリニック 2008；29：S206-14.
64) Katayama Y, Fukaya C, Yamamoto T. Post-stroke pain control by chronic morter cortex stimulation：neurologic characteristics predicting a favorable response. J Neurosurg 1998；89：585-91.

〔川井康嗣〕

索　引

和　文

あ
アキレス腱 193
アキレス腱炎 192
アキレス腱滑液包炎 192
アキレス腱周囲炎 192, 196
アキレス腱症 196
アセトアミノフェン 182, 189
圧痛点 179
圧迫骨折 140
アロディニア 236, 237, 241

い
異痛症 236, 241
いわゆる五十肩 45
インピンジメント 59
インピンジメント症候群 66
インピンジメント注入テスト 67
インピンジメント徴候 60, 67

う
運動神経終末潜時 104
運動療法 182
運動領野再構築訓練法 226

え
腋窩神経ブロック 70
エコーガイド下肩峰下滑液包内
　注射 71
エコーガイド下星状神経節ブ
　ロック 71
エコーガイド下腕神経叢ブロッ
　ク 78
炎症性サイトカイン 128

お
オピオイド 56
温熱療法 79, 182, 189

か
下位脛骨骨切り術 192
外傷後疼痛 190
外傷性頸部症候群 3
外側大腿皮神経障害 201
外側大腿皮神経ブロック 203
回復期 46
カウザルギー 223
過外転症候群 83
化学的髄核融解術 138
鏡療法 221, 229
下肢伸展挙上テスト 128
下垂肩症候群 84
下垂足 208
肩関節弛緩性 53
肩関節枝高周波熱凝固法 63
肩関節周囲炎 45
肩関節周囲炎の分類 45
肩関節内注入 49
肩関節不安定症 53
肩結合識炎 74
肩こり 73
肩こり体操 79
滑液包炎 192
滑膜切除 192
ガドリニウム造影MRI 128
化膿性関節炎 181
ガバペンチン 29, 238
環状造影効果 130
関節固定術 192
関節枝ブロック 184
関節造影 180
関節内郭清術 185
関節内注入 57, 183
関節パンピング 184
関節ブロック 183
関節リウマチ 181, 187, 190, 193
関節裂隙の狭小化 179
感染性関節炎 187
漢方薬 80
ガンマナイフ 244

き
偽関節 141
キセノン光 79
偽痛風 187
ぎっくり腰 117, 125
臼蓋形成不全 173
求心路遮断痛 229, 235, 238
胸郭出口症候群 83
狭義の五十肩 45
胸部交感神経節ブロック 88
局所注射 192, 193
距骨 186
距腿関節 186
筋萎縮 22
筋弛緩薬 25
筋電図 200
筋力増強訓練 189

け
経穴 15
脛骨 186
脛骨神経ブロック 190
痙縮 236
頸性（頸原性）頭痛 11
頸椎手術後症候群 37
頸椎症性神経根症 22
頸椎症性脊髄症 28
頸椎椎間関節ブロック 78
頸椎椎間板造影 19
頸椎椎間板ヘルニア 17
頸椎捻挫 3
経皮的高周波椎間板減圧術 ...135
経皮的髄核摘出術 132
経皮的椎体形成術 141, 142, 143
経皮的電気刺激療法 221, 239
経皮的電気神経刺激 79
経皮的電気的鍼刺激 79
頸部硬膜外ブロック 25, 89
頸部神経根高周波熱凝固法 27
頸部神経根ブロック 26, 88
頸部脊柱管狭窄症 32
頸部痛 22

頸肋症候群 ... 83	硬膜外ブロック ... 30, 77, 130	伸筋腱鞘区画 ... 113
ケタミン ... 238, 243	絞扼性神経障害 ... 200	神経移行術 ... 230
ケベック分類 ... 3, 5	絞扼点ブロック ... 201	神経筋移行術 ... 230
腱交叉症候群 ... 112	股関節ブロック ... 176	神経根高周波熱凝固 ... 158
肩甲上神経ブロック ... 47, 62, 69, 77	五十肩 ... 45, 46, 68	神経根症状 ... 128
肩甲背神経ブロック ... 76	骨壊死 ... 187	神経根造影 ... 130, 150
幻肢覚 ... 219	骨吸収マーカー ... 140	神経根ブロック ... 15, 30, 40, 78, 130, 155
幻肢痛 ... 219	骨棘 ... 22	
肩手症候群 ... 243	骨棘形成 ... 179	神経根ブロック療法 ... 132
腱・靱帯付着部症 ... 195	骨形成マーカー ... 140	神経障害性疼痛 ... 234
腱板筋強化訓練 ... 58	骨硬化 ... 179	深頸神経叢ブロック ... 78
腱板疎部注入 ... 49	骨髄減圧術 ... 184	神経性TOS ... 84
腱板断裂 ... 46	骨セメント ... 145	神経性間欠跛行 ... 149
肩峰烏口アーチ ... 66	骨粗鬆症 ... 140	神経損傷 ... 27, 158
肩峰下滑液包 ... 46	骨・軟骨移植術 ... 192	神経調節療法 ... 183, 189, 239, 243
肩峰下滑液包注入 ... 48	骨盤出口症候群 ... 205	神経伝導検査 ... 200
肩峰下滑液包内注射 ... 62, 71	ゴルフ肘 ... 91	神経ブロック療法 ... 47, 184, 190, 238
肩峰骨頭間距離 ... 46, 60		
	さ	人工膝関節置換術 ... 185
こ	坐骨神経ブロック ... 206	人工足関節置換術 ... 192
高位脛骨骨切り術 ... 185		鍼治療 ... 79
抗うつ薬 ... 25, 238, 242	**し**	
交感神経依存性疼痛 ... 224	視床痛 ... 234, 241	**す**
交感神経非依存性疼痛 ... 226	視床破壊術 ... 244	髄腔内バクロフェン療法 ... 229, 240
交感神経ブロック ... 77	自然縮小 ... 136	
後脛骨神経ブロック ... 190, 191	膝蓋腱付着部症 ... 195	**せ**
抗痙攣薬 ... 238, 242	膝関節 ... 178	星状神経節ブロック ... 7, 25, 29, 39, 70, 77, 87
後骨間神経症候群 ... 93	膝関節内注入 ... 183	
後枝内側枝 ... 118, 121	脂肪抑制T_2強調画像 ... 143	脊髄空洞症 ... 237, 240
後枝内側枝高周波熱凝固 ... 122, 159	脂肪抑制画像 ... 141	脊髄くも膜下ブロック ... 26
	斜角筋三角部 ... 83	脊髄後根進入破壊術 ... 230
後枝内側枝高周波熱凝固法 ... 78, 121, 123, 125	斜角筋症候群 ... 83	脊髄梗塞 ... 26
	斜角筋ブロック ... 86	脊髄症状 ... 128
後枝内側枝パルス高周波法 ... 123	尺側手根伸筋腱腱鞘炎 ... 112	脊髄神経後枝内側枝高周波熱凝固法 ... 142
後枝内側枝ブロック ... 119, 120	尺骨神経管症候群 ... 109	
後縦靱帯外脱出型 ... 129	ジャンパー膝 ... 195	脊髄造影 ... 150
後縦靱帯下脱出型 ... 129	手根管 ... 101	脊髄損傷 ... 234
後縦靱帯骨化症 ... 28, 32	手根管症候群 ... 101	脊髄損傷後疼痛 ... 238
高周波熱凝固法 ... 125	手掌口症候群 ... 243	脊髄電気刺激療法 ... 229, 239
光線照射療法 ... 79, 182, 189	小胸筋下間隙 ... 83	脊髄動静脈奇形 ... 237
巧緻運動障害 ... 29	症候性肩こり ... 73	脊髄瘻 ... 237
後頭神経ブロック ... 14	静脈性TOS ... 84	石灰沈着部に対する注射 ... 49
後脛骨神経ブロック ... 210	上腕骨外上顆炎 ... 92	セルフ・マネジメント ... 239
抗不安薬 ... 25	上腕骨内上顆炎 ... 97	先進医療 ... 147
硬膜外脊髄電気刺激 ... 159	上腕二頭筋長頭筋腱鞘注入 ... 49	前足根管症候群 ... 208
硬膜外洗浄 ... 132, 154	上腕二頭筋長頭腱炎 ... 46	仙腸関節 ... 118
硬膜外造影 ... 150, 154	自立訓練法 ... 80	仙腸関節高周波熱凝固 ... 124
硬膜外膿瘍 ... 135	心因性肩こり ... 73, 74	

仙腸関節症 117, 118	椎間板炎 20	**は**
仙腸関節痛 121	椎間板性腰痛 169	バックハンドテニス肘 91
仙腸関節ブロック 119, 121	椎間板造影 150	服部の分類 28
仙腸靱帯 123	椎間板造影・ブロック 130, 132	ばね現象 111
先天性股関節脱臼 173	椎間板内加圧注入法 19	ばね指 111
浅腓骨神経ブロック 190, 191	椎間板内加圧注入療法 135	バビンスキー徴候 28
	椎間板内治療 132	パルス高周波法 123, 125
そ	椎間板ブロック 78, 159	パルス高周波療法 158
装具療法 182, 189	椎間板ヘルニア 22	バレー・リュー症候群 4
総腓骨神経障害 207	椎体圧迫骨折 140	反射異常 23
総腓骨神経ブロック 208	痛風 187, 190, 194	反射性交感神経性ジストロフィー .....
足関節 186	痛風性関節炎 181	223
足関節痛 186	つぼ 15	反復的経頭蓋磁気刺激療法 239
足関節内注入 189		
足根管 194	**て**	**ひ**
足根管症候群 187, 194, 209	低反応性レベルレーザー治療 79	ピア・サポート 239
足根管内注入 194	電気痙攣療法 244	ヒアルロン酸ナトリウム 47,
足根管部ブロック 210	電気刺激療法 183, 189	183, 190
足底筋膜炎 197	電気生理学的検査 23	腓骨 186
		非ステロイド性抗炎症薬 25, 56,
た	**と**	153, 163, 182, 188
体外式衝撃波治療 197, 198	橈骨神経管症候群 93	ビスフォスフォネート薬物 147
大後頭・三叉神経症候群 11	等尺性筋力訓練 183	病期分類 180, 181, 188
帯状痛 236	疼痛期 45	
大腿骨顆部骨壊死 180, 181	疼痛誘発テスト 22, 23	**ふ**
大脳皮質運動野刺激療法 239	動脈性TOS 84	フォアハンドテニス肘 91
脱出型 135	動揺性肩関節症 53	複合性局所疼痛症候群 56, 166,
多発性硬化症 237	ド・ケルバン病 112	223
断端神経腫 220	トリガーポイント 164, 184,	伏在神経 204
断端痛 219	190, 192	不随意下方・多方向肩不安定症 .....
	トリガーポイント注射 15, 25,	53
ち	49, 71, 75, 89, 164, 184, 190	プレガバリン 238
知覚異常性大腿痛 201		プレドニゾロン漸減療法 227
知覚障害 23	**な**	プロスタグランジンE_1 29
知覚神経伝導速度 104	内視鏡下腰椎椎間板ヘルニア摘	プロスタグランジン製剤 25, 153
肘関節屈曲テスト 107	出術 136	ブロック 183, 189
中指伸展テスト 93		
中枢性疼痛 234	**に**	**へ**
肘部管症候群 106	日本整形外科学会頸髄症治療成績	ヘルニアの自然収縮 21
直線偏光近赤外線治療 79	判定基準 17	ヘルニアの自然退縮 136
	日本版CRPS判定指標 225	変形性膝関節症 178, 179, 181,
つ	認知行動療法 80	182, 184, 185
椎間関節 117		変形性足関節症 186, 187,
椎間関節症 117, 118	**の**	188, 190
椎間関節性疼痛 117	脳深部刺激療法 239	片側置換型人工膝関節置換術 185
椎間関節ブロック 13, 39, 119,	脳卒中後疼痛 241	
120, 159		

ほ

膨隆型 129, 135
ボツリヌス注射 89
ボツリヌス毒素 206
ポリメチルメタクリル酸塩 146
本態性肩こり 73

ま

慢性疼痛 236
慢性腰痛 163

み

脈管性 TOS 84

む

無作為化臨床試験 136

も

モルトン神経腫 210
モルトン病 210

や

薬物療法 237
薬理学的疼痛機序判別試験 220, 227, 242

ゆ

有痛性外脛骨 187
遊離型 129
遊離体摘出 192
癒着期 45
指交叉試験 107

よ

腰椎手術不成功症候群 37
腰椎椎間関節ブロック 119
腰部交感神経節ブロック 159
腰部硬膜外ブロック 166
腰部神経根パルス高周波法 130

り

リウマチ性足関節障害 192
理学療法 49
梨状筋症候群 204
梨状筋ブロック 206
離断性骨軟骨炎 187
リン酸コデイン 39

れ

冷却療法 182, 189
レーザー椎間板蒸散法 138

ろ

肋鎖間隙 83
肋鎖症候群 83

わ

腕神経叢造影 86
腕神経叢引き抜き損傷 229
腕神経叢ブロック 8, 26, 30, 34, 40, 87

欧文

数

10秒テスト 28

A

A_1 pulley 111
Adsonテスト 85
AKA-博田法 125
anterior tarsal tunnel syndrome 208
ATOS 84

B

band pain 236
bankartlesion 55

C

capsular tear 55
Carpal-compression test 102
Causalgia 223
Chair test 93
complex regional pain syndrome 56, 223
Compression & Wrist flexion test 102
connolly passive stretching exercise 50
costoclavicular space 83
COX-1 .... 182, 189
COX-2 .... 182, 189
crepitus 179
CRPS 223
CT 透視下 PVP 143
current perception threshold 109

D

DBS 239, 243
deep brain stimulation 239
dorsal root entry zone 230
double free muscle transfer 法 230
DREZ 破壊術 230
Drop armテスト 60
droppy shoulder syndrome 84
dynamic stabilizer 55

E

EBM	136
Edenテスト	85
Ehlers-Danlos症候群	54
Eichhoff test	112
enthesopathy	195
evidence-based medicine	136

F

failed back surgery syndrome	37
FBSS	37
fibular tunnel syndrome	207
finger escape sign	28
Flick test	102
Frankel分類	237
Froment徴候	107

G

glenoid fracture	55
GOTS	11
greatoccipital trigeminal syndrome	11
Grip test	93
Guyon管症候群	109

H

hill-sachs lesion	55
Hoffmann徴候	29
Hunter's canal syndrome	204

I

inching法	104
intrathecal baclofen	240
involuntary inferior and multidirectional instability	53
ITB	240

J

JOA Cervical Myelopathy valuation Questionnaire	17
JOACMEQ	17
JOAスコア	17
joint distention	57
joint laxity	53

K

| kemp sign | 149 |

KraushaarとNirschlの分類	96
kyphoplasty	147

L

L_2神経根ブロック	159, 167
Lift-offテスト	60
LLLT	79
loosening	54
loose shoulder	53

M

MCS	239, 243
MED	136
Middle finger test	93
mirror visual feedback	221
MMT	23
Morleyテスト	85
Morton metatarsalgia, interdigital neuritis	210
motor cortex stimulation	239
MRI	180, 187
myelopathy	128
myelopathy hand	28

N

narrative-based medicine	136
NBM	136
Neer sign	60
neuromodulation	239, 243
Newtonテスト変法	119
nonsteroidal anti-inflammatory drugs	182, 188
NSAIDs	25, 29, 56, 182, 188, 194
NTOS	84

O

one finger test	119
OPLL	28, 32
ossification posterior longitudinal ligament	28

P

painful arc sign	67
Patrickテスト	173
PD	132
pectoralis minor space	83
pelvic compression test	203
percutaneous vertebroplasty	141

percutaneus discectomy	132
Phalen's test	102
phantom limb pain	219
phantom limb sensation	219
pharmacological test	242
pincers mechanism	32
piriformis syndrome	204
PMMA	146
post-stroke pain	241
protrusion	129
pulley system	111
puncture trial	160
PVP	141, 147

Q

| QOL | 164 |

R

radiculopathy	128
randomized controlled trials	136
RCT	136
reflex sympathetic dystrophy	223
repetitive transcranial magnetic stimulation	239
Roosテスト	85
RSD	223
rTMS	239, 243

S

scalene triangle	83
SCS	239
Seddon分類	200
Semmes-Weinstein monofilament test	104
sequestration	129
shoulder instability	53
SIP	226
slipping	54
SLRT	128
Sluijter-Mehta Kit	123
SMP	225
snow cap phenomenon	55
spinal cord stimulation	239
SSP	79
SSP療法	79
static stabilizer	55
Sten-X	160

stooping exercise 50
straight leg-raising test 128
stump pain 219
subligamentous extrusion 129
Supraspinatus outlet 66
sympathetically independent pain ... 226
sympathetically maintained pain 225

T
TEAS 79
TENS 79, 221
thalamic pain 241

Thomsen test 93
thoracic outlet syndrome 83
Tinel徴候 200
Torg-Pavlov比 28
TOS 83
transbligamentous extrusion 129
transcutaneous electrical nerve stimulation 221
transforaminal approach 130
traumatic avulsion injury of the brachial plexus 229

V
VTOS 84

W
Wrightテスト 85

X
X stop 160
X線透視下PVP 145
X線透視下腕神経叢ブロック 78

| 整形外科ペインクリニック | <検印省略> |

2010年6月1日　　第1版第1刷発行
2011年11月20日　　第1版第2刷発行

定価（本体7600円＋税）

　　　　　　　編集者　小　川　節　郎
　　　　　　　発行者　今　井　　良
　　　　　　　発行所　克誠堂出版株式会社
　　　　　　　〒113-0033　東京都文京区本郷 3-23-5-202
　　　　　　　電話（03）3811-0995　振替 00180-0-196804
　　　　　　　URL　http://www.kokuseido.co.jp

ISBN 978-4-7719-0372-2　C3047　￥7600E　　　印刷　三美印刷株式会社
Printed in Japan Ⓒ Setsuro Ogawa, 2010

・本書の複製権・翻訳権・上映権・譲渡権・公衆送信権（送信可能化権を含む）は克誠堂出版株式会社が保有します。

・JCOPY ＜（社）出版者著作権管理機構　委託出版物＞
本書の無断複写は著作権法上での例外を除き禁じられています。複写される場合は，そのつど事前に（社）出版者著作権管理機構（電話 03-3513-6969，Fax 03-3513-6979，e-mail：info@jcopy.or.jp）の許諾を得てください。